O. Kleinsasser

Mikrolaryngoskopie
und endolaryngeale Mikrochirurgie

Dritte Auflage

Mikrolaryngoskopie
und endolaryngeale
Mikrochirurgie

Technik und typische Befunde

O. Kleinsasser, Marburg

Dritte, völlig neu überarbeitete Auflage

Mit 265 Abbildungen, davon 217 mehrfarbig und 2 Tabellen

Schattauer Stuttgart – New York 1991

Univ. Prof. Dr. med. Oskar Kleinsasser
Leiter der Klinik für Hals-Nasen-Ohrenheilkunde
Klinikum der Philipps-Universität Marburg
Deutschhausstraße 3
3550 Marburg

CIP-Titelaufnahme der Deutschen Bibliothek

Kleinsasser, Oskar:
Mikrolaryngoskopie und endolaryngeale Mikrochirurgie:
Technik und typische Befunde / O. Kleinsasser. – 3., völlig neu
überarb. Aufl. – Stuttgart ; New York : Schattauer, 1991
ISBN 3-7945-1381-9

In diesem Buch sind die Stichwörter, die zugleich eingetragene Warenzeichen sind, als solche nicht besonders kenntlich gemacht. Es kann also aus der Bezeichnung der Ware mit dem für diese eingetragenen Warenzeichen nicht geschlossen werden, daß die Bezeichnung ein freier Warenname ist.
Hinsichtlich der in diesem Buch angegebenen Dosierungen von Medikamenten usw. wurde die größtmögliche Sorgfalt beachtet.Gleichwohl werden die Leser aufgefordert, die Beipackzettel der Hersteller zur Kontrolle heranzuziehen.

Printed in Germany

Satz: Bosch-Druck, Festplatzstraße 6, 8300 Landshut-Ergolding

Druck und Einband: Mayr Miesbach, Druck und Verlag GmbH, Am Windfeld 15, D-8150 Miesbach, Germany

ISBN 3-7945-1381-9

meiner Frau gewidmet

Vorwort zur dritten Auflage

Seit den ersten Anfängen der Mikrolaryngoskopie und der endolaryngealen Mikrochirurgie sind nun 30 Jahre vergangen. Diese Verfahren sind heute weltweit zu Standardmethoden der Laryngologie geworden. Mit Hilfe der Mikrolaryngoskopie haben wir gelernt, Vorerkrankungen und kleinste Frühstadien von Kehlkopfkrebsen zu erfassen und die vielfältigen gutartigen Erkrankungen sicher zu diagnostizieren und gegeneinander abzugrenzen. Die endolaryngeale Mikrochirurgie erlaubt es, manche kleine Krebse sicher endoskopisch zu resezieren und gutartige Veränderungen zur Wiederherstellung der Stimme zu entfernen.

Seit der ersten Auflage dieses Buches 1968 und der zweiten 1976 ist die Entwicklung der Verfahren weiter fortgeschritten. Der Text dieser dritten Auflage wurde daher vollständig neu geschrieben und erweitert. Von den Farbbildern des Buches wurden einige besonders aussagekräftige Abbildungen aus den vorangehenden Editionen übernommen. Viele Bilder wurden gegen technisch bessere ausgetauscht und die Sammlung durch Hinzunahme neuer Bilder, auch seltener Krankheiten, dem Umfang nach fast verdoppelt.

Ich habe wiederum mehreren meiner ärztlichen Mitarbeitern an der Marburger Klinik für vielerlei Hilfestellungen und auch für die Anfertigung verschiedener, im Buch wiedergegebener Abbildungen, zu danken.

Herr Dr. med. h.c. Karl Storz und seine Mitarbeiter haben mir nun über fast drei Jahrzehnte hin geholfen, die Instrumente zur Mikrolaryngoskopie und endolaryngealen Mikrochirurgie zu entwickeln und immer weiter zu verbessern.

Frau Ingrid Wagner hat wieder die mühevolle Schreibarbeit übernommen, Frau Monica Schüler die Fotosammlung betreut und mich bei zahllosen Fotoaufnahmen unterstützt.

Auch diesmal habe ich den Herren vom F. K. Schattauer Verlag Herrn D. Bergemann und Dr. W. Bertram zu danken, die so großzügig meinen Wünschen entgegengekommen sind.

Marburg, im Herbst 1990

O. Kleinsasser

Inhaltsverzeichnis

Einleitung

Allgemeiner Teil

Spezieller Teil

Einleitung

Auch in dieser Auflage ist das Buch in zwei Hauptabschnitte geteilt. Im ersten Abschnitt findet sich eine ausführliche Darstellung der Techniken der endoskopischen Untersuchung des Kehlkopfes sowie der Dokumentation der Befunde mittels Fotografie und Video. Die Instrumente zur Mikrolaryngoskopie werden vorgestellt, die endolaryngealen Operationstechniken geschildert, die Indikationen und Kontraindikationen sowie die notwendigen prä- und postoperativen Maßnahmen erörtert. Meine Erfahrungen bei zahlreichen Demonstrationen und Kursen haben gezeigt, daß gerade diese Kapitel einer wesentlich genaueren und breiteren Darstellung bedürfen als dies in den vorangegangenen Auflagen geschehen ist. Verzichtet wurde auf eine nochmalige Darstellung der geschichtlichen Entwicklung der Methoden, die in der zweiten Auflage bereits erfolgte und in jüngster Zeit von Hans von *Leden* erneut zusammengestellt wurde (37). Ein ausführliches Literaturverzeichnis ist in der zweiten Auflage enthalten (23). In dieser Auflage werden nur neuere Publikationen, soweit sie für den Text relevant sind, zitiert.

Der zweite Hauptabschnitt ist nach Art eines Atlas gestaltet und zeigt die wichtigsten mikrolaryngoskopischen Bilder der vielfältigen Erkrankungen des Larynx. Auch dieser Abschnitt wurde wesentlich erweitert nachdem es nun auch möglich war, eine ganze Reihe seltener Erkrankungen des Kehlkopfinneren durch Fotografien zu dokumentieren. In Hinblick auf die Vielzahl der Abbildungen mußte ich auf den Wunsch verzichten, ähnlich wie dies *Lehmann* und seine Mitarbeiter getan haben, die korrespondierenden histopathologischen Bilder zu publizieren (40). Der Text im Atlasteil des Buches ist absichtlich knapp gehalten und beschränkt sich auf die Häufigkeit, Geschlechts- und Altersprädilektion, die Pathogenese und die Behandlung der einzelnen Krankheiten sowie deren Prognose.

Allgemeiner Teil

1 Die laryngologische Untersuchung

Die moderne Laryngologie verfügt über ein großes diagnostisches Repertoire, das jeder Laryngologe beherrschen muß, um alle, für die Diagnose wichtigen Einzelheiten zu erfahren. Die Mikrolaryngoskopie steht dabei als invasive Methode erst am Ende dieser Reihe von Diagnoseverfahren, gleichzeitig aber am Beginn der Therapie.

Am Anfang jeder laryngologischen Untersuchung steht die **Spiegeluntersuchung** mittels derer bis zu 90% aller Diagnosen gestellt werden können. Dies setzt voraus, daß der Untersucher geduldig alle Möglichkeiten dieser Methode ausschöpft, die vielleicht erst nach Schleimhautanästhesie gewonnen werden können.

Die **direkte Laryngoskopie** ist auch nach Schleimhautanästhesie und Sedierung eine für Patient und Arzt in gleicher Weise unangenehme diagnostische Prozedur, die ich nur noch äußerst selten ausführe, da sie durch andere Methoden ersetzt werden kann.

Die **„Indirekte Mikrolaryngoskopie“** (Abb. 1) erfordert ein wenig Geschick des Untersuchers und die Kooperation des Patienten um das Spiegelbild des Kehlkopfes vergrößert durch ein Operationsmikroskop zu betrachten. Ein großer Kehlkopfspiegel und ein 300 mm Objektiv am Operationsmikroskop sowie eine Schleimhautanästhesie erleichtern die Untersuchung. Mit zunehmender Vergrößerung wird allerdings auch die Tiefenschärfe geringer und die Scharfeinstellung schwieriger. Ein Vorteil dieser Methode ist, daß das Spiegelbild des Kehlkopfes binokular betrachtet werden kann, was durch das Loch in einem Stirnreflektor nicht möglich ist. Der räumliche, binokulare Effekt ist allerdings beschränkt, da die Objektivlinsen des Operationsmikroskopes relativ eng nebeneinander liegen. Daneben kann man, wenn man das Operationsmikroskop mit einem Stroboskop kombiniert, auch stroboskopische Untersuchungen über den Kehlkopfspiegel ausführen, ein Verfahren, das als **Mikrostroboskopie** bezeichnet wurde.

Die Entwicklung von Endoskopen mit Stablinsensystemen und der Lichttransport von Kaltlichtquellen über Glasfaserlichtleiter hat auch in der Laryngologie zu hochwertigen, einfach zu bedienenden Untersuchungsinstrumenten geführt (48). Da mit diesen Laryngoskopen das Objekt mit einer geringen Vergrößerung betrachtet wird, wurde die Bezeichnung **„Lupenlaryngoskopie“** eingeführt (56), obwohl es sich um mehrlinsige optische Systeme handelt und nicht um eine per definitionem einlinsige Lupe (Abb. 2). Moderne Lupenlaryngoskope haben randscharfe Weitwinkelobjektive, und einen Tiefenschärfenbereich von praktisch null bis unendlich, was ihre Anwendung sehr erleichtert. Neben Geräten mit festem Fokus gibt es andere, deren Fokus mittels eines Zoom-

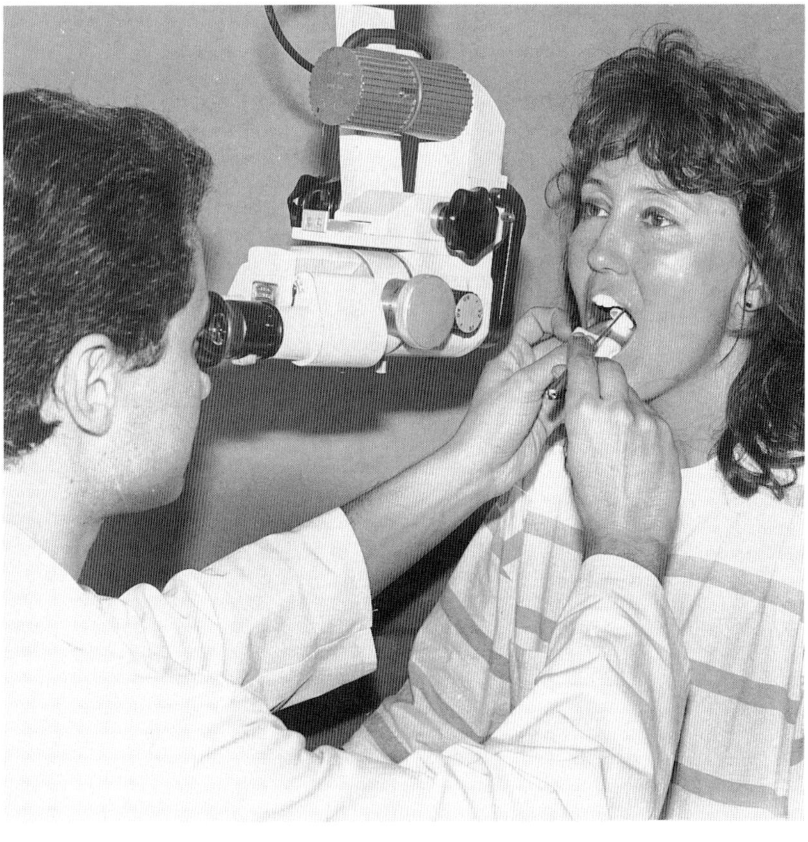

Abb. 1.

Indirekte Mikrolaryngoskopie. Das Kehlkopfinnere wird mit Hilfe der Lampe am Operationsmikroskop ausgeleuchtet. Das Spiegelbild des Kehlkopfes wird durch das Operationsmikroskop mit fast beliebiger Vergrößerung betrachtet. Vorteilhaft ist eine Optik mit einem Fokus von 300 mm, um genügend Arbeitsabstand zu gewinnen. Durch Einspiegeln eines Stroboskoplichtes über das Operationsmikroskop ist eine „Mikrostroboskopie“ möglich.

prismas variabel ist, so daß die Vergrößerung und der Bildausschnitt einfach verändert werden können. 90°-Rechtwinkeloptiken und auch 70° Optiken erlauben eine Untersuchung nicht nur des Pharynx und Larynx, sondern, wenn man das Gerät umdreht, auch des Nasopharynx. Schutzhülsen am Laryngoskop verhindern, daß die Frontlinsen mit Speichel in Berührung kommen und verschmieren. Zudem halten sie die Uvula, den weichen Gaumen und die Zungenwurzel vom Laryngoskop ab.

Die Lupenlaryngoskopie ist heute eine Routinemethode, die bei jeder genauen Untersuchung und Veränderung des Kehlkopfes ausgeführt werden muß. Mit Hilfe eines Strahlenteilers und einer Gliederoptik kann auch ein Mitbeobachter an der Untersuchung direkt teilnehmen (Abb. 3). Auch das Videobild kann vom Untersucher, einem Mitbeobachter, aber auch vom Patienten direkt verfolgt werden (60).

Die Bildqualität der **Glasfaserlaryngoskope** (50) mit 3 oder 4 mm Durchmesser ist in den letzten Jahren sehr verbessert worden und dürfte nun wohl das Maximum des technisch Möglichen erreicht haben (Abb. 4). Selbst mit feinsten Glasfasern in bester Qualität hat das Auflösungsvermögen dieser Geräte vorerst seine Grenzen erreicht, denn schon bei geringer Vergrößerung werden die Raster der Glasfaserquerschnitte immer deutlicher und störender sichtbar. Die Glasfaserlaryngoskopie benötigt einige Übung und eine Anästhesie der Nasen- und Pharynxschleimhaut. Das Verfahren findet vor allem dann Anwendung, wenn ungünstige anatomische Verhältnisse, wie ein dicker Zungengrund, eine überhängende Epiglottis oder Narben im Kehlkopf eine genauere Inspektion auf andere Weise nicht möglich machen. Die Glasfaserlaryngoskopie ist auch für funktionelle Studien sehr geeignet, da das Laryngoskop, mit seiner Spitze im Pharynx hängend, die Phonation nicht stört. Wir verwenden das Glasfaserlaryngo-

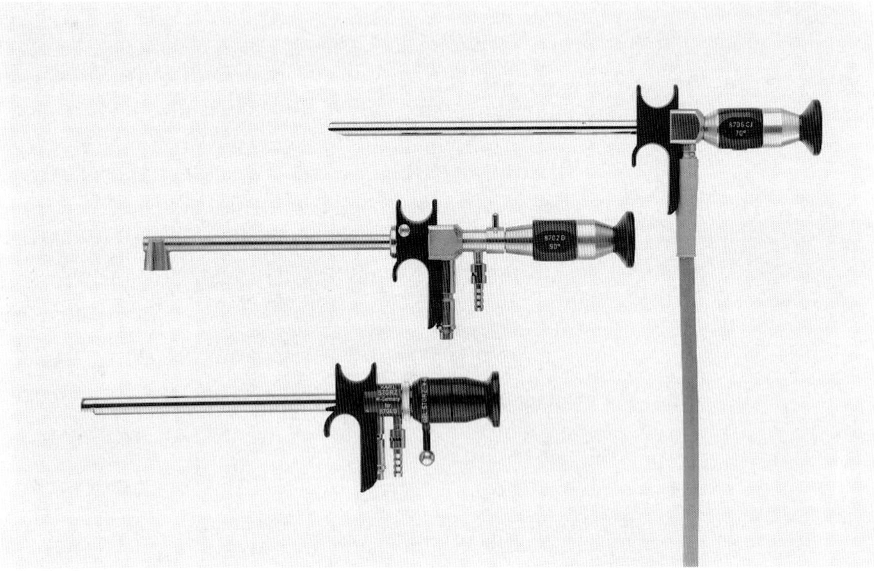

Abb. 2.

Lupenlaryngoskope mit Rechtwinkeloptik, 70° Optik, Fixfokus und variablem Fokus. Die Schutzhülse verhindert ein Verschmieren der Optik und drängt die Uvula sowie die Zugenwurzel aus dem Gesichtsfeld.

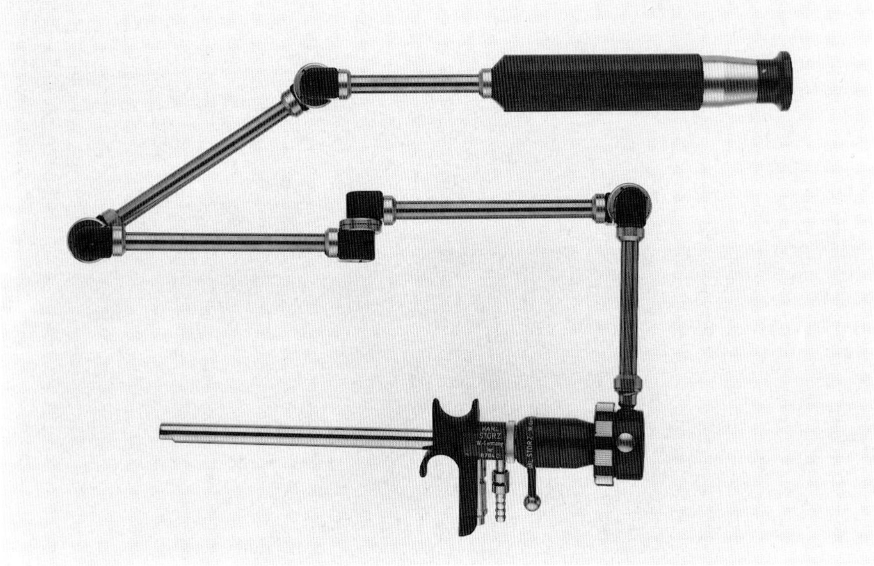

Abb. 3.

Lupenlaryngoskop mit Strahlenteiler und Gliederoptik zur Demonstration von Befunden für einen Mitbeobachter.

skop auch routinemäßig zur Bronchoskopie, bei laryngektomierten Patienten und zur retrograden Laryngoskopie bei tracheotomierten Patienten. Nachteile der Glasfaserlaryngoskope sind die zur Zeit noch hohen Kosten und die Empfindlichkeit der Geräte gegen eine „Traumatisierung". Dazu kommt, daß heute, im Zeitalter der Infektionsgefährdung durch AIDS, umständliche Prozeduren der Sterilisation einzuhalten sind, die nach jedem Untersuchungsvorgang ausgeführt werden müssen, so daß in einer einigermaßen frequentierten Praxis stets mehrere dieser Geräte vorhanden sein sollten.

In Zukunft dürfte sich wohl in der **Chip-Endoskopie** eine neue Entwicklung vollziehen. Das von einem Mikrochip aufgenommene Bild wird elektronisch auf einen Bildschirm weitergeleitet. Die Entwicklung ist zur Zeit noch nicht so weit fortgeschritten, daß man Chips mit 3–4 mm Durchmesser an dünnen flexiblen Kabeln in den Pharynx und Larynx vorschieben kann.

Jeder Laryngologe sollte in der Lage sein, **stroboskopische Untersuchungen** auszuführen. Die heute erhältlichen stark vereinfachten Geräte, die meist mit einem Lupenlaryngoskop verbunden sind, erleichtern die Durchführung der Stroboskopie in der Sprechstunde außerordentlich (Abb. 5). Bei Stimmlippenparesen, kleinen Tumoren, aber vor allem auch zur postoperativen Kontrolle der Stimmlippenfunktion ergibt der stroboskopische Befund wichtige zusätzliche Aufschlüsse (21, 51).

Biopsien aus dem Larynx werden heute in der Regel im Rahmen einer mikrolaryngoskopischen Untersuchung ausgeführt.

Die Ausführung indirekter laryngoskopischer Eingriffe ist eine offensichtlich im Aussterben begriffene Kunst, (die aber auch schon früher in manchen Ländern weder gelehrt noch

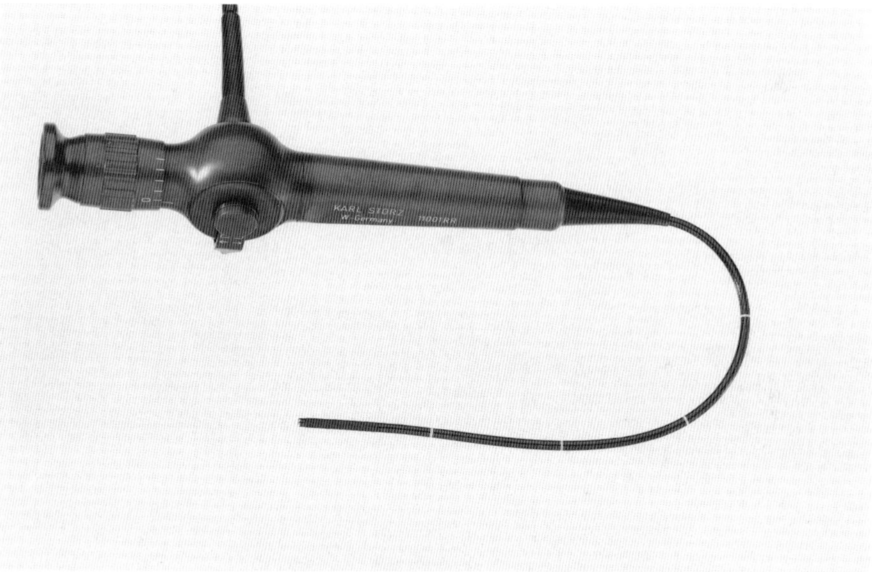

Abb. 4.

Glasfaserlaryngoskop zur transnasalen Untersuchung des Pharynx und des Kehlkopfes.

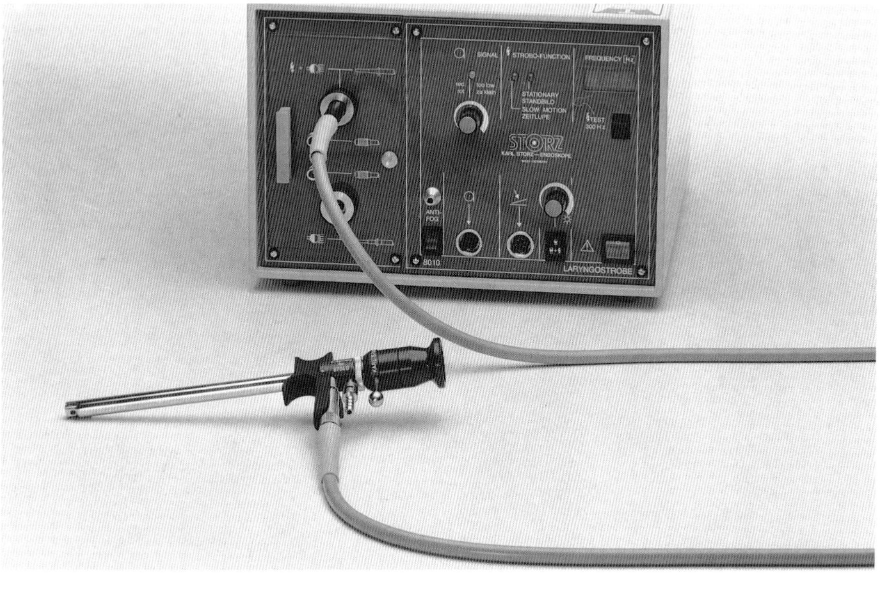

Abb. 5.

Stroboskop in Verbindung mit einem Lupenlaryngoskop.

ausgeübt wurde). Indirekt, d.h. mit Hilfe eines Kehlkopfspiegels gewonnene Biospien sind aber immer noch angezeigt, wenn ein erhebliches Risiko besteht, eine Mikrolaryngoskopie auszuführen. Biopsien aus dem Kehlkopf kann man auch über ein Glasfaserlaryngoskop ausführen, das mit einem Instrumentierkanal versehen ist, durch den eine Biopsiezange geschoben wird (Abb. 6).

Abgesehen von der Entnahme von Biopsien ist das „Abkneifen“ von Stimmlippenpolypen oder Knötchen auf indirektem Wege oder auch mit Hilfe eines Glasfaserlaryngoskopes ein Verfahren, das der Vergangenheit angehören sollte. Selbst der Geübte kann nie so genau operieren wie unter den Bedingungen einer Mikrolaryngoskopie.

Zusätzliche Untersuchungen. Fast alle diagnostischen Fragen in der Laryngologie sind durch endoskopische Untersuchungen sicher zu klären. Zusätzliche Untersuchungen, wie konventionelle Röntgenaufnahmen, Tomografien, Computertomografien, Kernspintomografien, Ultraschalluntersuchungen mittels Sonden und Elektromyografie können Aufschluß über spezielle Detailfragen geben, die durch endoskopische Untersuchungen nicht geklärt werden können. Es handelt sich hierbei z.B. um die Frage nach der Tiefenausdehnung einer Tumorinfiltration, nach der kaudalen Ausbreitung eines Tumors, Fragen nach dem Zustand des Kehlkopfskelettes usw. Diese Untersuchungen spielen in der laryngologischen Praxis eine zwar wichtige Rolle, sind aber nur in einer relativ geringen Zahl der Fälle wirklich notwendig und können die Reihe der endoskopischen Untersuchungen nicht ersetzen.

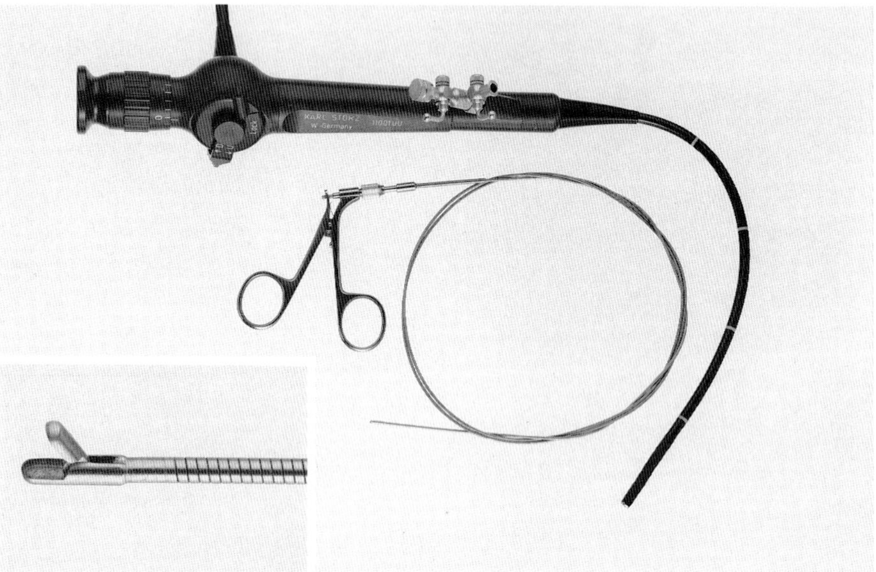

Abb. 6.

Glasfaserlarnygoskop mit Instrumentierkanal und Biopsie-Doppellöffelzange.

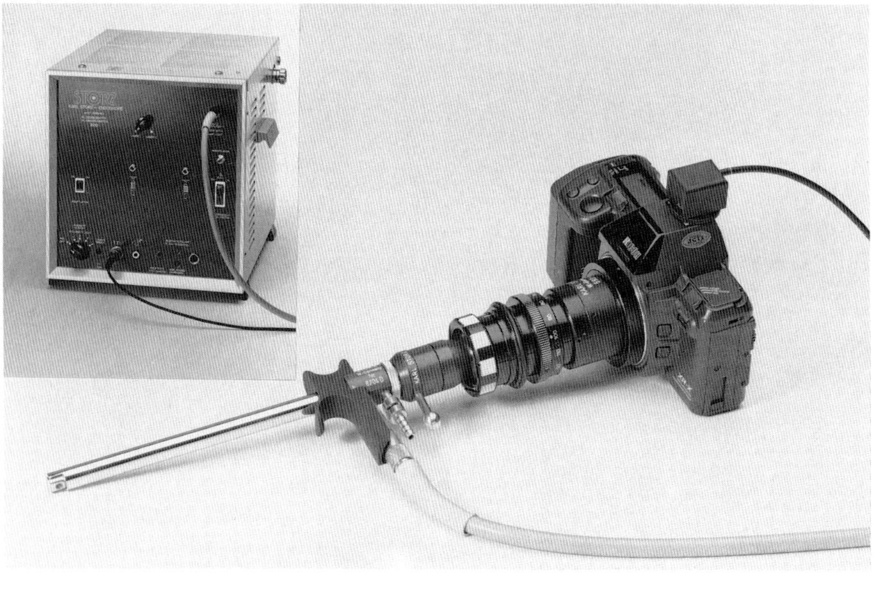

Abb. 7.

Kehlkopffotografie durch das Lupenlaryngoskop. Es wird eine elektronisch gesteuerte Blitzlichtquelle mit autodynamischer Blitzenergie vewendet.

2 Foto und Video

Die Fotografie des Kehlkopfes hat eine lange, bis in das vorige Jahrhundert zurückreichende Geschichte (23). Die rasche Entwicklung der Endoskopie-, Foto- und Videotechnik in den letzten Jahren hat es ermöglicht, heute sehr viel einfacher Bilder des Kehlkopfinneren von hoher und gleichmäßiger Qualität anzufertigen. Es bestehen folgende Möglichkeiten:

Fotografie durch das Lupenlaryngoskop. Zur Verwendung kommen Lupenlaryngoskope mit 90° oder 70° Weitwinkeloptik, Fixfokus oder variabler Vergrößerung. Am Lupenlaryngoskop wird eine einäugige Spiegelreflexkamera mit einem Zoomobjektiv und TTL-Lichtmessung adaptiert. Vorteilhaft ist an Stelle der integralen Lichtmessung eine Spotmessung und eine Klarglassucherscheibe mit Einstellhilfe in Form eines Fadenkreuzes. Als Lichtquelle dient eine elektronisch gesteuerte Blitzlichtquelle mit autodynamisch gesteuerter Blitzenergie. Der Lichttransport erfolgt über ein oder zwei Glasfaserkabel. Eine Kamera mit Drahtauslöser oder Fußschalter und motorischem Filmtransport ist von Vorteil (Abb. 7).

Das Verfahren erfordert etwas Übung, eine Schleimhautanästhesie des Pharynx, Kooperation des Patienten und günstige anatomische Voraussetzungen. Es liefert auf einfache Weise unter Verwendung von Tageslichtfilmen randscharfe und formatfüllende Bilder. Fotogerät und Lupenlaryngoskop zusammen sind allerdings immer noch etwas schwer, unhandlich und in Verbindung mit der Blitzlichtquelle kostspielig.

Fotografie über Glasfaserlaryngoskope. Vorteilhaft ist die Verwendung eines Strahlenteilers, an dessen zweites Okular die mit einem Zoomobjektiv versehene Kamera angeschlossen wird, so daß ein Okular für den Untersucher zur Fokusierung frei bleibt (Abb. 8). Das Verfahren setzt eine Schleimhautanästhesie der Nase und des Pharynx voraus und hat den

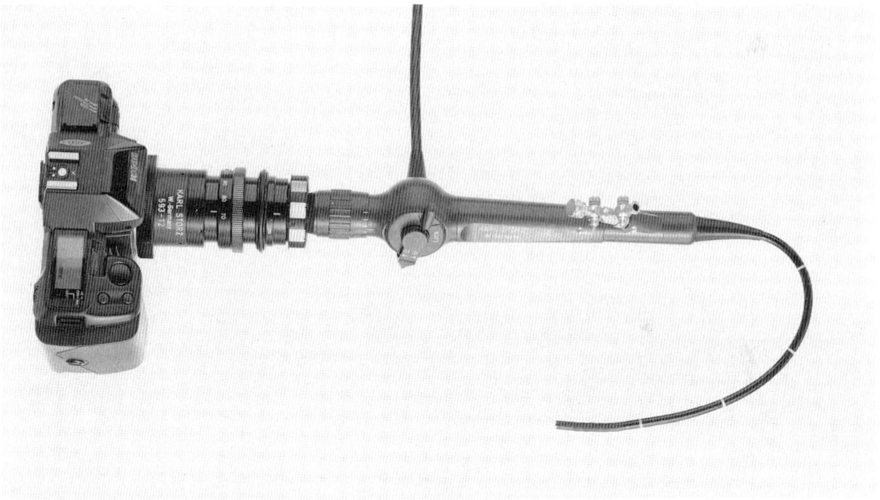

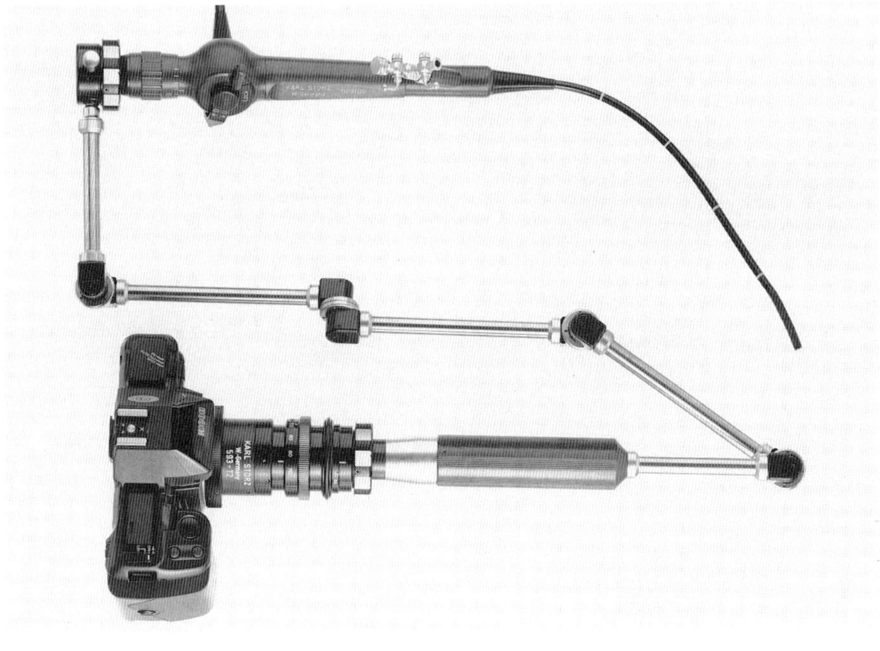

Abb. 8.

Kehlkopffotografie durch ein Glasfaserlaryngoskop. Die Kamera wird am zweiten Okular des Strahlenteilers angeschlossen. Die Beleuchtung erfolgt mittels der in Abbildung 7 dargestellten Blitzlichtquelle.

Vorteil, daß man meist auch bei ungünstigen anatomischen Verhältnissen einen guten Überblick über den Larynx erhält, ohne daß dessen Funktion durch den Untersuchungsvorgang beeinträchtigt wird. Nachteilig sind die immer noch wesentlich schlechtere Bildqualität im Vergleich zu den Stablinsenlaryngoskopen und die nicht formatfüllenden Bilder, die nicht weiter vergrößert werden können, ohne das Raster der Fasern störend in Erscheinung treten zu lassen.

Fotografie durch das Operationsmikroskop. Man verwendet möglichst reflexionsarme, innen angerauhte Operationslaryngoskope. Die einäugige Spiegelreflexkamera wird an den Strahlenteiler, den Fotoadapter und das Zusatzobjektiv am Zeiss-Operationsmikroskop adaptiert (Abb. 9). Die Kamera ist mit automatischem TTL-Belichtungsmesser, mit punktueller oder wahlweise integraler Lichtmessung und Klarglasscheibe im Sucher ausgestattet. Um erschütterungsfreies Fotografieren zu ermöglichen, ist auch bei dieser Methode die Anwendung eines Winders und eines Drahtauslösers oder besser eines Fußschalters vorteilhaft. Die Beleuchtung des Kehlkopfes erfolgt ausschließlich mit dem Halogenlicht des Operationsmikroskopes. Eine sehr sorgfältige Einstellung und Fokusierung des Operationsmikroskopes ist erforderlich, um das Bild exakt in die Mitte zu rücken. Die Einstellung und Vergrößerung muß im Sucher der Spiegelreflexkamera kontrolliert werden, da ja nur der Bildausschnitt fotografiert wird, der im Okular der gleichen Stelle des Operationsmikroskopes erscheint. Dieser Bildausschnitt stimmt nicht mit dem binokularen Bild, das der Untersucher sieht, überein. Die Scharfeinstellung erfolgt zuerst mit hoher Vergrößerung und mit Hilfe eines Fadenkreuzes. Um Bewegungsunschärfen zu vermeiden, muß während der Belichtung mit der Beatmung des Patienten ausgesetzt werden. Die Anwendung eines hochempfindlichen Kunstlichtfilmes ist notwendig, um die Belich-

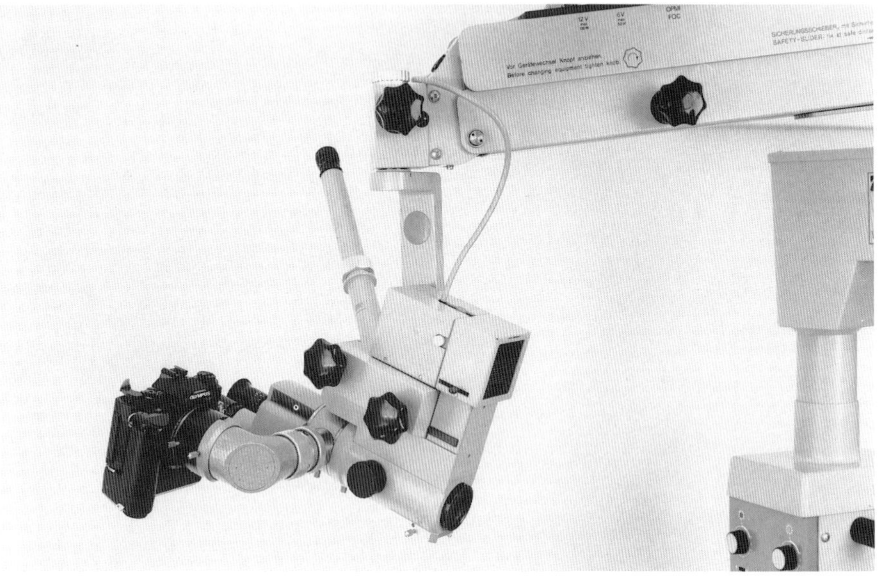

Abb. 9.

Kehlkopffotografie durch das Operationsmikroskop. Die automatisch gesteuerte (TTL-)Kamera ist über ein Zusatzobjektiv an den Fotoadapter und den Strahlenteiler angeschlossen. Die Beleuchtung des Objektes erfolgt durch die Halogenlampe im Operationsmikroskop. Es kann auch für die Fotografie eine distale Beleuchtung mit Lichtträgern, die am Operationslaryngoskop angeklemmt werden, erfolgen. Als Lichtquelle dient das Computerblitzgerät.

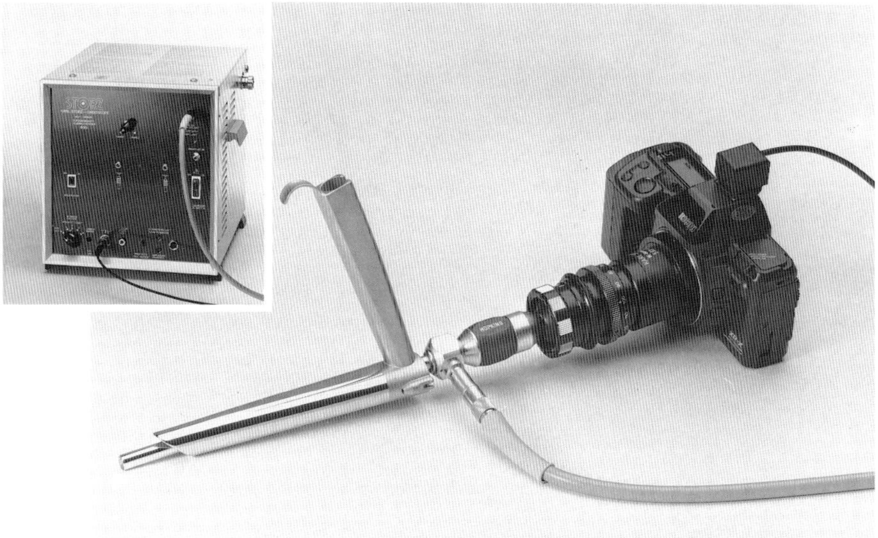

Abb. 10.

Kehlkopffotografie über eine Stablinsenoptik. Die Weitwinkeloptik dieses Gerätes mit integrierten Lichtträgern wird in das Laryngoskop eingeschoben. Die Vergrößerung des Bildausschnittes kann mit einem Zoomobjektiv variiert werden. Die Beleuchtung erfolgt mittels des Computerblitzgerätes.

tungsdauer möglichst kurzzuhalten. Der Vorteil des Verfahrens besteht in der relativ einfachen Durchführung und in dem geringen Zeitaufwand, mit dem formatfüllende Bilder mit stärkerer Vergrößerung gewonnen werden. Nachteilig sind die Geduld und Geschick erfordernde Einstellung, unkontrollierbare Farbfehler durch wechselnde Lampenspannung und Lampenhalterung, Störungen der Bildqualität durch Reflexion von den Kanten des Laryngoskopes sowie von der Abdichtmanschette des Intubationskatheters. Bei stärkerer Vergrößerung wird der Bereich der Tiefenschärfe so gering, daß es oft nicht mehr möglich ist, den vorderen und den hinteren Abschnitt einer Stimmlippe gleichzeitig scharf im Bild erscheinen zu lassen. Feine Bewegungsunschärfen sind häufig, da sich oft der Pulsschlag des Patienten auf den Larynx überträgt. Die meisten der in diesem Buch wiedergegebenen Bilder sind jedoch mit diesem Verfahren gewonnen worden.

Die Verwendung eines Computerblitzgerätes als Beleuchtungs- und Blitzlichtquelle (in Verbindung mit einer TTL-Kamera) erlaubt es auch, bei der Fotografie durch das Operationsmikroskop die feinen Bewegungsunschärfen auszuschließen. Darüber hinaus ist eine optimale Ausleuchtung des Objektes gewährleistet, Farbfehler durch wechselnde Lampenspannungen werden vermieden und man kann einen feinkörnigen Tageslichtfilm verwenden. Der Lichttransport erfolgt über Glasfaserkabel „distal" bis zur Spitze des Laryngoskopes oder koaxial, wenn das Lichtträgerkabel mittels eines Spezialkorrektors in das Lampengehäuse des Operationsmikroskopes eingesetzt wird. Der Nachteil der schwierigen Fokusierung sowie der umständlichen Überprüfung des Bildausschnittes über den Sucher der Kamera bleibt auch bei diesem Verfahren bestehen.

Fotografie mit Hilfe einer Endoskopoptik durch das Operationslaryngoskop. In modernen Fotoendoskopen wird eine Weitwinkeloptik, die von wenigen Millimetern bis in die Ferne scharf abbildet, mit einem Glasfaserlichtträger zu einem stabilen Stab integriert (Abb. 10). Dieses Fotolaryngoskop wird an eine monokulare Spiegelreflexkamera mit Zoomobjektiv und TTL-Lichtmessung angeschlossen. Die Bilder werden auf Tageslichtfilm aufgenommen, die Beleuchtung erfolgt über das erwähnte computergesteuerte Blitzgerät. Dieses Fotolaryngoskop liefert die zur Zeit qualitativ besten, randscharfen und formatfüllenden Bilder ohne Bewegungsunschärfen. Die Vergrößerung des Objektes hängt davon ab, wie nahe man das Objektiv an das Objekt heranbringen kann und wie stark mit dem proximalen Zoomobjektiv zusätzlich vergrößert werden kann. Neben der 0°-Optik dieses Fotolaryngoskopes können auch Winkeloptiken mit 30° und 70° Blickrichtung zur Betrachtung und Fotografie der vorderen Kommissur und der seitlichen und infraglottischen Kehlkopfabschnitte verwendet werden (Abb. 11).

Videoübertragung und Aufzeichnung. Die großen Filmkameras, mit denen ich die ersten Lehrfilme der Mikrolaryngoskopie angefertigt hatte, sind zugunsten der modernen Videokameras weitestgehend verschwunden. Die kleinen, handlichen Einröhrenkameras und nun die relativ unempfindlichen Chip-Kameras mit Zoomobjektiv werden an den kleinen Teiler und den Videoadapter des Operationsmikroskopes angesetzt (z.B. Zeiss Videoadapter F 74 oder F 137). Ebenso können sie direkt oder über einen Strahlenteiler an die Lupenlaryngoskope und an die Glasfaserlaryngoskope adaptiert werden (Abb. 12). Mit Hilfe der modernen Videokameras

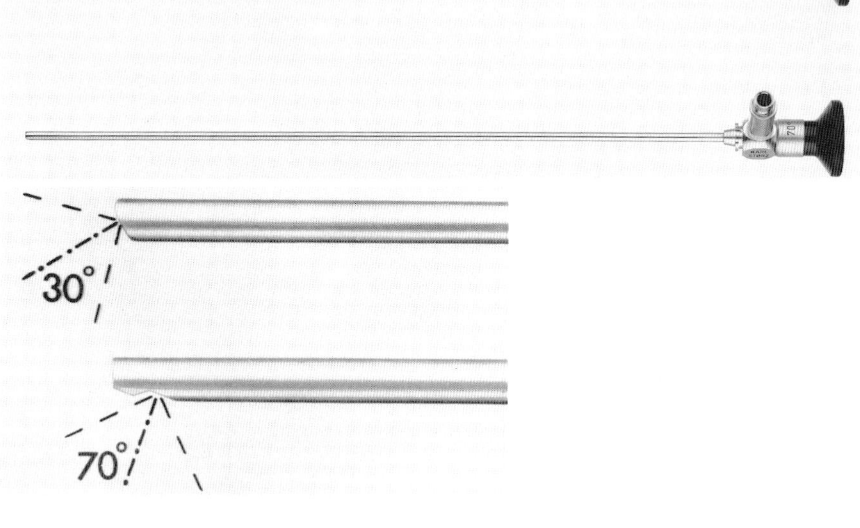

Abb. 11.

30° und 70° Optiken (Hopkins II) zur Inspektion und Fotografie der seitlichen Kehlkopfwände, des Ventrikels und der subglottischen Kehlkopfabschnitte. Diese Stablinsenoptiken werden durch das eingesetzte Operationslaryngoskop eingeführt.

kann man dem Patienten nahezu routinemäßig am Bildschirm das Innere seines eigenen Kehlkopfes demonstrieren oder diese Bilder aufzeichnen.

Bei Videoaufnahmen durch ein Operationsmikroskop ist störend, daß nur der Teil des binokularen Blickfeldes am Schirm erscheint, der in dem gleichseitigen Okular des Operationsmikroskops zu sehen ist. Der Bildausschnitt am Videoschirm stimmt also nicht mit dem binokularen Ausschnitt überein, den der operierende Laryngologe sieht.

Berci und *Kantor* (persl. Mitteilung 1988) demonstrierten eine seitlich im Operationslaryngoskop in einem Kanal angebrachte Endoskopoptik, die mit einer Videokamera verbunden ist. Der Operateur kann ungestört binokular mit Hilfe des Operationsmikroskopes operieren, während die Videokamera in einem nur geringfügig anderen Winkel das Bild aufzeichnet. Man kann auch das Operationsmikroskop ganz weglassen und nur auf den Bildschirm blicken und operieren. Man verzichtet dabei aber auf das in Hinblick auf Detailwiedergabe, Vergrößerung und Farbe wesentlich bessere Bild durch das optische System zugunsten einer elektronischen Bildwiedergabe. Die Bildqualität der modernen Videokameras ist zwar hervorragend, doch nicht zu vergleichen mit den Bildern, die durch eine Endoskopoptik oder durch ein Operationsmikroskop gesehen werden. Die Aufgabe der Videoaufzeichnungen ist es jedoch, Handlungsabläufe aufzuzeichnen und nicht bis ins letzte Detail scharfe Standaufnahmen anzufertigen.

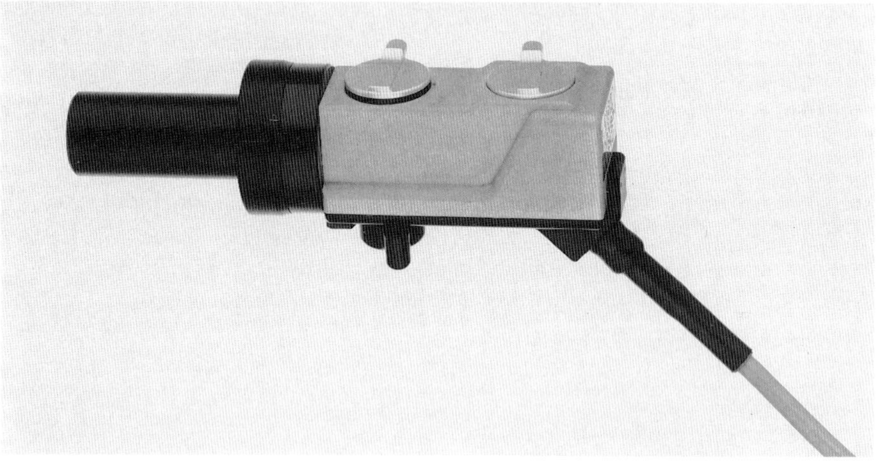

Abb. 12.

Chip-Videokamera (Storz Endovision 534) mit Monitor und Recorder zur Adaption am Operationsmikroskop, am Lupenlaryngoskop, am Glasfaserlaryngoskop, an Endoskopoptiken oder an einer Gliederoptik.

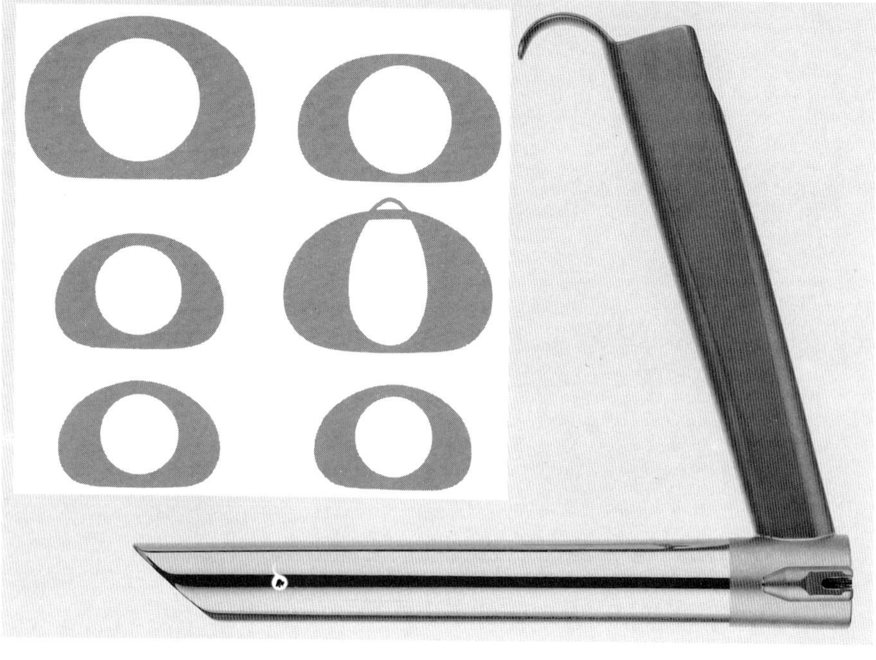

Abb. 13.

Operationslaryngoskope verschiedener Größe und Länge für Erwachsene und Kinder. Querschnitte der proximalen Öffnung in natürlicher Größe. Alle Operationslaryngoskope haben gegenüber der Zahnreihe eine flache Oberfläche, um den Druck möglichst gleichmäßig zu verteilen.

3 Instrumentarium zur Mikrolaryngoskopie und endolaryngealen Mikrochirurgie

Je mehr man an Erfahrung gewinnt, desto weniger Instrumente benötigt man um selbst diffizile Eingriffe auszuführen. Der Instrumentensatz sollte daher grundsätzlich klein gehalten werden und aus einfach konstruierten, dauerhaften und leicht zu sterilisierenden Instrumenten zusammengesetzt sein. Der von mir benutzte, zusammen mit K. *Storz* entwickelte Instrumentensatz, wurde in Hinblick auf die Zahl der Instrumente im Laufe von nahezu 30 Jahren eher verringert, durch Verbesserung an alten Instrumenten etwas verändert und nur durch einige neue Instrumente ergänzt.

Ein Satz von Operationslaryngoskopen unterschiedlicher Größe genügt für alle vorkommenden anatomischen Gegebenheiten (Abb. 13). Am häufigsten verwende ich für Erwachsene die Laryngoskope C und B, die für fast 80% aller Untersuchungen geeignet sind. Bei schwierigen anatomischen Verhältnissen mit engem Zugang, vielleicht durch eine Zahnlücke, empfiehlt sich das schmale Modell DN. Bei überlangen Hälsen kann die Anwendung besonders langer Operationslaryngoskope notwendig werden. Wenn die vordere Kommissur schwierig zugänglich, oder nur mit großem Druck einzustellen ist, kann gelegentlich ein Operationslaryngoskop, ähnlich dem Anterior-Kommissur-Laryngoskop von *Holinger*, dessen Spitze vorne etwas angehoben ist, von Vorteil sein. Die kleinen Kinderoperationslaryngoskope werden zusammen mit entsprechend kurzen Bruststützen und Instrumenten verwendet; ab dem 7. Lebensjahr kann man das Instrumentarium für Erwachsene anwenden.

Alle meine Operationslaryngoskope haben gegen die Zahnreihe am Oberkiefer hin eine breite flache Auflagefläche, um den Druck zu verteilen und diesen nicht auf einem Punkt der Zahnreihe oder des Zahnfleisches zu konzentrieren. Die Operationslaryngoskope sind an der Innenseite mattiert um Lichtreflexe zu mindern.

Auf dem Markt gibt es darüber hinaus eine Reihe von Operationslaryngoskopen wie solche mit stark angehobener Spitze, mit ovalen oder runden Öffnungen sowie Spreizlaryngoskope in Form von zwei, wie ein Schnabel aufzuspreizenden, Spateln.

Die Beleuchtung erfolgt in der Regel mit aufsteckbaren Glasfaserlichtträgern, die eine distale Beleuchtung im Laryngoskop ermöglichen (Abb. 14). Eine proximale Beleuchtung kann mit einem angeklemmten Prisma erfolgen. Ich verwende meist nur einen Lichtträger, der für das Einsetzen des Laryngoskopes genügt und nach Einstellung des Kehlkopfes sofort wieder abgenommen wird. Die Beleuchtung erfolgt nun ausschließlich mit dem Licht des Operationsmikroskopes, das eine ausgezeichnete Ausleuchtung, auch bei engen räumlichen Verhältnissen und großer Tiefe, gewährleistet.

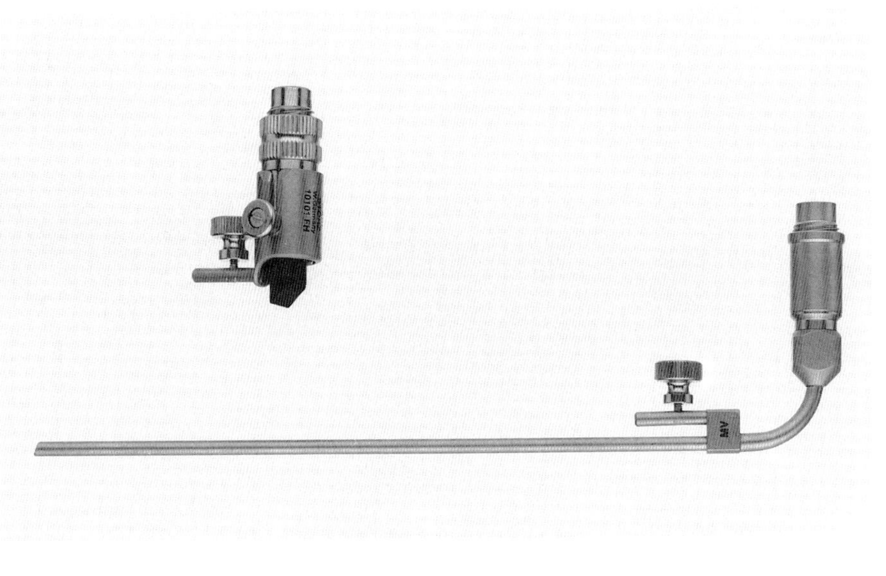

Abb. 14.

Lichtträger für distale und proximale Beleuchtung zur Adaption an das Operationsmikroskop. Bei proximaler Beleuchtung erfolgt die Einspiegelung des Lichtes durch ein Prisma. Die Lichtträger werden in der Regel nach Einstellen und Fixieren des Operationslaryngoskopes wieder entfernt, da für die Untersuchung und Operation das Licht des Operationsmikroskopes ausreicht.

Die Bruststütze ist seit Jahrzehnten praktisch nicht verändert worden (Abb. 15). Als Auflagefläche können entweder ein Gummiring mit großem Durchmesser oder zwei Pelotten dienen. Die Anwendung von Tischen und Bänkchen, auf die die Bruststütze aufgesetzt werden kann, ist zumindest für Erwachsene eine umständliche und überflüssige Prozedur. Bei mehreren tausend Mikrolaryngoskopien hat sich gezeigt, daß die Atmung des Patienten durch die unmittelbar auf den Thorax gesetzte Stütze praktisch nicht beeinträchtig wird. Ein Vorteil ist auch, daß man die Stütze auf dem Thorax, je nach Bedarf hin und her schieben kann, und gleichzeitig den Kopf in entgegengesetzte Richtung drehen kann, um einen besseren Einblick auf die seitlichen Kehlkopfwände zu gewinnen.

Ein Bänkchen oder einen Tisch, auf dem die Stütze aufgesetzt wird, verwende ich heute nur noch bei Säuglingen und kleinen Kindern.

Die Zähne, bzw. der zahnlose Alveolarkamm sollten auf jeden Fall gegen den Druck des Laryngoskopes geschützt werden. Am besten bewährt haben sich die Abdrucklöffel der Zahnärzte, die in unterschiedlichen Größen erhältlich sind (Abb. 16a). Die Abdrucklöffel gewährleisten, daß der Druck gleichmäßig über die Zahnreihe und den Gaumen verteilt wird. Mit diesen Löffeln werden auch Zahnlücken überbrückt und Schmelzabsprengungen verhindert. Wenig geeignet sind die aus Weichkunststoff oder Gummi bestehenden Zahnschutzvorrichtungen, die zwar vielleicht den Schmelz schützen, aber den Druck des Laryngoskopes nicht weiter verteilen.

Als Operationsmikroskop verwende ich ausschließlich das universelle Zeiss-Operationsmikroskop mit einem handgetriebenen Zoomobjektiv, ausgestattet mit einem 400 mm oder 375 mm Objektiv. Die lange Brennweite ist notwendig, um einen genügend großen Arbeitsabstand bei der Führung der langstieligen Instrumente zu gewinnen.

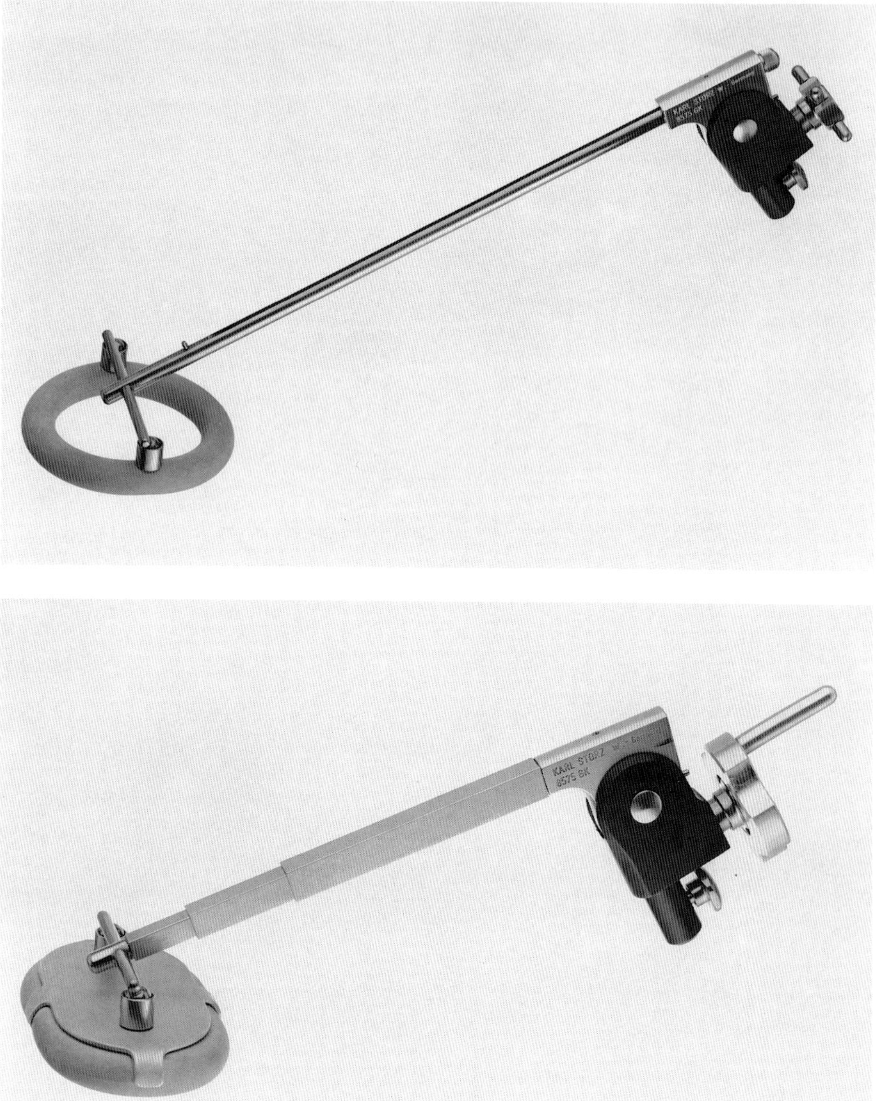

Abb. 15.

Bruststütze für Kinder und Erwachsene.

Kleine Zangen und Scheren mit unterschiedlich großen Branchen und einer Arbeitslänge von etwa 22 cm (bei Kindern entsprechend geringer) stellen die hauptsächlich verwendeten Instrumente dar. Die Geräte werden in drei Größen geliefert, wobei die größten Doppellöffelzängelchen nur gelegentlich für Biopsien aus großen Tumoren verwendet werden (Abb. 16b). Die Doppellöffelzängelchen dienen ebenso wie die feinen Alligatorzangen (Abb. 16c) hauptsächlich zum Anfassen und Halten und nicht zum Abkneifen oder Abreißen von Gewebe! Zängelchen und Scherchen gibt es in gerader Form und nach oben oder konkav nach rechts oder links gebogen.

Messerchen verwende ich selten und dann auch meist nur ein leicht gekrümmtes Messer, das an einem Wechselhandgriff befestigt wird (Abb. 17).

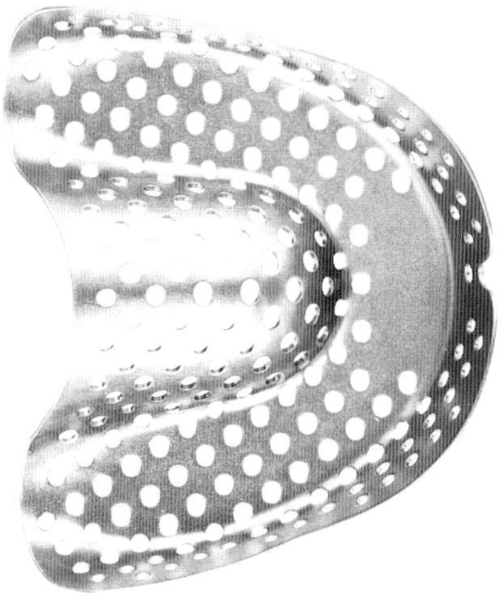

Abb. 16a.

Zahnärztliche Abdrucklöffel verteilen den Druck des Laryngoskopes gleichmäßig auf die Zähne des Oberkiefers und den harten Gaumen. Diese Abdrucklöffel überbrücken auch Zahnlücken.

Abb. 16b.

Doppellöffelzangen und Alligatorzangen mit verschiedener Greifrichtung in unterschiedlichen Größen und Längen für Kinder und Erwachsene.

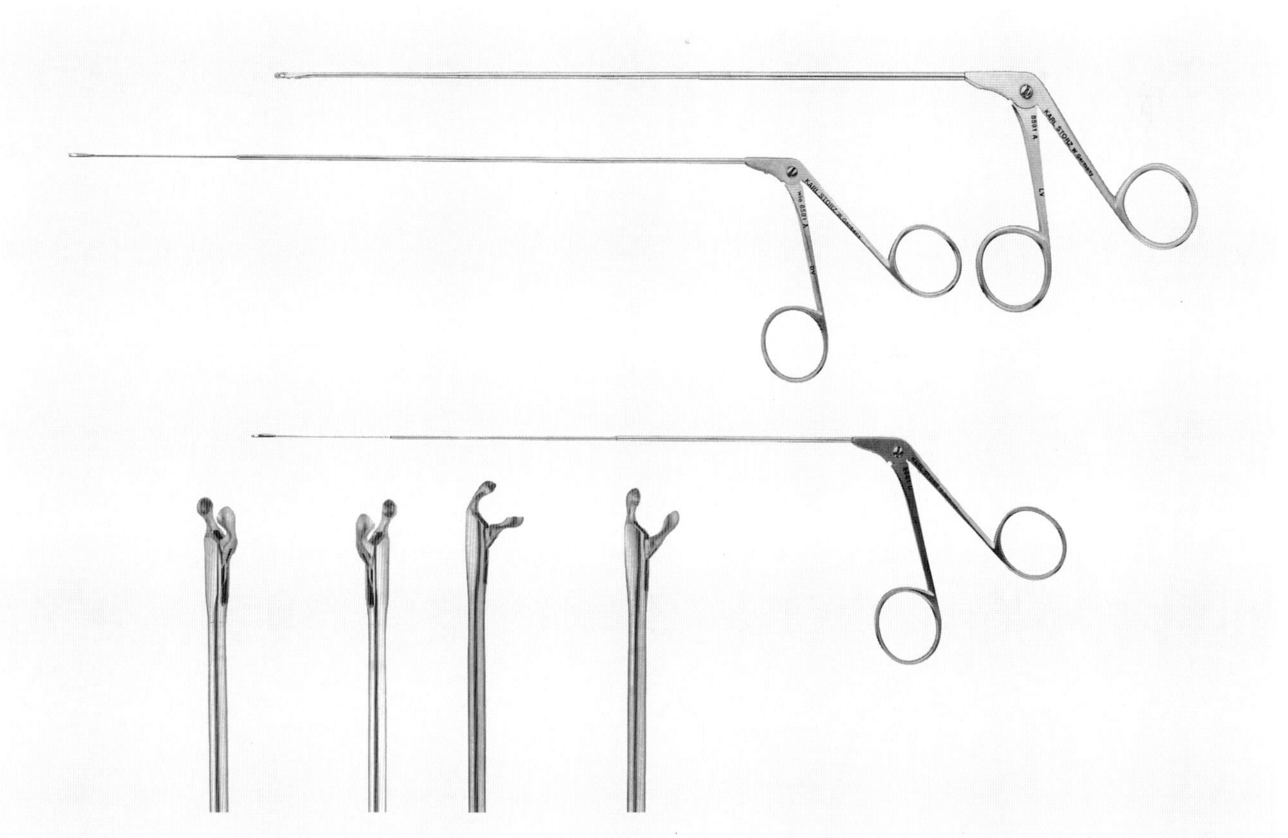

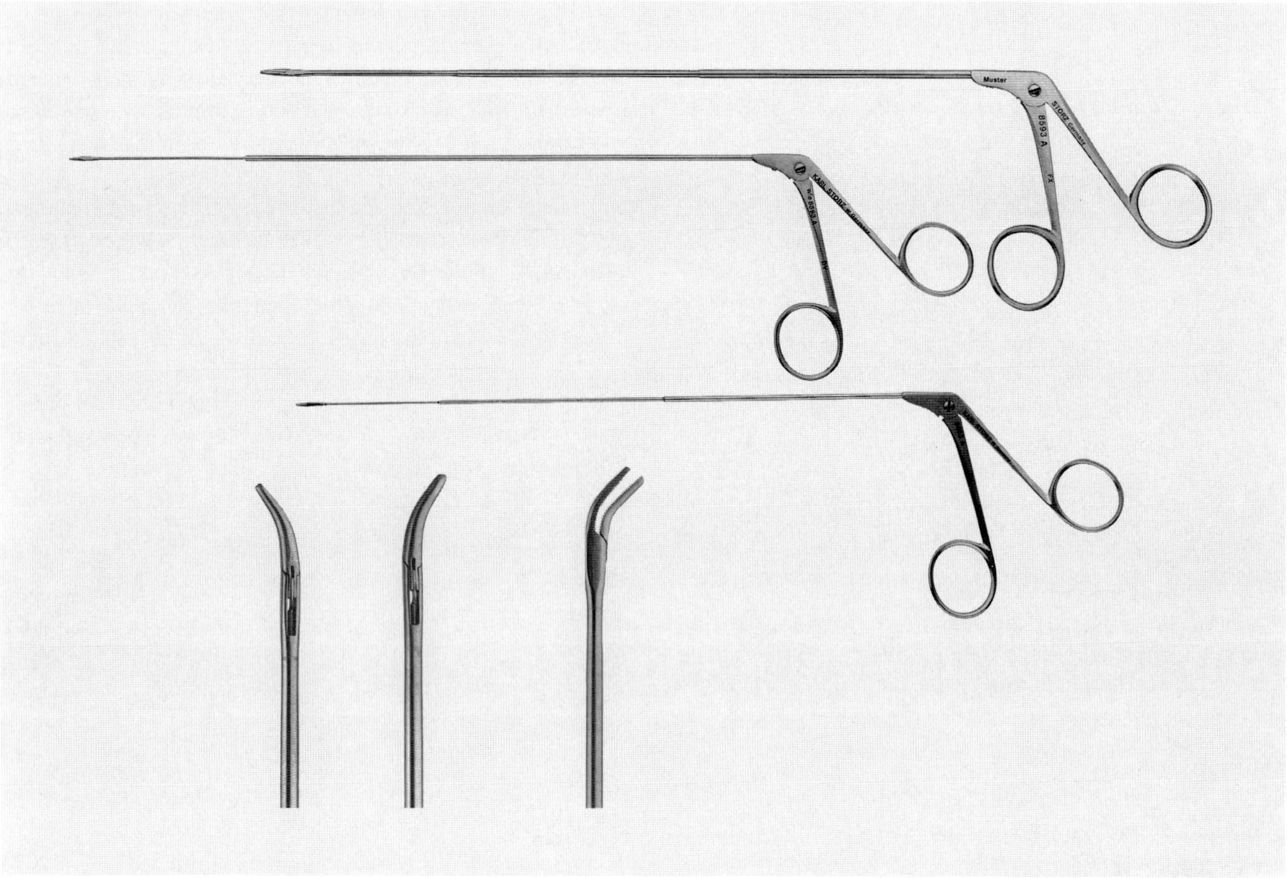

Abb
16 c

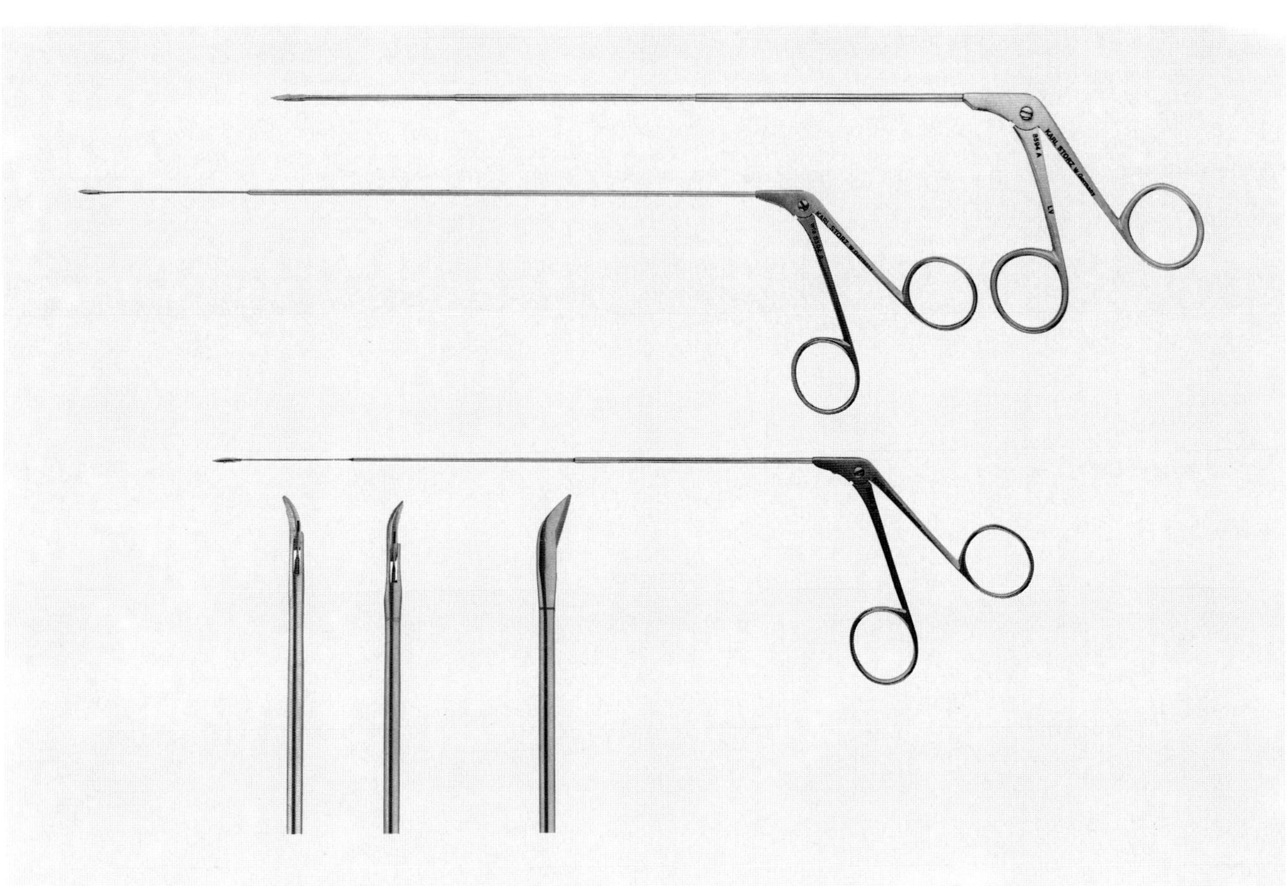

Abb
16 c

Sauger verschiedenen Durchmessers sind bis zur Spitze hin isoliert damit sie auch gleichzeitig bei der Anwendung der Elektrokoagulation verwendet werden können, um den entstehenden Dampf abzusaugen (Abb. 17).

Die Koagulation zur Blutstillung bzw. zur Saugkoagulation und die Elektrodissektion erfolgen mit Mikrokoagulatoren und feinen Nadeln in verschiedener Größe.

Die Mikrokoagulatoren und Dissektoren sind mit einem prozessorgesteuerten Hochfrequenz-Chirurgiegerät verbunden (Abb. 18). Bekanntlich beginnen nach einer Applikation von Wechselströmen von mehr als 300 000 Hz die Ionen der Gewebsflüssigkeit, der Frequenz des elektrischen Stromes folgend, zu schwingen. Es entsteht dadurch ein thermischer Effekt, der bei relativ langsamer Erhitzung des Gewebes das Wasser der intra- und extrazellulären Flüssigkeiten verdampft und die koagulationsfähigen Bestandteile des Gewebes, z.B. die Gefäßwände, zum Schrumpfen bringt. Dieser Schrumpfeffekt wird zur Blutstillung genutzt. Bei schneller Erhitzung des Gewebes steigt die Temperatur der Zellflüssigkeit so schnell an, daß der Dampfdruck die Zellwände explosionsartig zerreißt und damit eine Durchtrennung des Gewebes stattfindet. Hochfrequenz-Chirurgiegeräte hatten bisher den Nachteil der unkontrollierten Funken- und Lichtbogenbildung. Die neuen prozessorgesteuerten Geräte korrigieren den hochfrequenten Schneidestrom nach Messung des Gewebswiderstandes so schnell, daß stets eine weitgehend gleiche und reproduzierbare Schnittqualität erreicht wird trotz unterschiedlicher Schnittiefen, Geschmeidigkeit und Leitfähigkeit des Gewebes. Der gepulste Strom stellt sich vor einer Karbonisierung des Gewebes automatisch ab.

Die prozessorgesteuerten Hochfrequenz-Chirurgiegeräte haben den Vorteil, daß sie relativ preiswert sind, es keiner zusätzlichen Sicherheitsmaßnahmen zur Vermeidung von Reflexionen und Bränden wie bei den Lasergeräten bedarf und man auch in schlecht zugänglichen Winkeln und Nischen koagulieren kann.

Die Verwendung von Lasergeräten in der endolaryngealen Mikrochirurgie wird sehr nachdrücklich propagiert (19). Grundsätzlich bin ich der Meinung, daß es der Entscheidung des einzelnen überlassen bleiben soll, ob er das Lasergerät verwendet oder nicht, wenn er seine Instrumente nur geschickt und sorgfältig anwendet (25). Nachdem ich mehrere prominente Anwender des Lasers beobachtet habe, bin ich allerdings zur Überzeugung gelangt, daß man praktisch die gesamte endolaryngeale Mikrochirurgie ohne Anwendung eines Lasers vielfach sogar rascher,exakter und sauberer ausführen kann als mit einem Laser. Es ist sicher irrig zu glauben, daß man mit Hilfe eines Lasers Eingriffe, die mit konventionellen Instrumenten Schwierigkeiten bereiten, einfacher ausführen könne, der Laser also technische Erleichterungen brächte. Ich halte es auch nicht für sinnvoll, daß man mit „lasing" oder „vaporisieren" gutartige, stimmstörende Läsionen, wie z.B. Knötchen, Polypen oder Zysten zerstört – und dann nicht einmal mehr Gelegenheit hat, sie histologisch zu untersuchen.

Abb. 17.

Messer verschiedener Formen an einem Wechselhandgriff zu befestigen. Sauger verschiedener Größe müssen bis zur Spitze hin isoliert sein, um sie gleichzeitig mit der Elektrokoagulation anwenden zu können.

Alle hitzeentwickelnden Instrumente, seien es Hochfrequenz-Koagulatoren oder Laserstrahlen bilden Brandwunden und es ist eine allgemeine Erfahrung, daß Brandwunden schlechter heilen als glatte Schnittwunden. Es mehren sich daher zu Recht warnende Stimmen, besonders aus den Kreisen der Phoniater, vor der Anwendung des Lasers. Bisher ist auch nicht bewiesen, daß Laser zur Entfernung von Papillomen besser geeignet seien und weniger Rezidive entstünden als nach der Anwendung von Hochfrequenz-Saugkoagulation. Auch zur Resektion einer Stimmlippe ist ein Laser nicht unbedingt nötig. Abgesehen davon sind in meinen Augen tiefergehende Resektionen in der Stimmlippenmuskulatur nicht mehr Aufgabe der endolaryngealen Mikrochirurgie.

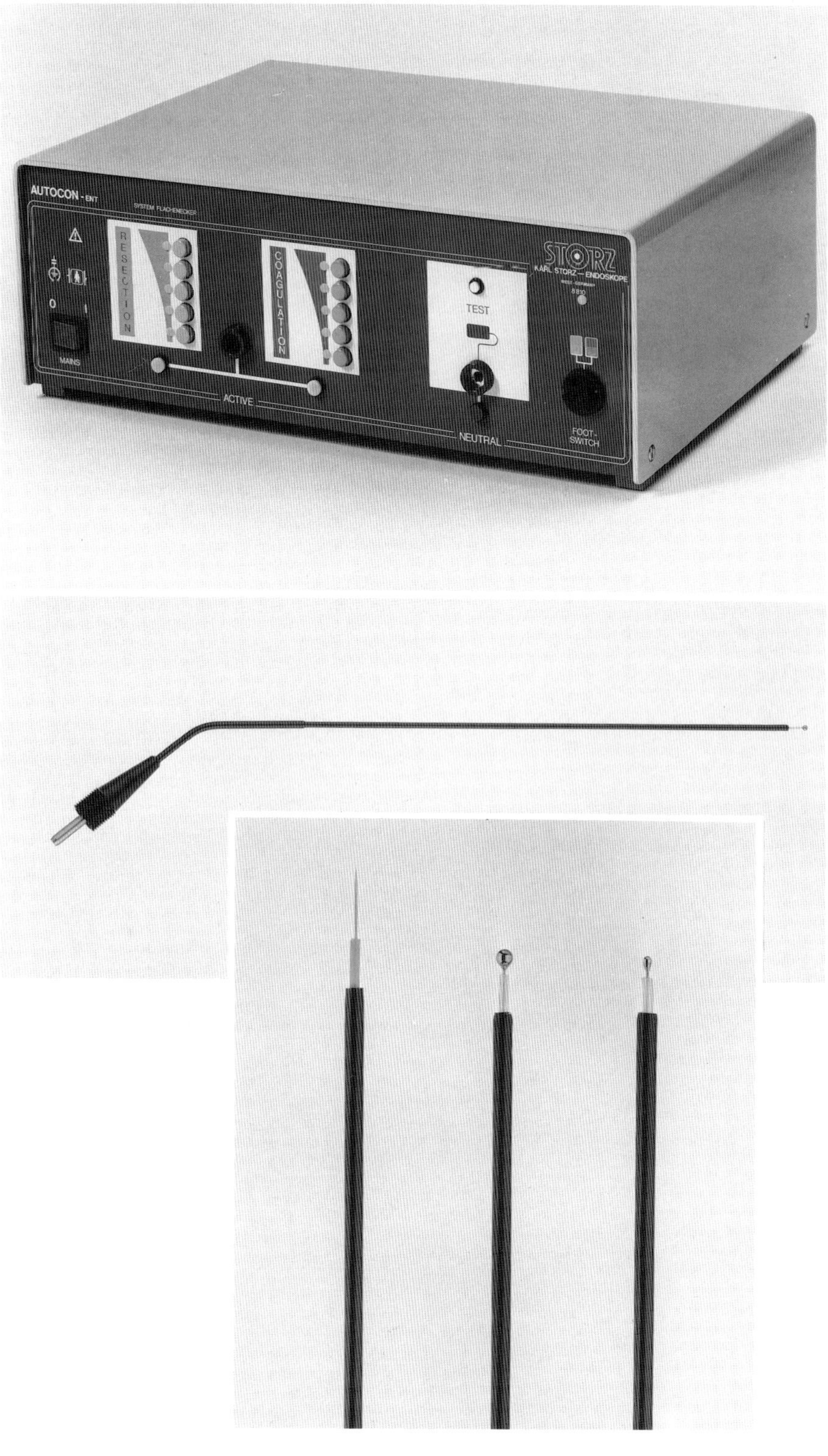

Abb. 18.

Mikrokoagulatoren und nadelförmige Mikrodissektoren zur Blutstillung und zur Elektrochirurgie. Als Energiequelle dient ein prozessorgesteuertes Hochfrequenz-Chirurgiegerät.

4 Indikationen, Kontraindikationen, präoperative Maßnahmen

Mikrolaryngoskopische Untersuchungen und endolaryngeale mikrochirurgische Operationen erfordern eine Vollnarkose und können daher in Einzelfällen zu schwerwiegenden Komplikationen führen. Es ist in Hinblick auf die heutige medizinisch-rechtliche Situation dringend zu raten, das Für und Wider eines solchen Eingriffes genau abzuwägen und die präoperativen Befunde sowie das Gespräch mit dem Patienten sorgfältig zu dokumentieren.

Von vielen Patienten wird die Frage gestellt, zu welchem Zeitpunkt die Untersuchung und die Operation ausgeführt werden müsse. Besteht der Verdacht auf eine Präkanzerose oder eine karzinomatöse Veränderung, so ist die Untersuchung dringlich und sollte möglichst bald ausgeführt werden. Aber auch Patienten mit gutartigen Veränderungen sollten möglichst bald operiert werden, denn es bilden sich bei Polypen, Zysten und Ödemen sehr häufig Kontaktreaktionen an der gegenseitigen Stimmlippe in Form von Dellen, Ödemen und Epithelverdickungen, die chirurgisch manchmal nicht beeinflußbar sind und die Zeit bis zur Restitution der Stimme verlängern. Auch bei stenosierenden Veränderungen ist je nach Lage der Dinge meist ein baldiger Eingriff notwendig.

Ich habe im Laufe vieler Jahre noch nie gesehen, daß Stimmübungsbehandlungen, Elektrisieren usw. eine organische Veränderung wie einen Polypen, eine Zyste, Stimmlippenknötchen, Varizen usw. zum Verschwinden gebracht hätten. Auch bei bilateralen Rekurrensparesen bringen Stimmübungsbehandlungen keinerlei Verbesserung des Zustandes. Solche nutzlosen und überflüssigen Stimmübungsbehandlungen verlängern nur unnötigerweise den Krankheitsverlauf und die Behandlungsdauer und verhindern die Wiederherstellung der Stimmfunktion. *Die Domäne der Stimmübungsbehandlung ist der postoperative Zeitraum.*

Bei einzelnen Patienten können akut entzündliche Veränderungen im Larynx bestehen, die man zuerst mit konservativen Maßnahmen wie Inhalationen behandeln sollte, bevor man den sanierenden Eingriff ausführt.

Kontraindikationen für eine Mikrolaryngoskopie sind dann gegeben, wenn das Leben des Patienten durch eine Narkose besonders gefährdet wird, also z.B. bei Zuständen nach Infarkten, bei Aneurysmen, Bradyarrhythmien usw. Wenn nicht der Verdacht auf eine maligne Veränderung vorliegt, bei der man ein höheres Risiko eingehen muß, ist in solchen Fällen auf eine Mikrolaryngoskopie zu verzichten. Es ist dann auf eine indirekte Biopsie oder die Biopsie mit Hilfe eines Glasfaserlaryngoskopes zurückzugreifen.

Eine Mikrolaryngoskopie kann undurchführbar sein, wenn die Halswirbelsäule nicht rekliniert werden kann, etwa bei einem Morbus Bechterew oder nach Halswirbelfrakturen, bei Kiefermißbildungen und extrem dicken und kurzen Hälsen verbunden mit einer starken Prognathie. Diesen Fällen begegnet ein erfahrener Untersucher allerdings nur selten. Die meisten Fälle, die wir überwiesen bekamen weil andernorts eine Mikrolaryngoskopie nicht ausführbar war, erwiesen sich bei Einhaltung der technischen Regeln der Mikrolaryngoskopie meist als nicht besonders schwierig zu laryngoskopieren.

Im präoperativen Gespräch muß auf die Möglichkeiten lokaler Komplikationen eingegangen werden (vgl. S. 29). Bei bestimmten Fällen eines durch Stenosen, Traumen oder Tumoren engen Kehlkopfes ist der Patient auf die Möglichkeit einer prolongierten Intubation oder Tracheotomie hinzuweisen.

Fast alle Patienten wollen wissen, wie die postoperative Stimmfunktion sein wird. Man muß die Patienten darauf hinweisen, daß es einige Wochen dauern kann, und es manchmal auch einer phoniatrischen Nachbehandlung bedürfe, bis sich die Stimmfunktion wieder normalisiert. Die Stimme kann postoperativ höher oder tiefer sein oder andere Veränderungen aufweisen. Bei manchen Patienten ist vorauszusehen, daß sie, z.B. nach der Entfernung multipler Papillome oder nach umfangreichen Exzisionen von den Stimmlippen bei kleinen Karzinomen oder chronischen Laryngitiden, zwar eine für den Alltag noch sehr brauchbare Stimme, aber keine normale Stimme, vor allem keine Singstimme mehr erreichen werden. Einer sorgfältigen Besprechung der Aussichten auf eine Besserung der Stimmfunktion ist bei Patienten mit Sprechberufen wie Lehrern und Kaufleuten notwendig. Sänger und Schauspieler bedürfen einer besonders eingehenden Beratung, denn ihre Karriere sowie ihr persönliches Wohlergehen sind von einer intakten Stimmfunktion abhängig.

Man kann heute unschwer eine Stimme prä- und postoperativ an einfachen Standardtexten und an einfachen Melodien mit Hilfe von Tonbandaufzeichnungen vergleichen. Dies ist allerdings oft ein Vergleich einer prä- und postoperativ pathologischen Stimme und es ist eine weitgehend subjektive Entscheidung, ob diese Stimme nun als verbessert beurteilt wird oder nicht. Manche Stimmen sind nicht zu vergleichen, z.B. vor und nach der Entfernung eines Reinke Ödems. Es gibt leider immer noch kein einfach anwendbares standardisiertes Verfahren um eine Stimmfunktion zu messen und einfach, wie etwa in einem Audiogramm, zu dokumentieren, um diese Stimmfunktion mit einer idealen Normalstimme zu vergleichen (17).

5 Narkose

Eine gute Zusammenarbeit zwischen dem Laryngologen und dem Anästhesisten ist eine Voraussetzung einer erfolgreichen Durchführung der endolaryngealen Mikrochirurgie. Die Narkose muß für den Patienten möglichst gefahrlos und angenehm sowie für den Anästhesisten einfach steuerbar sein. Außerdem muß sie dem Operateur ein unbehindertes Arbeiten in Ruhe und ohne Zeitdruck an einem voll entspannten Patienten ermöglichen.

Diese Bedingungen werden nach meiner Erfahrung am besten durch die Intubationsnarkose mit dünnen Endotrachealkathetern in Relaxation und positiver Druckbeatmung erfüllt. Die Prämedikation führt jeder Anästhesist mit den von ihm bevorzugten Präparatekombinationen durch, unter denen nur Atropin nicht fehlen sollte. Sowohl bei der Intubation als auch beim Einsetzen des Operationslaryngoskopes steigen Blutdruck und Pulsfrequenz, bei manchen Patienten fällt aber auch der Blutdruck und es verringert sich die Pulsfrequenz oder es treten Arrhythmien auf, wahrscheinlich infolge der Auslösung laryngealer Reflexe. Es ist daher angezeigt, den Hypopharynx und den Larynx mit einem Schleimhautanästhetikum, z.B. Lidocain zu besprühen, um diese Reflexe auszuschalten.

Zur Narkoseeinleitung werden vielfach Barbiturate intravenös appliziert oder aber Gasgemische über eine Maske zugeführt. Die Relaxation erfolgt in der Regel mittels Einzelgaben von Suxamethonium. Das Nachlassen der Relaxation wird vom Operateur am Einsetzen spontaner Stimmlippenbewegungen oder an Schluckbewegungen erkannt und muß dem Anästhesisten mitgeteilt werden. Bei voraussichtlich etwas länger dauernden Eingriffen, wie etwa Arytaenoidektomien oder Chordektomien ist ein Langzeitrelaxans zu bevorzugen.

Die Intubation erfolgt mit Woodbridge-Kathetern, die mit einer Abdichtmanschette versehen sind. Wir verwenden bei männlichen Erwachsenen meist die Größe Ch 28, bei weiblichen Ch 24–26. Bei Kindern, kleinen und engen Kehlköpfen kann man unbedenklich auch Katheter der Größe Ch 18–20 verwenden. Vorteilhaft sind die von *Pollard* angegebenen Spezialkatheter, die nur im distalen Abschnitt auf eine kurze Strecke hin dünn sind, so daß im Larynx noch mehr Platz ist, der Atemwiderstand aber nur gering gesteigert wird (Abb. 19, vgl. 23).

Als Narkosemittel werden Gasgemische, wie Fluothane, Stickoxydul und Sauerstoff verwendet. Die Beatmung erfolgt meist maschinell mit positivem Druck.

Die Narkose sollte tief sein, wird aber meist nicht lange benötigt. Die Narkosedauer liegt im Durchschnitt bei etwa 15 Minuten, in manchen Fällen bei 6–7 Minuten. Eingriffe von mehrstündiger Dauer sind selten.

Verschiedentlich wurden Alternativen zur Intubationsnarkose vorgeschlagen, so z.B. eine Mikrolaryngoskopie ohne Intubation, die apnoische Oxygenation, Schleimhautanästhesie und Leitungsanästhesie der Nervi laryngei craniales und ähnliche Verfahren. Die Jet-Ventilation mit vor dem Larynx oder im Larynx gelegenen dünnen Düsen erfordert einen besonders ausgebildeten Anästhesisten, der mit dem Operateur gut harmonieren muß.

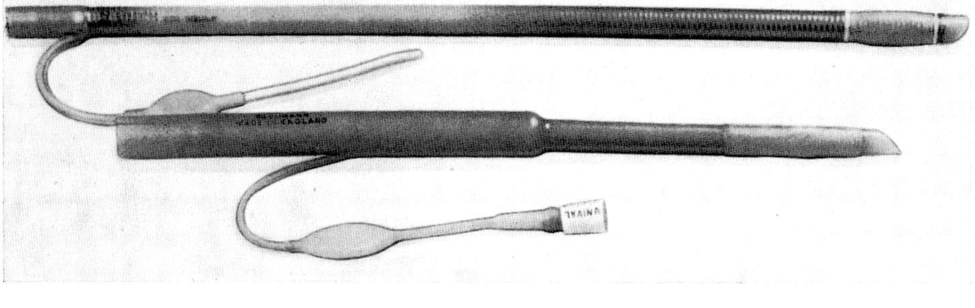

Abb. 19.

Endotrachealkatheter nach Woodbridge und Pollard. Größen von 20 – 28 Charrière erlauben bei der Mikrolaryngoskopie eine ausreichende Ventilation und gewähren genügend Platz im Kehlkopf für den Operateur.

6 Technik der mikrolaryngoskopischen Untersuchung

Die Einführung vieler Kollegen in die Technik der Mikrolaryngoskopie hat gezeigt, daß diese doch für viele schwieriger erlernbar ist als ursprünglich gedacht. Es empfiehlt sich daher eine etwas ausführlichere Schilderung des Ablaufes der Untersuchungstechnik.

Die richtige Lagerung des Patienten ist eine unerläßliche Voraussetzung für eine optimale Einstellung des Laryngoskopes. Es ist zwar in manchen Fällen möglich, eine Mikrolaryngoskopie bei eleviertem oder hängendem Kopf auszuführen, doch ermöglichen diese Verfahren oft keinen zufriedenstellenden Einblick in den Kehlkopf. Der Patient wird daher am besten flach auf den horizontal eingestellten Operationstisch gelegt. Es werden weder Kopfschalen verwendet noch ein Sandsack unter die Schultern geschoben (Abb 20).

Vor der Einführung des Laryngoskopes wird der Zahnschutz eingesetzt (Abb. 21). Finden sich isolierte, besonders gefährdete Zähne, kann die Zahnschutzplatte mit Abdruckmasse ausgefüllt werden, um diese Zähne besser zu schützen. Zahnlose Kiefer werden, falls ein höherer Druck des Laryngoskopes notwendig werden sollte, mit einer Gummiplatte geschützt.

Das Laryngoskop wird erst eingesetzt, wenn der Patient voll relaxiert und genügend tief in Narkose ist. Man wählt das größtmögliche Laryngoskop, durch das man einen guten Einblick in den Kehlkopf erhält, besonders viel Licht in den Larynx werfen, und auch die besten Fotos herstellen kann. Man lernt bald abzuschätzen, welches Operationslaryngoskop bei den individuellen anatomischen Verhältnissen am besten geeignet ist. Falls sich ein großkalibriges Rohr nur mit starkem Druck einführen läßt, verwendet man das nächst kleinere Rohr oder Spezialrohre.

Vor dem Einsetzen des Laryngoskopes wird der Kopf des flach liegenden und voll relaxierten Patienten zunächst maximal nach dorsal gebeugt (Abb. 22).

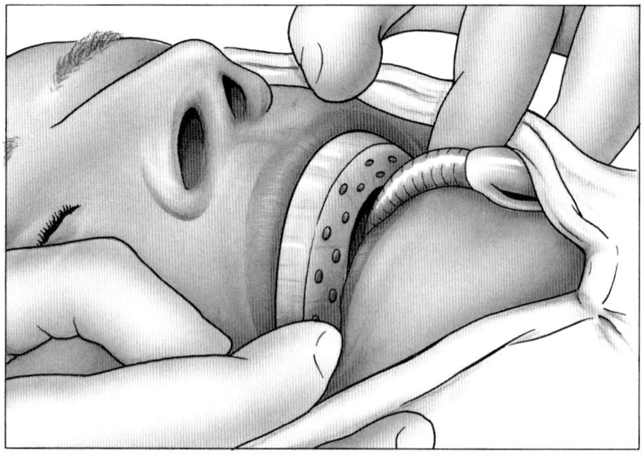

Abb. 21.

Einsetzen der Zahnschutzplatte, die auf den Zähnen und dem harten Gaumen aufliegt.

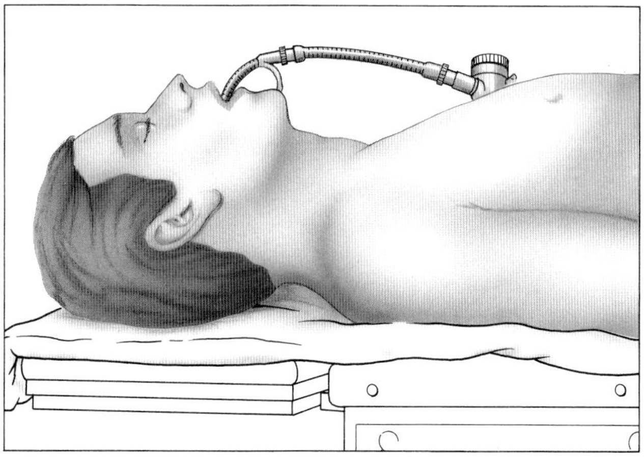

Abb. 20.

Korrekte Lagerung des Patienten flach auf dem horizontal gestellten Operationstisch. Keine Verwendung von Kopfschalen, keine Elevation des Kopfes, kein hängender Kopf.

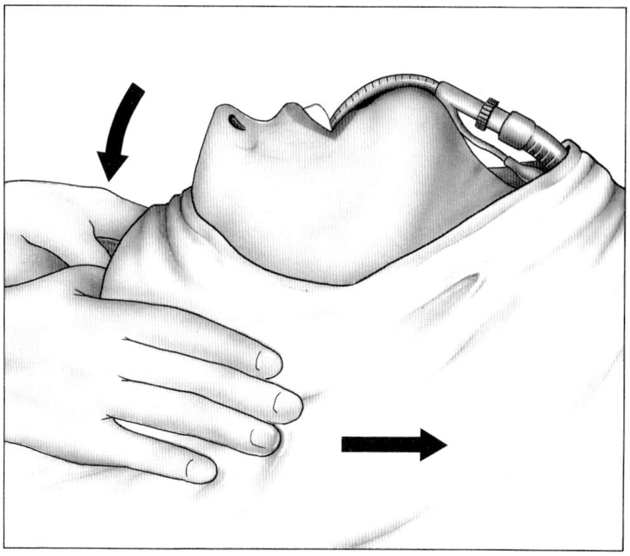

Abb. 22.

Vor dem Einführen des Laryngoskopes wird der Kopf des voll relaxierten Patienten maximal nach dorsal gebeugt.

Dann wird das Laryngoskop zwischen dem dorsal liegenden Intubationskatheter und dem Unterkiefer über die Zunge in die Mundhöhle eingeführt. Man achte dabei darauf, nicht versehentlich die Lippe oder die Zunge gegen die Zahnschutzplatte oder die Zähne zu quetschen (Abb. 23). Nach Absaugen von Schleim aus dem Hypopharynx schiebt man das Laryngoskop, dem Narkosekatheter folgend, zwischen Epiglottis und Katheter vor, bis seine Spitze die Region des Petiolus der Epiglottis erreicht. Man sollte das Laryngoskop mit einer glatten Bewegung voranschieben und nicht mittels hebelnder Bewegungen tiefer drücken. Schiebt man das Laryngoskop zu tief in den Kehlkopf, werden nicht nur die Taschenfalten zur Seite gedrängt, sondern auch die Stimmlippen, ist man mit dem Rohr nicht tief genug, fallen die Taschenfalten vor die Stimmlippen (Abb. 24). Erst wenn das Laryngoskop in der richtigen Position ist, wird die Bruststütze angesetzt, die Stützstange ausgefahren und das Laryngoskop mittels einiger Umdrehungen an der Stellschraube in seiner Position fixiert (Abb. 25). Bei exakter Einstellung sind nun die vorderen beiden Drittel der Stimmlippen bis zu den Spitzen der Processus vocalis gut zu übersehen. Der Intubationskatheter wird durch die dorsale Wand des Laryngoskopes in die hintere Kommissur und damit aus dem Operationsfeld gedrängt. Gleichzeitig werden die Stimmlippen etwas gespannt, so daß operative Manipulationen erleichtert werden (Abb. 26).

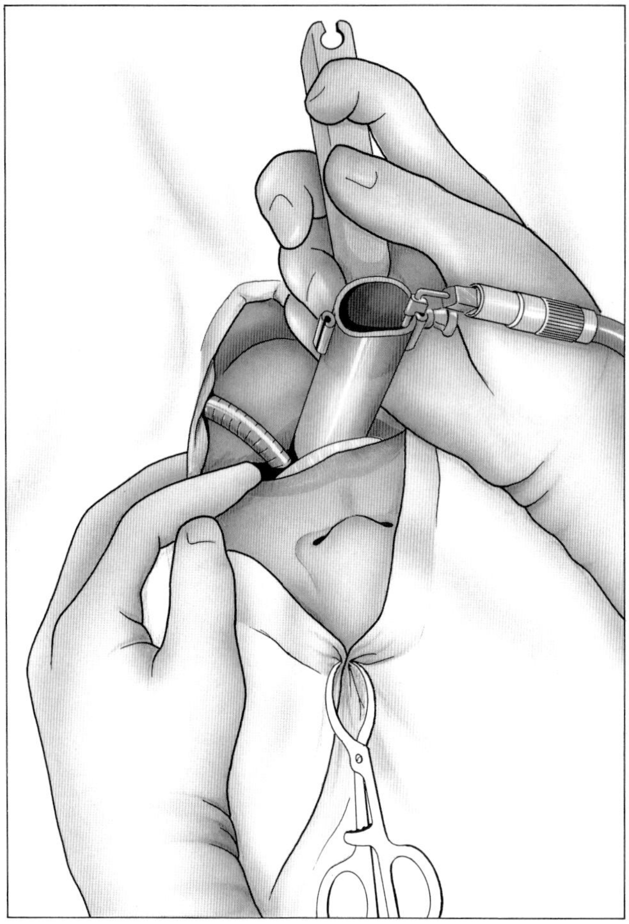

Abb. 23.

Einführung des Operationslaryngoskopes. Man achte darauf, nicht die Lippen einzuklemmen oder die Zunge gegen die Zähne zu drücken. Das Laryngoskop sollte in die Tiefe gleiten und nicht mittels hebelnder Bewegungen vorgeschoben werden.

Muß man in den hinteren Kehlkopfabschnitten arbeiten, wie bei der Entfernung von Kontaktgranulomen, so schiebt man den Intubationskatheter mit der Spitze des Laryngoskopes in die vordere Kommissur (Abb. 27).

Um den Druck des Laryngoskopes nicht unnötig erhöhen zu müssen, ist es zweckmäßig, wenn eine Hilfsperson von außen mit der Hand auf den Kehlkopf drückt (Abb. 28 und 30). Man kann den gesamten Kehlkopf nach hinten drücken oder etwas nach links oder rechts verschieben, um besseren Einblick auf die vordere Kommissur oder die Seitenwände des Larynx zu gewinnen. Der Operateur kann den Druck der Hand der Hilfsperson (mit seiner Hand) korrigieren bis der Larynx übersichtlich eingestellt ist.

Einen besseren Überblick über die vordere Kommissur kann man oft gewinnen, wenn man die Spitze des Laryngoskopes auf die Taschenfaltenebene zurückzieht und danach den Druck von außen auf die kaudalen Abschnitte des Kehlkopfes verstärkt, wodurch der Kehlkopf in einen stumpfen Winkel zur optischen Achse des Laryngoskopes gebracht wird und damit seine Innenwand besser in das Blickfeld rückt. Neben der Anwendung von Speziallaryngoskopen (dem DN-Rohr und Anterior-Kommissur-Rohr) bewährt sich bei schwer zugänglichen Kehlköpfen auch häufig ein etwas anderer Zugang: Man führt das Laryngoskop schräg vom Mundwinkel her ein, indem man den dorsal flektierten Kopf ein wenig nach links oder rechts wendet und das Laryngoskop zwischen Zunge und Tonsille in den Kehlkopf einführt (Abb. 29). In dieser Position entstehen durch den Druck des Laryngoskopes aber auch relativ häufig Einrisse an den Gaumenbögen und der seitlichen Pharynxwand.

Man benötigt einige Erfahrung und Übung, um auch bei schwierigen anatomischen Verhältnissen den Kehlkopf übersichtlich einzustellen, doch ist es letztendlich sehr selten, daß man keinen ausreichenden Einblick in den Kehlkopf gewinnt.

Ist das Laryngoskop einmal in der gewünschten Position fixiert, entfernt man den Lichtträger und schwenkt das Operationsmikroskop ein. Die Beleuchtung erfolgt nun ausschließlich durch das Licht des Operationsmikroskopes. Die Scharfeinstellung des Objektes erfolgt zunächst mit starker Vergrößerung.

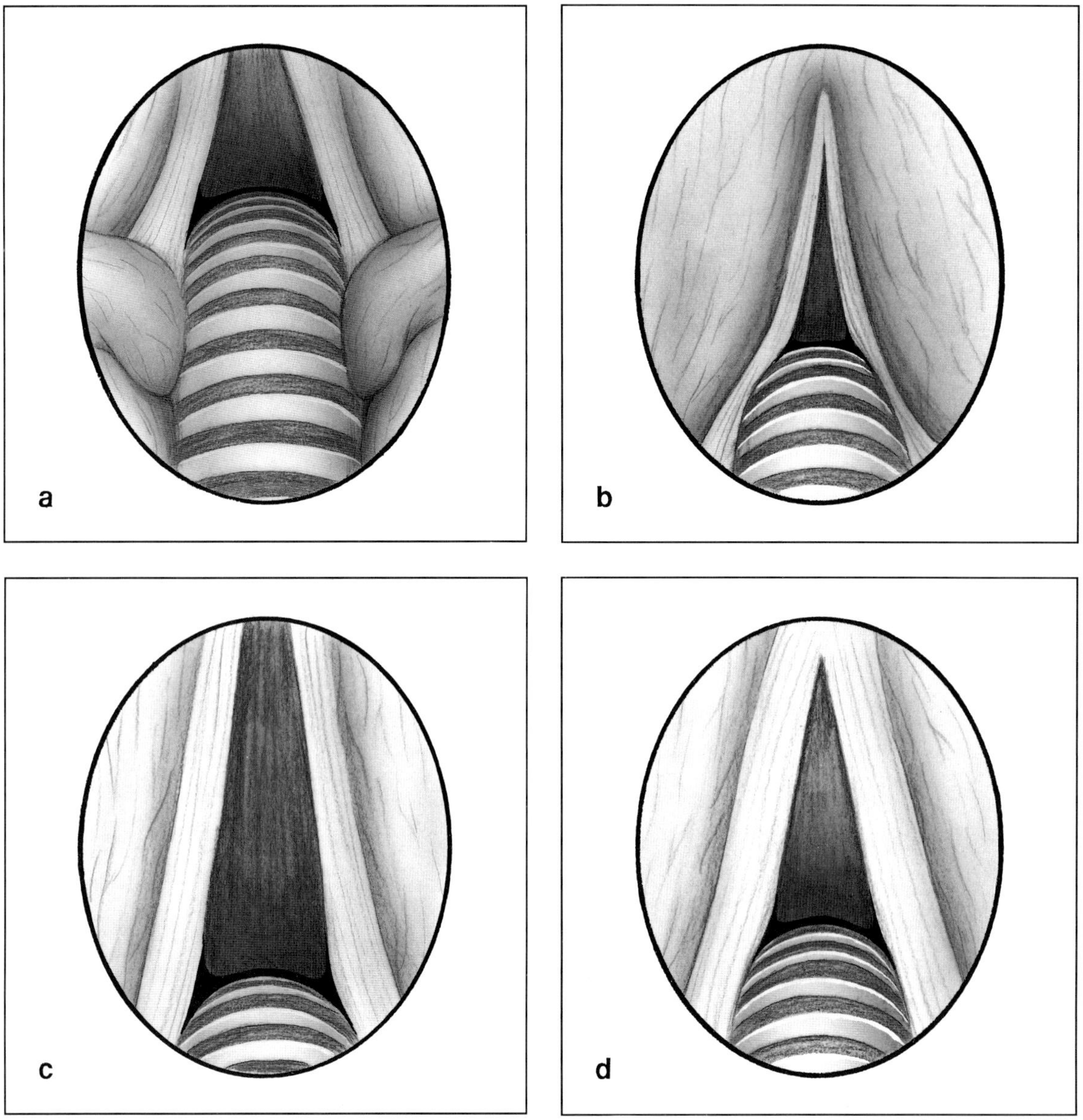

Abb. 24.

Sichtbare Abschnitte des Kehlkopfes bei verschiedener Einstellung des Laryngoskopes.

a) Die Spitze des Laryngoskopes ist noch nicht genügend weit angehoben, um die vorderen Stimmlippenabschnitte sichtbar zu machen.
b) Das Laryngoskop ist nicht tief genug in den Kehlkopf eingeführt. Die Taschenfalten fallen vor und überdecken die Stimmlippen.
c) Das Laryngoskop ist zu tief in den Kehlkopf eingeführt, seine Spitze drängt die Stimmlippen zur Seite.
d) Optimale Einstellung des Laryngoskopes zur Untersuchung der Stimmlippenregion.

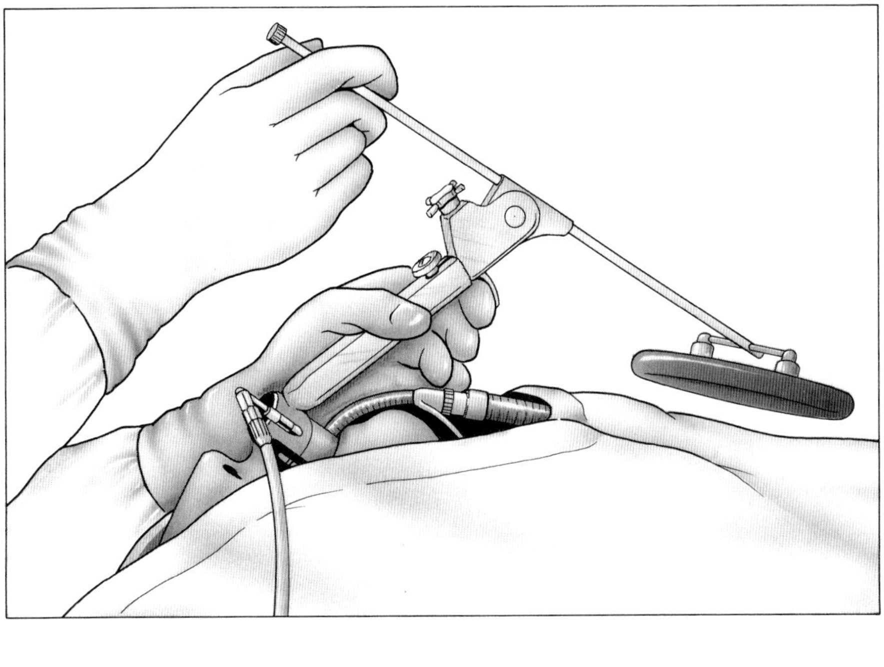

Abb. 25.

Wenn das Laryngoskop in richtiger Position ist, wird die Bruststütze angesetzt und die Stützstange vorgeschoben.

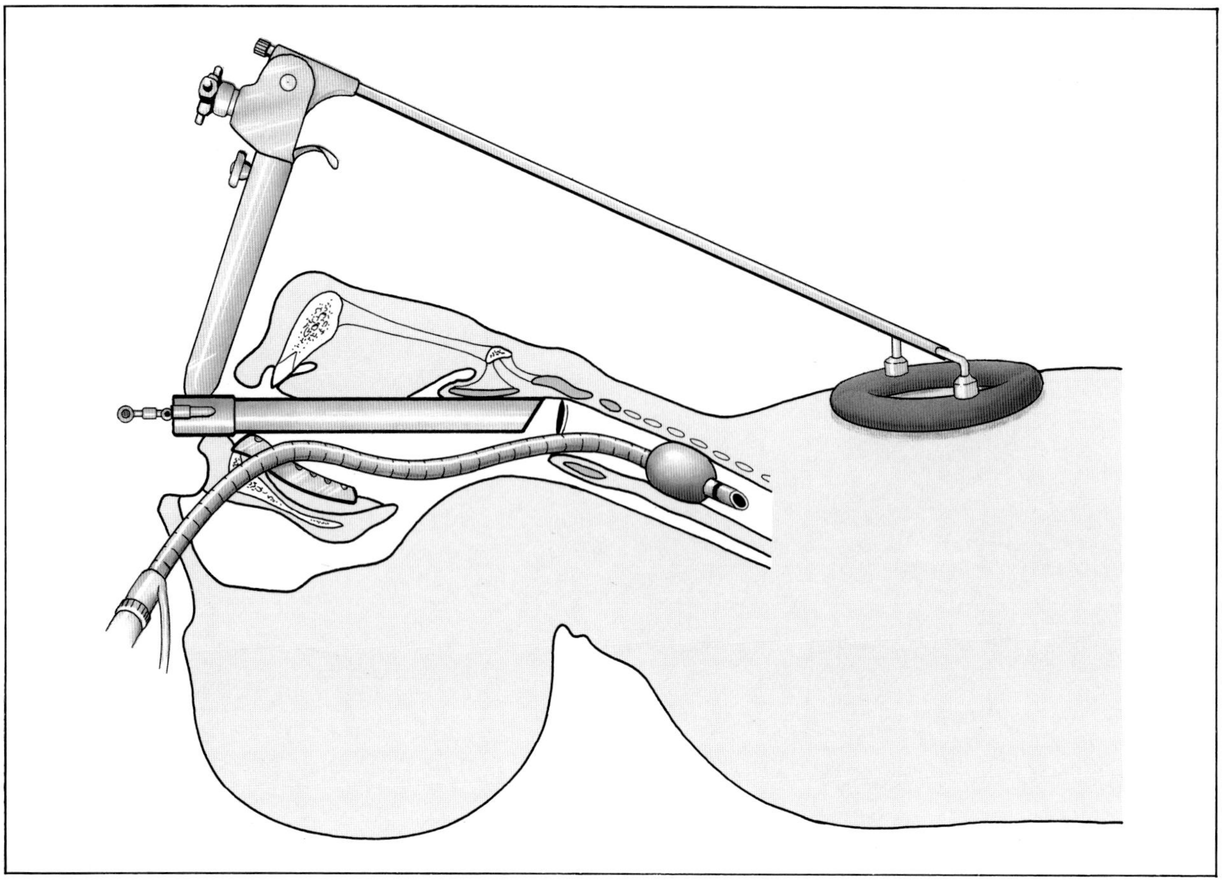

Abb. 26.

Korrekte Einstellung des Laryngoskopes vor Beginn der Mikrolaryngoskopie.

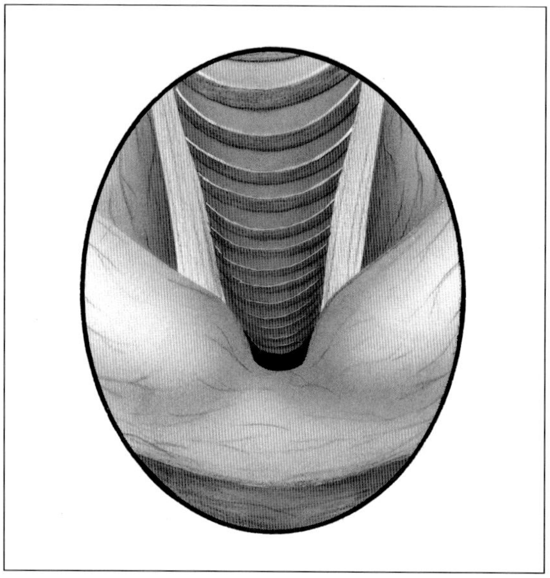

Abb. 27.

Lage des Laryngoskopes bei Operation in den hinteren Kehlkopfabschnitten. Der Intubationskatheter wird mit der Spitze des Laryngoskopes in die vordere Kommissur geschoben.

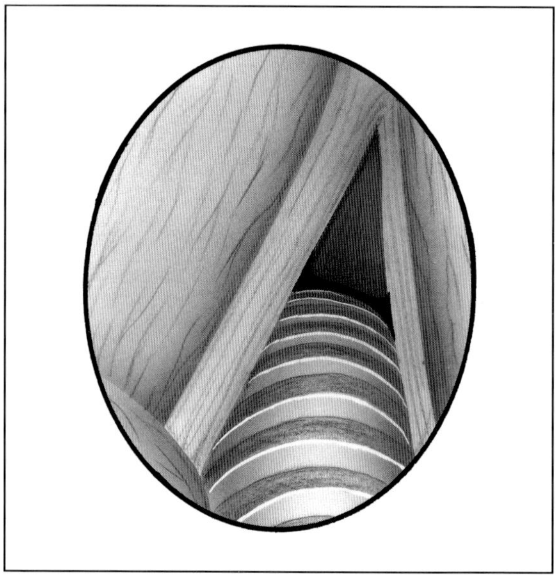

Abb. 28.

Die Hand einer Hilfsperson kann den Kehlklopf etwas nach hinten oder zur Seite drücken, um einzelne Abschnitte besser zur Darstellung zu bringen, ohne den Druck des Laryngoskopes zu erhöhen.

Zur Untersuchung der laryngealen Epiglottisseite, der Larynxseitenwände oder des infraglottischen Larynx bedient man sich mit Vorteil der Endoskope mit 30° oder 70° Blickwinkel, die in das Laryngoskop eingeschoben werden (vgl. S. 9).

Der Laryngologe sollte bei der Untersuchung eine aufrechte und gelockerte Körperhaltung einnehmen. Verkrümmt oder überstreckt hinter dem Mikroskop zu sitzen, weil der Operationstisch oder der Stuhl des Operateurs zu hoch oder zu niedrig stehen, bedeutet unnötige Anstrengung und Verkrampfung (Abb. 30).

Hat man die Untersuchung beendet, befreit man zunächst den Kehlkopf und den Hypopharynx mit einem Sauger sorgfältig von Schleim und Blut. Das Laryngoskop wird entfernt, indem man zuerst die Stellschraube der Bruststütze lockert und dann die Stützstange zurückzieht. Vor Beendigung der Narkose ist genau zu kontrollieren, ob Schäden im Pharynx oder an den Zähnen entstanden sind.

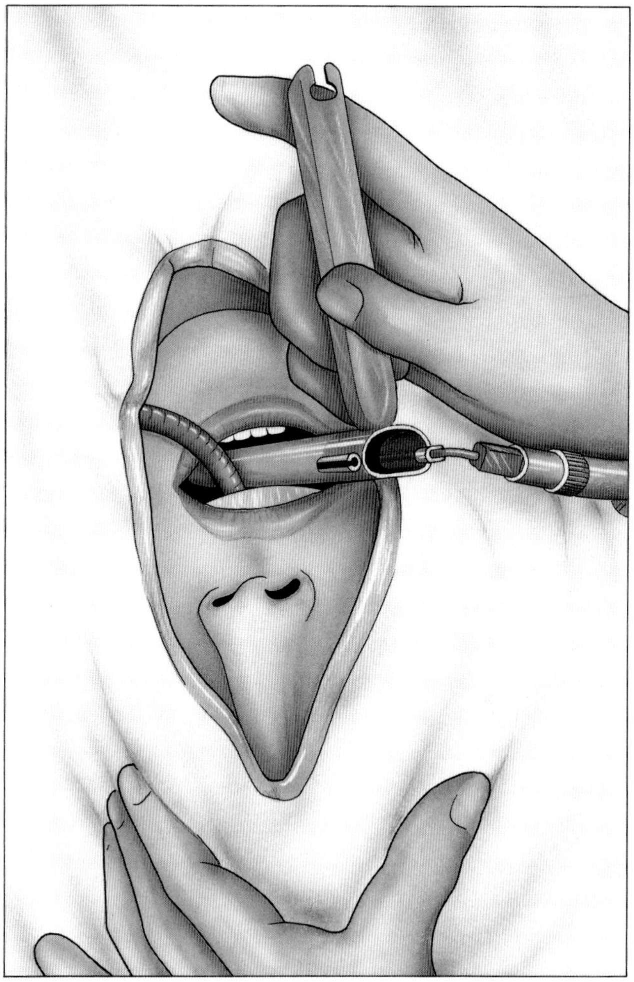

Abb. 29.

Einführen des Laryngoskopes über den rechten Mundwinkel bei etwas nach links gewendetem Kopf. Diese Position ist bei schwer einstellbaren Kehlköpfen anwendbar, erbringt aber nur einen guten Überblick über eine Kehlkopfhälfte.

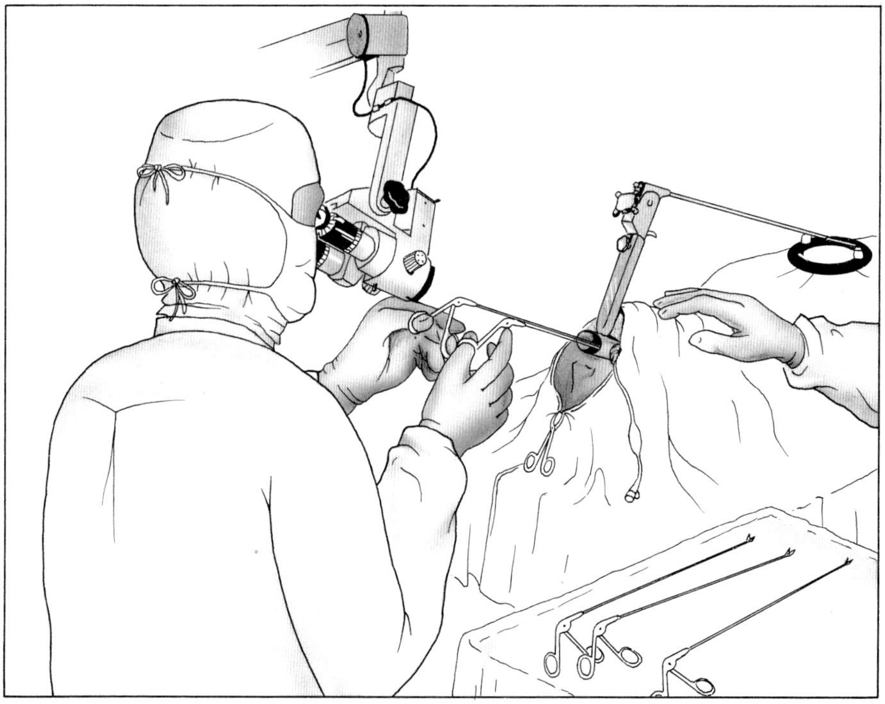

Abb. 30.

Situation bei einer endolaryngealen mikrochirurgischen Operation. Man bemühe sich um eine aufrechte, gelockerte Körperhaltung und lasse die Ellbogen herabhängen.

7 Technik der endolaryngealen Operationen

Der Funktion der Stimme als Träger der Sprache und vielfältiger emotionaler Äußerungen gebührt ein ebensolcher Respekt wie der Funktion anderer Kommunikationsorgane, dem Auge oder Ohr. Die Stimmlippen sind empfindliche Organe, an denen ebenso gewebeschonend und sorgfältig operiert werden muß, wie etwa an der Schleimhaut des Mittelohres. Leider sieht man immer noch Stimmlippen mit Exkavationen, irregulären Oberflächen, Narben und Verwachsungen als Ursache irreparabler postoperativer Dysphonien. Solche Spuren von Operationen sind leider nicht immer zu vermeiden, wenn die Art und Ausdehnung einer Krankheit größere Eingriffe notwendig machten. Mit Erfahrung und exakter Operationstechnik lassen sich aber auch diese Operationsfolgen minimieren.

Dem Anfänger ist eindringlich zu empfehlen, die sichere Führung und Anwendung der langstieligen, feinen Instrumente zuerst an einem Modell zu üben. Einem Vorschlag von H. *Glanz* folgend, üben unsere Mitarbeiter unter Benützung des Operationsmikroskopes mit 400 mm Objektiv an einem in ein Stativ eingespannten Operationslaryngoskop. Vor der Spitze des Laryngoskops wird ein Leichenkehlkopf, ein mit Gaze ausgestopfter Handschuhfinger oder ein ähnliches Objekt befestigt, an dem alle kleineren Operationen simuliert werden können.

Grundsätzlich wird immer beidhändig mit zwei Instrumenten operiert (Abb. 31).

Meist kombiniert man ein Zängelchen und eine kleine Schere oder aber einen Sauger und einen Koagulator. Die Zängelchen dienen nur zum Festhalten eines Objektes, etwa eines Polypen, nicht aber dazu, Gewebe abzupflücken, abzureißen, abzukneifen oder abzuziehen („Strippen“). Ich halte es für einen groben operationstechnischen Fehler, einen Polypen, ein Knötchen, eine Zyste oder ein Reinke Ödem einfach abzukneifen oder abzureißen, denn es bleiben meist irregulär lazerierte Schleimhautränder zurück, die zu unregelmäßigen Oberflächen der Stimmlippen führen (38). Bei dieser Art von „Chirurgie“ wird oft auch zu tief gegriffen und es werden Fasern des Ligamentum vocale zerrissen oder sogar entfernt.

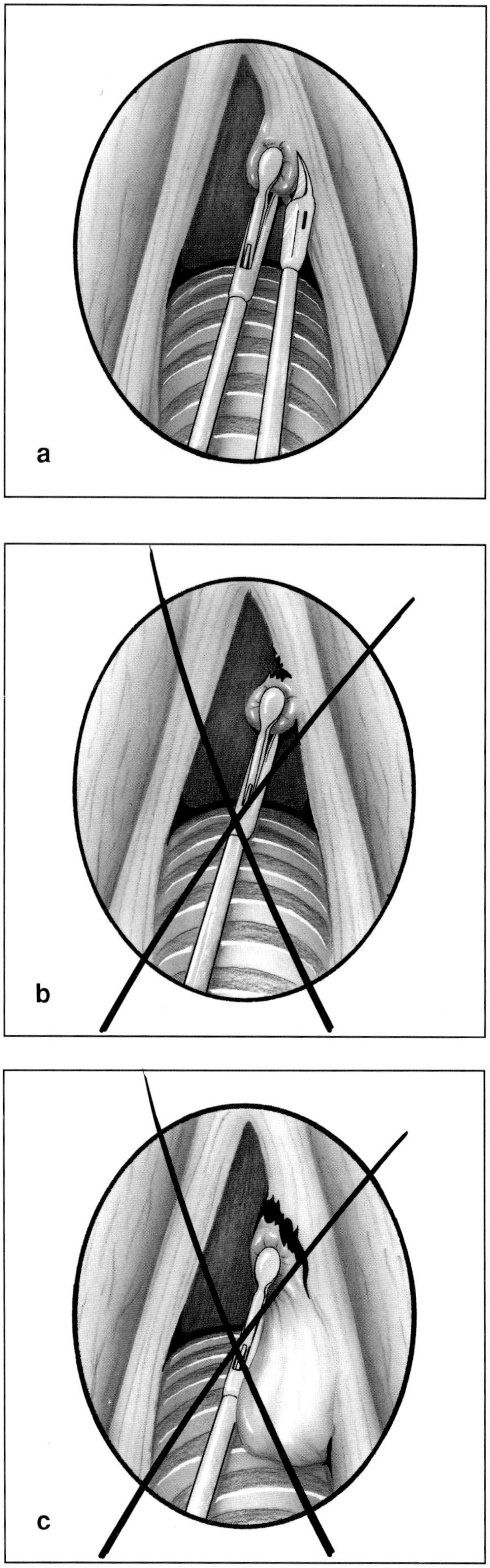

Abb. 31.

Grundsätzlich wird immer mit zwei Instrumenten operiert (Fig. 31a). Ein Instrument dient zum Festhalten des Objektes, ein zweites zum Präparieren oder Abschneiden. Es ist falsch etwa einen Polypen oder ein Reinke Ödem abzukneifen oder abzureißen (Fig. 31b und c)

Es ist einfach, etwas wegzunehmen, aber besonders an den Stimmlippen fast unmöglich etwas hinzuzufügen, um einen Defekt auszugleichen.

Die Blutstillung ist besonders bei den gutartigen Veränderungen meist kein Problem, das Blut kann mit einem Sauger entfernt werden, bis die Blutung steht. Blutkoagel vermischt mit Schleim können mit einem feuchten Wattepinsel einfach abgewischt werden. An einem Faden armierte, in Adrenalinlösung getauchte, gepreßte Watte kann auf das Gewebe aufgelegt werden, wodurch auch stärkere Blutungen meist schnell zum Stehen kommen. Wenn man etwas Geduld hat, steht fast jede Blutung, die während kleinerer, endolaryngealer Eingriffe auftritt, von selbst. Die Anwendung von Koagulatoren sollte sich auf stärkere, länger anhaltende Blutungen beschränken. In 30 Jahren war ich nur einmal gezwungen, zur Blutstillung einen Larynx auszutamponieren und zweimal nach Arytaenoidektomie die Arteria laryngea cranialis zu unterbinden. Ob man die Koagulation mit einem Lasergerät oder mit einem Hochfrequenz-Mikrokoagulator ausführt, ist im Grunde genommen gleichgültig. Es entstehen auf jeden Fall Brandwunden, und Brandwunden heilen bekanntlich schlechter und langsamer als glatte Schnittwunden. Ausgedehntere Koagulationen führen postoperativ auch zu stärkeren perifokalen Ödemen, die nach einfacher Exzision mit konventionellen Instrumenten selten sind.

Die Zerstörung von Polypen, Knötchen, Zysten oder Granulomen mittels Laserstrahlen („vaporisieren") hinterläßt nur Kohle, die man histologisch nicht mehr untersuchen kann. Dies ist in meinen Augen ein unnötiger und zeitlich aufwendiger „Overkill", der noch dazu zu einer verzögerten Wundheilung und schlechten funktionellen Ergebnissen führt. Wenn man einen Laser benützt, so dient dieser wie eine Schere oder ein Skalpell zum Präparieren, nicht aber zur Gewebsvaporisation.

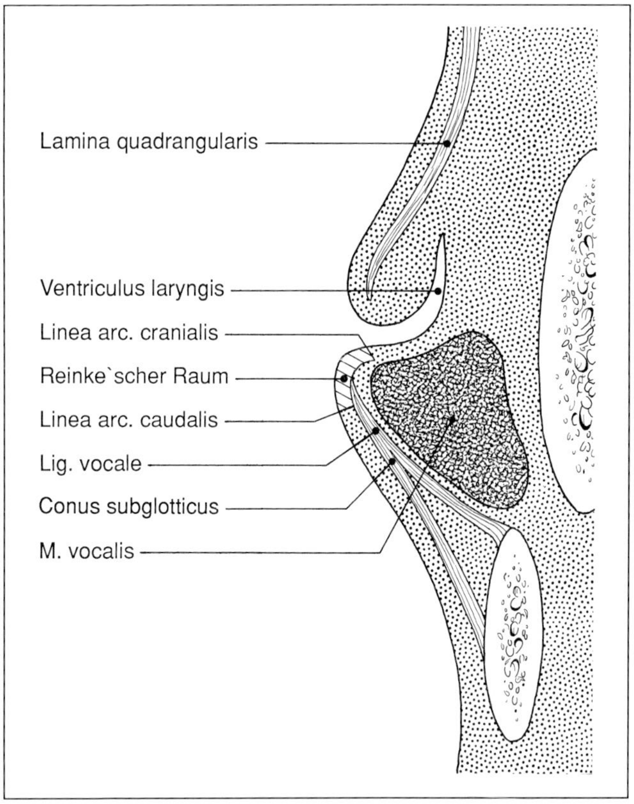

Abb. 32.

Anatomische Strukturen im Hauptgebiet der endolaryngealen Mikrochirurgie.
1) Reinkescher Raum,
2) Linea arcuata cranialis,
3) Linea arcuata caudalis,
4) Ligamentum vocale,
5) Conus elasticus,
6) Muskelkörper der Stimmlippe,
7) Morgagnischer Ventrikel,
8) Taschenfalte mit Lamina quadrangularis.

Will man im Kehlkopf, besonders an den Stimmlippen gewebeschonend operieren, so muß man sich die feineren anatomischen Strukturen und die Pathohistologie der wichtigsten Veränderungen vergegenwärtigen (Abb. 32). Nur an den Stimmlippen sitzt das Plattenepithel locker, begrenzt und angeheftet von den Lineae arcuatae, den Processus vocales und der vorderen Kommissur (18). Den „Boden" des Reinkeschen Raumes bildet die den Musculus vocalis überziehende Faszienschicht, die sich gegen den freien Rand der Stimmlippe hin zum Ligamentum vocale verdickt, nach kaudal in den Conus elasticus und ventral in das Ligamentum cricothyreoideum übergeht. Das „Dach" des Reinkeschen Raumes bildet die auf einer kräftigen Basalmembran aufsitzende dünne Plattenepithelschicht. Die Erhaltung des Reinkeschen Raumes, der für die Feinmodulation der Stimme von größter Bedeutung ist, muß ein wichtiges Ziel endolaryngealer stimmverbessernder Operationen sein. Gelingt es nicht, den Reinkeschen Raum zu erhalten, so haftet das regenerierende Epithel auf dem Muskelkörper der Stimmlippe bzw. dem Ligamentum vocale, ein Zustand der zwar oft noch eine brauchbare Stimme gewährleistet, aber keineswegs mehr eine ideale Stimmfunktion mit allen ihren Parametern ermöglicht. Polypen, Varizes und die meisten Knötchen sind nur mit dem Plattenepithel verbunden und mit dem Plattenepithel auch frei verschieblich. Der kleine Defekt nach Entfernung eines Polypen im „Dach" des Reinkeschen Raumes verschließt sich meist rasch. Stimmlippenzysten liegen meist subepithelial, aber deutlich getrennt vom Ligamentum vocale und können nach Schlitzung des Epithels ohne bleibende Schäden enukleiert werden. Juvenile Papillome beziehen ihre bindegewebigen Stromastiele und Gefäße hingegen aus dem Reinkeschen Raum. Ihre Entfernung führt daher viel häufiger zu lokalen narbigen Obliterationen dieses Bereiches. Selbst Keratosen, Carcinomata in situ und mikroinvasive Karzinome sind häufig noch ohne Zerstörung des Ligamentum vocale und ohne Erzeugung großer Epitheldefekte zu resezieren. Bei Reinke Ödemen muß man hingegen den größten Teil des Epitheldaches entfernen. Das regenerierende Epithel sitzt dem Ligamentum vocale in der Regel fest auf und es kommt zu einem stroboskopisch feststellbaren „phonatorischen Stillstand". Technisch schwierig ist die Abgrenzung des Ligamentum vocale vom Epithel bei chronischer Laryngitis, bei der der gesamte Reinkesche Raum von fibrösem und entzündlichem Gewebe ausgefüllt ist, so daß nach der Entfernung dieser Veränderungen eine Stimmlippe resultiert, auf der das neu gebildete Epithel fest aufsitzt.

Bei der Entfernung kleinerer stimmstörender Veränderungen wie Polypen, Knötchen oder kleiner, am Epithel haftender Zysten wird man diese mit einem Zängelchen nicht direkt anfassen, sondern eng an ihrem Rand eine Schleimhautfalte festhalten und zur Mitte ziehen und dann mit einer kleinen Schere die Läsion dicht an ihrer Basis abschneiden. Der Schleimhautdefekt sollte so klein wie möglich gehalten werden und ganz glatte Ränder aufweisen (Abb. 33).

Größere Zysten mit einem Durchmesser von mehr als 2 mm sollte man nach Längsinzision der Stimmlippenschleimhaut mit einer Nadel oder einer Schere sorgfältig auslösen, wobei der Zystenbalg möglichst erhalten bleiben soll (Abb. 34). Eine bloße oberflächliche Abtragung nur eines Teiles des Zystenbalges („Deroofing") führt rasch zu einem Rezidiv.

Bei Reinke Ödemen wurde verschiedentlich empfohlen, sie nur zu „skarifizieren" oder den submukösen Schleim abzusaugen („Mukosuktion") oder nur schmale Schleimhautstreifen zu entfernen und die Schleimhautreste am Stimmlippenkörper mit Fibrinkleber zu befestigen (44) oder sogar, wie bei einer Perforationslinie mit dem Laser, Löcher in die Schleimhaut zu brennen. Am häufigsten wird ein „Stripping" empfohlen, worunter manche Autoren offenbar verstehen, vom Stimmlippenepithel einfach einen Streifen mit einem Zängelchen abzuziehen. Meist entstehen dann unregelmäßig lazerierte Schleimhautränder, die sich einrollen und zu polypenähnlichen Höckern umgestalten. Auch beim Reinke Ödem muß man mit einem Scherchen das Epithel zunächst scharf und glatt umschneiden nachdem man das Ödemkissen mit einem Zängelchen zur Mitte gezogen hat (Abb. 35). Das Ödem ist dicht vor der Spitze des Processus vocalis am stärksten ausgeprägt und vermindert sich im Umfang gegen die vordere Kommissur hin. Ich ziehe es vor, einen ersten Schnitt etwa 1 mm medial von der Linea arcuata superior zu ziehen, danach einen zweiten Schnitt etwa 1 mm kranial von der Linea arcuata inferior. Die Schnitte enden 2–3 mm vor der vorderen Kommissur spitz zulaufend. Erst danach wird das Ödemkissen in einem Stück abgetragen und das auf der Oberfläche des Ligamentum vocale zurückbleibende Sekret mit einem Sauger entfernt. Man kann den Eingriff, wenn man sehr sorgfältig darauf achtet, daß die vordere Kommissur nicht denudiert

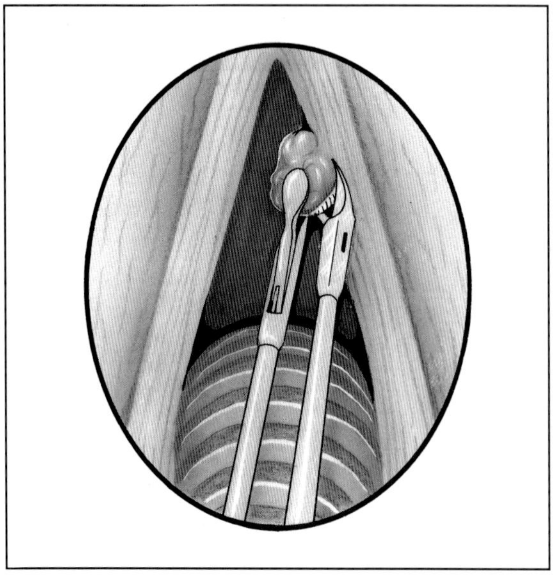

Abb. 33.

Bei der Entfernung von Polypen oder Knötchen wird mit einem Zängelchen die Schleimhaut nach medial gezogen und die Läsion mit einem Scherenschlag in einem Stück abgeschnitten.

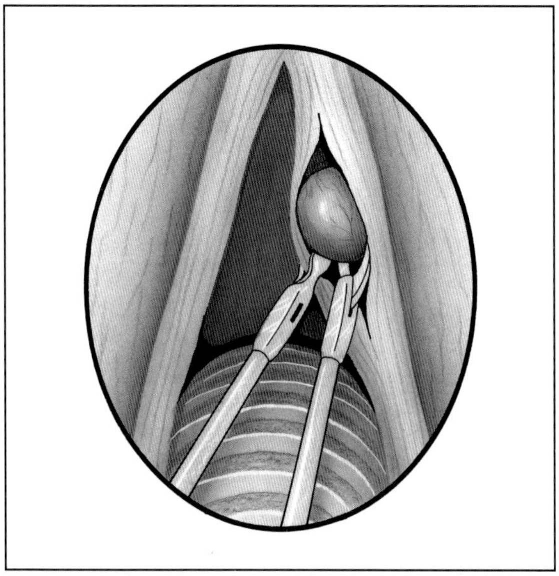

Abb. 34.

Submuköse Zysten werden nach Schlitzung des Epithels mit einer Nadel oder Schere stumpf aus dem Reinkeschen Raum möglichst in einem Stück ausgelöst.

wird oder die Schleimhaut bis in die vordere Kommissur hinein einreißt, durchaus in einer Sitzung ausführen. Nach einzeitiger bilateraler Operation von Reinke Ödemen können erhebliche Dysphonien bis zu einer länger anhaltenden Aphonie entstehen. Es dauert etwa 2 Monate bis eine Stimmlippe wieder voll reepithelisiert ist. Bei ausgeprägten Reinke Ödemen ziehe ich heute vor, zweizeitig vorzugehen, da die postoperative Dysphonie meist erheblich geringer ist. Ein zweizeitiges Vorgehen nimmt aber fast ein halbes Jahr Behandlungsdauer und Rekonvaleszenz mit entsprechenden Stimmstörungen in Anspruch. Bei exakter Operationstechnik wird in fast allen Fällen eine für den Alltag sehr gut brauchbare und auch belastbare Stimme erzielt.

Bei einer chronisch-hyperplastischen Laryngitis noch ohne stärkere entzündliche Infiltrate und Fibrosen des Reinkeschen Raumes kann man ähnlich wie beim Reinke Ödem vorgehen (Abb. 36). Fortgeschrittene chronische Laryngitiden mit Epithelhyperplasien, Keratosen und wulstig verdickten Stimmlippen sind wesentlich schwieriger zu operieren, da das Ligamentum vocale von den entzündlichen Infiltraten nur schwer abgrenzbar ist. Gerät man bei der Präparation zu tief ins Gewebe und legt den Musculus vocalis frei, so entstehen immer Exkavationen an den Stimmlippen mit entsprechenden postoperativen Dysphonien. Bei fortgeschrittenen chronischen Laryngitiden sollte man sich auf mehrere Operationen einrichten und nicht sofort das gesamte, verdickte Epithel entfernen, sondern nur schmälere Streifen von Epithel und submukösem entzündlichen Gewebe exzidieren, um eine Remodellierung der Stimmlippenkonfiguration zu erzielen (Abb. 36). Auch in diesen Fällen ist auf eine sorgfältige Schonung der vorderen Kommissur dringend zu achten.

Die Saugkoagulation ist das typische Vorgehen, juvenile Papillome zu zerstören und eine verruköse Akanthose zu behandeln (Abb. 37). Bei diesem Verfahren wird das Papillom oder das hyperplastische Epithel mit dem Mikrokoagulator berührt, dessen Leistung so reduziert ist, daß das Gewebe nur zu kochen beginnt, worauf es weiß und weich wird und dann unschwer mit dem Sauger weggesaugt werden kann, ohne daß eine nennenswerte Blutung auftritt. Mittels Saugkoagulation, vielleicht verbunden mit einem Scherenschlag, um hier oder dort einen Papillomstiel zu durchtrennen, läßt sich ein Kehlkopf rasch und gründlich säubern. Die lokale Reaktion auf die Koagulation ist meist gering, da die Hitzewirkung sehr eng auf den Punkt beschränkt bleibt, der vom Koagulator berührt worden ist.

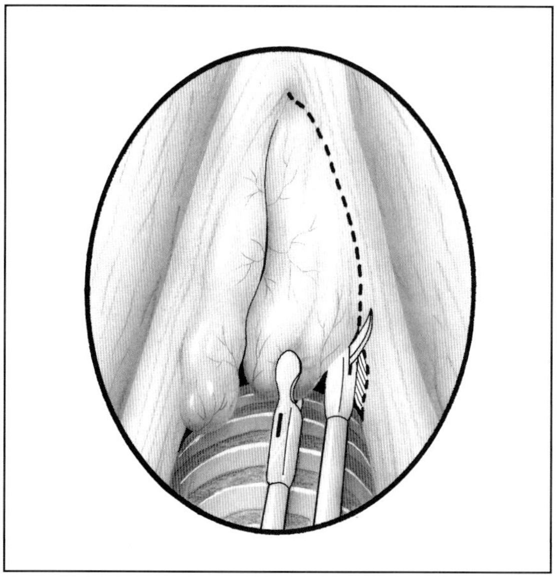

Abb. 35.

Abtragung von Reinke Ödemen. Schnittführung dicht neben der Linea arcuata cranialis und caudalis. Die vordere Kommissur wird ausgespart.

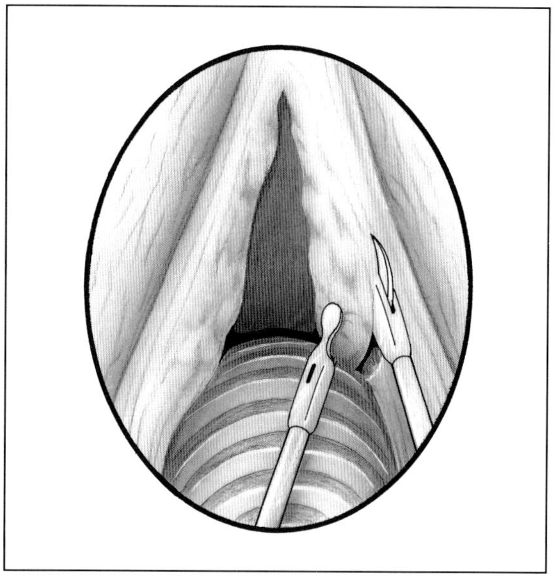

Abb. 36.

Streifenexzision von einer Stimmlippe bei chronisch-hyperplastischer Laryngitis. Man achte darauf, das Ligamentum vocale nicht zu beschädigen.

Biopsien werden aus größeren klinisch eindeutigen Tumoren mittels der großen Doppellöffelzangen entnommen. In solchen Fällen kann man auch zur Blutstillung und zur Verkleinerung eines Tumors („Debulking") die Elektrokoagulation freizügig anwenden.

Exzisionsbiopsien werden bei allen kleineren, gutartigen oder präkanzerösen Veränderungen regelmäßig angewendet. Auch in diesen Fällen wird die Läsion im umgebenden, gesund erscheinenden Epithel zuerst umschnitten und dann möglichst in einem Stück von der Unterlage abpräpariert. Keratosen, Carcinomata in situ und mikroinvasive Karzinome lassen sich auf dem betreffenden Epithelfeld ohne Schwierigkeiten über dem Stimmlippenkörper verschieben und können entfernt werden, ohne das Ligamentum vocale zu verletzen(Abb. 38). Nur wenn sich submukös auch am Ligamentum vocale Gewebeverdichtungen zeigen, werden das Ligamentum vocale und die oberflächlichen Muskelfasern mit reseziert und der Eingriff zu einer limitierten endolaryngealen Chordektomie erweitert.

Chordektomien führe ich nur dann auf endolaryngealem Wege aus, wenn sich die Veränderungen auf die oberflächlichen Muskelschichten beschränken. Bei tieferer Ausdehnung eines Tumors in die Stimmlippenmuskulatur ist der externe Zugang vorzuziehen, der dann einen guten Überblick gewährleistet und auch die Möglichkeit einer sofortigen Rekonstruktion der Stimmlippe bietet. Zur Chordektomie kann man, um die Blutung zu vermindern, eine Dissektionsnadel anwenden, die an das prozessorgesteuerte Hochfrequenzgerät gekoppelt ist.

Bei Exzisionen im Bereich der Taschenfalten und des supraglottischen Raumes wird vielfach atypisch und nicht einem Schema folgend vorgegangen. Die Technik der Arytaenoidektomie wird im Zusammenhang mit der Besprechung der Rekurrensparesen auf S. 90 geschildert.

Das gewonnene Operations- oder Biopsiematerial muß dem Pathologen so zugeführt werden, daß dieser das Gewebe örtlich einordnen, und an Stufenserienschnitten das gesamte Material aufarbeiten und untersuchen kann (32). Ein häufig begangener grober Fehler liegt darin, daß ein von der Stimmlippe abgeschnittenes Epithelstück ohne weitere Beachtung in Formalinlösung geworfen wird, wo es schrumpft, sich zusammenrollt und später nicht mehr einzuordnen ist. Solche Biopsiestücke sind das Objekt von Schrägschnitten, an denen manchmal nicht entschieden werden kann, ob man es mit einer präinvasiven oder invasiven Veränderung zu tun hat, geschweige denn, daß man Aussagen machen könnte, ob die Veränderung vollständig entfernt worden ist oder nicht und wo am Schnitt oben, unten, vorne oder hinten ist. Man kann

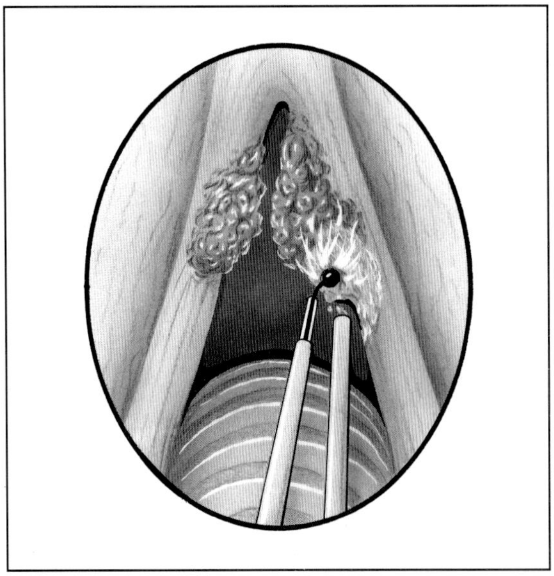

Abb. 37.

Saugkoagulation zur Entfernung von juvenilen Kehlkopfpapillomen. Die Papillome werden mit einem Mikrokoagulator „angekocht" bis sie weiß werden, und dann mit einem Sauger entfernt.

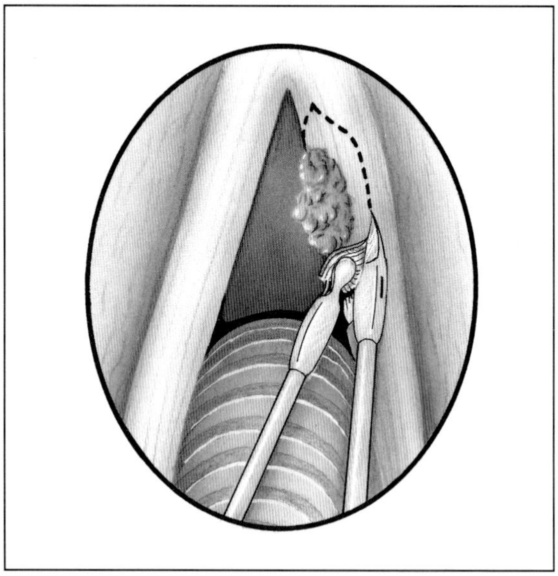

Abb. 38.

Endoskopische Exzision eines mikroinvasiven Karzinoms einer Stimmlippe. Der Tumor wird mit dem Scherchen umschnitten und vom Stimmlippenkörper abpräpariert. Die Tiefe der Exzision ist von der Infiltrationstiefe abhängig. Tiefer in die Stimmlippenmuskulatur eindringende Tumoren sollten nicht endoskopisch reseziert werden. Die Blutstillung erfolgt mittels Mikrokoagulation.

es unter solchen Umständen dem Pathologen nicht verübeln, wenn er sich auf eine kurze Diagnose beschränkt und alle anderen Fragen offenlassen muß.

Wir legen alles gewonnene Gewebe sofort auf ein saugfähiges Kartonblättchen, breiten es aus, heften es mit Nadeln an und schreiben auf dem Karton auf, wo vorne, hinten, oben und unten ist, um die Schnitte später entsprechend einordnen zu können (Abb. 39). Dazu gehören eine Skizze, ein Bericht wo das Gewebe entnommen worden ist und eine präzise Fragestellung an den Pathologen.

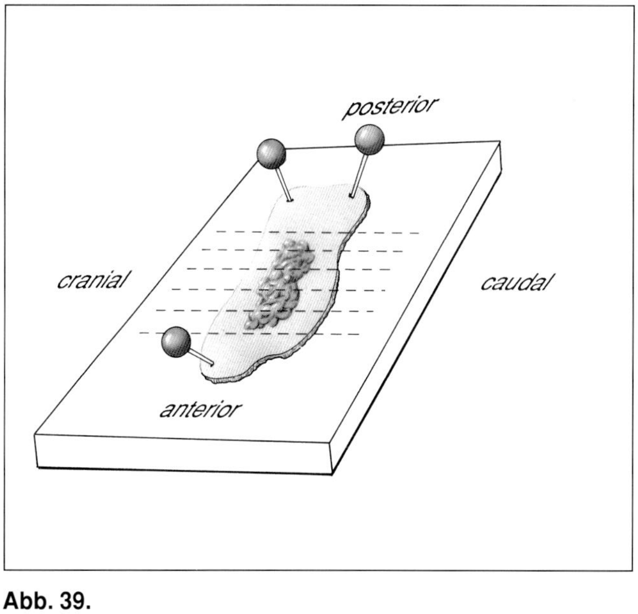

Abb. 39.

Exzisionsmaterial aus dem Kehlkopf muß sorgfältig orientiert auf Kartonblättchen geheftet werden. Auf dem Kartonblättchen wird die anatomische Lage des Exzidates markiert. Das in dieser Position fixierte Material wird zur histologischen Untersuchung weitergeleitet.

8 Komplikationen

Es sind bisher nur einzelne Berichte über Komplikationen bei Mikrolaryngoskopien und endolaryngealen mikrochirurgischen Eingriffen veröffentlicht worden. Komplikationen werden aber nun einmal viel seltener publiziert als Erfolge.

Es ist Sache des Anästhesisten, den Patienten über die Narkose aufzuklären. Aufgabe des Laryngologen ist es, den Patienten über eventuelle lokale Schäden als Folge des Eingriffes zu orientieren. In Zweifelsfällen, bei besonders hohen Operationsrisiken, werden Anästhesist und Laryngologe zusammen erwägen, ob bei solchen Patienten eine Mikrolaryngoskopie durchgeführt werden muß, oder ob das Ziel nicht auf einem anderen, weniger gefährlichen Weg zu erreichen ist.

Der Operateur muß den Anästhesisten über vielleicht zu erwartende Intubationsschwierigkeiten informieren. In solchen Fällen sollte ein Notfallbronchoskop bereitgehalten werden, mit dem der Laryngologe oft noch relativ starre Hindernisse, wie Tumorknollen überwinden kann, um den Atemweg zu öffnen und eine Intubation oder Tracheotomie zu ermöglichen. Bei größeren malignen Tumoren ist es ohnehin besser, vorsorglich einmal mehr zu tracheotomieren als das Risiko einer nicht durchführbaren Intubation in Kauf zu nehmen.

Die mehrfach geäußerte Befürchtung, mit dem Intubationskatheter könnten Tumorpartikel abgerissen und an anderer Stelle implantiert werden, teile ich nicht.

Von den allgemeinen Komplikationen sind unerwünschte Kreislauf- und Atmungsstörungen als Folge der Narkose zu nennen. Einzelne Autoren berichteten sogar über Koronarinfarkte nach Mikrolaryngoskopie. Persönlich habe ich noch keine Infarkte nach Mikrolaryngoskopien beobachtet. Bei den vielen alten, oft herzkranken Patienten ist allerdings eine solche Komplikation nie ganz auszuschließen.

Lokale Schädigungen in Form von Einrissen, Quetschungen und Hämatomen an den Lippen oder an der Zunge können durch Aufmerksamkeit bei der Einführung des Laryngoskops (oder bei der Intubation) meist vermieden werden.

Relativ häufig entstehen Schmelzabsplitterungen an der Kante der Frontzähne, wenn darauf verzichtet wurde, einen Zahnschutzlöffel einzusetzen. Aber auch Zahnhalsfrakturen, Lockerungen oder sogar Extraktionen einzelner Zähne, besonders bei Paradontose und starker Karies können relativ leicht entstehen. Besonders gefährdet sind überkronte Zähne und Brücken, bei denen man nie weiß, welchen Druck sie aushalten. Der Operateur und auch der Anästhesist sollten nach jedem Eingriff den Zahnstatus des Patienten nochmals überprüfen. Sind Zahnschäden aufgetreten, so ist ein Zahnarzt zuzuziehen, der das Ausmaß der Schäden feststellt und kleinere Läsionen sofort beheben kann.

Eine schmerzhafte, unangenehme und nicht allzu seltene Komplikation sind Zerrungen und Lazerationen im Bereich der Gaumenbögen und der seitlichen Pharynxwand. Diese Läsionen entstehen durch den Druck des Laryngoskops im Bereich der Zungenwurzel bzw. des Oropharynx und sind sehr schwer zu vermeiden, da die individuelle Gewebselastizität dieser Region offensichtlich sehr unterschiedlich ist. Manche dieser Schäden werden erst festgestellt, wenn der Patient angibt, daß er Schmerzen wie nach einer Tonsillektomie habe oder sich außen am Hals Schwellungen entwickeln. Man soll es sich daher zur Regel machen, besonders diese Region nach der Entfernung des Laryngoskops genau zu inspizieren und gezielt nach verborgenen Einrissen zu fahnden. Tiefergehende Einrisse sollten sofort übernäht werden. In jedem Fall müssen Antibiotika verabreicht werden, um einer sich parapharyngeal ausdehnenden Entzündung vorzubeugen.

Geschmacksmißempfindungen, Lingualis- und Hypoglossusparesen nach Mikrolaryngoskopie wurden vereinzelt beobachtet, verschwinden aber meist nach kurzer Zeit spontan wieder. Intraoperative oder postoperative Blutungen aus dem Larynx treten nur nach größeren Operationen wie nach Arytaenoidektomien oder Chordektomien gelegentlich auf. Diese Blutungen sind in der Regel durch das Aufpressen von adrenalingetränkten Tupfern, mittels gezielter Koagulation oder nötigenfalls mittels Umstechung zu stillen. Bei einer massiven Blutung kann man gezwungen sein, den Larynx auszutamponieren und die Blutstillung nach Laryngotomie auszuführen bzw. die Arteria laryngea superior zu ligieren.

Postoperative Ödeme sind selbst nach umfangreichen Eingriffen relativ selten und meist nicht sehr ausgedehnt. Etwas häufiger beobachtet man solche Ödeme nach Verwendung von Koagulatoren oder des Lasers. Zur Vermeidung von Ödemen geben wir bei Kindern, z.B. nach Abtragung ausgedehnter Papillomrasen, vorsorglich intravenös Kortikoide.

Granulome, Narben und Synechien können sich postoperativ entwickeln. Sie sind manchmal zu vermeiden, wenn besonders atraumatisch und funktionsschonend operiert wird. Besonders gefährdet sind alle Patienten, die zur Bildung von hypertrophen Narben oder sogar zur Entwicklung von Keloiden neigen.Solche Patienten können auch exzessive Narben im Kehlkopf entwickeln. Über die Behandlung von Granulomen und Narben nach endolaryngealen Eingriffen wird noch berichtet.

9 Postoperative Maßnahmen

Nach einem endolaryngeal mikrochirurgischen Eingriff empfehlen viele Laryngologen absolute postoperative Stimmruhe. Eine Stimmruhe ist schwierig einzuhalten und wird von manchen Patienten auch nicht befolgt. Ich bin in dieser Beziehung im Laufe der Jahre wesentlich weniger rigoros geworden. Ich schärfe dem Patienten nur ein, die Stimme zu schonen. Wenn er schon sprechen müsse, solle er mit normal lauter Stimme nur das Notwendigste sagen, er solle aber keinesfalls flüstern. Husten und Räuspern sollten nach der Operation vermieden werden. Bei Hustenreiz sollten hustendämpfende Mittel und Sekretolytika gegeben werden.

Nach der Entlassung sollte, wenn nicht wie bei Knötchen oder Kontaktgranulomen besondere Maßnahmen nötig sind, die Stimme noch einige Zeit lang geschont werden, d.h. der Patient sollte das Nötige in normaler Sprechtonlage ohne Überanstrengung und ohne zu pressen sprechen. Er sollte auch nicht singen und laut rufen. Ein normaler Stimmgebrauch kann nach Abheilung der Veränderung wieder zugelassen werden.

Antibiotika werden postoperativ nur nach umfangreichen Eingriffen, wie Arytaenoidektomien gegeben. Eine postoperative Inhalationsbehandlung ist in jedem Falle empfehlenswert. Wir verordnen zweimal täglich Feuchtinhalationen mit verdünnten wasserlöslichen Präparaten von Kamille oder Salbei, von Turiopin oder Bepanthen. Die Inhalationen sollten etwa 10 Minuten lang feuchtwarm durchgeführt werden. Trockenvernebler, die Anwendung konzentrierter ätherischer Öle oder anderer schleimhautreizender bzw. austrocknender Agenzien sowie die Anwendung von Kaltverneblern ist nicht zu empfehlen.

Unsere Patienten verlassen meist schon am Tag nach der Operation die Klinik. Postoperative phoniatrisch-logopädische Maßnahmen dürfen erst nach abgeschlossener Wundheilung beginnen. In vielen Fällen von Polypen und Zysten hat sich die Stimme bis dahin bereits normalisiert, so daß jegliche weitere Behandlungen entbehrlich sind. In jedem Fall sind postoperative Maßnahmen zur Stimmrehabilitation nach der Entfernung von Stimmlippenknötchen bei Frauen und Kontaktgranulomen bei Männern angezeigt. Diese Veränderungen können nur durch eine Behandlung der zugrundeliegenden funktionellen Störungen dauerhaft behoben werden. Hilfreich sind phoniatrische Maßnahmen auch nach der Entfernung von Reinke Ödemen und chronischen Laryngitiden, wenn die Patienten erst wieder lernen müssen, mit ihren remodellierten Stimmlippen zu phonieren.

Auch nach Stimmlippenresektionen und Arytaenoidektomien kann mittels Stimmübungsbehandlungen oft noch eine deutliche Stimmverbesserung erzielt werden.

Die postoperativen phoniatrischen Maßnahmen wurden bisher noch nicht systematisiert, so daß wohl jeder Stimmtherapeut individuell verschiedene Entspannungsübungen, Maßnahmen zur Stimmkräftigung, Phonations- und Respirationsübungen, eventuell auch Reizstrombehandlungen ausführen läßt (5).

Spezieller Teil

1 Statistiken

Die Zusammenfassung der Daten von 4 663 Mikrolaryngoskopien an der Hals-Nasen-Ohrenklinik der Universität Marburg vom 1.4.1973 bis zum 31.7.1989 (Tab. 1) erfolgte durch meinen Mitarbeiter Dr. W. Schulze. Die Zusammenfassung erfaßt nicht die Mikrolaryngoskopien, die im Rahmen verschiedener endoskopischer Untersuchungen vor allem von sogenannten Panendoskopien der oberen Luft- und Speisewege ausgeführt worden sind. Die tabellarische Zusammenstellung soll einen groben Überblick über das Krankengut der Marburger Klinik vermitteln. Sie schließt an unsere eigenen früheren Statistiken und die anderer Autoren an (22, 39).

Gegenüber der Zusammenstellung in der zweiten Auflage dieses Buches ist besonders bemerkenswert die Zahl der Mikrolaryngoskopien, die wegen verschiedener Synechien, Stenosen und Intubationsschäden ausgeführt werden mußten.

Weiterhin werden die Altersverteilungen der wichtigsten gutartigen Stimmlippenveränderungen zur Zeit der Erstdiagnose zusammengestellt (Tab. 2).

Tabelle 1. Statistik Mikrolaryngoskopien Hals-Nasen-Ohrenklinik der Philipps-Universität, Marburg vom 1.4.1973 – 31.7.1989.

Diagnosen	männlich	weiblich	Zahl der Patienten	Zahl der Eingriffe
Stimmlippenpolypen	371	137	508	526
Stimmlippenknötchen	0	104	104	106
Schreiknötchen	16	8	24	24
Ektasien und Varizen	1	6	7	7
Kontaktgranulome	137	0	137	146
Zysten	126	117	243	249
Reinke Ödeme	211	107	318	347
Chronische Laryngitis	222	19	241	288
Interarytaenoidpachydermien	4	2	6	6
Tuberkulose	9	3	12	13
Sarkoidose	5	2	7	9
Juvenile Papillome	98	59	157	274
Verruköse Akanthose	16	1	17	30
Amyloidablagerungen	6	5	11	15
Taschenfaltenhyperplasien	23	1	24	25
Fehlbildungen	5	6	11	11
Keratosen	141	16	157	184
Stimmlippenkarzinome und Carcinomata in situ	522	35	557	565
Supraglottische Karzinome	72	7	79	82
Hypopharynxkarzinome	81	6	87	94
Verschiedene Tumoren	61	36	97	105
Kontrolluntersuchungen bei Tumoren	289	32	321	379
Synechien, Stenosen, Intubationsschäden usw.	254	251	505	805
Paresen	44	209	253	268
Verschiedenes	61	36	97	105
Gesamt	2775	1205	3980	4663

Tabelle 2. Altersverteilung bei der Erstdiagnose der häufigsten gutartigen Stimmlippenveränderungen.

Diagnosen	0–10	11–20	21–30	31–40	41–50	51–60	61–70	>70
1 Polypen	0	12	98	134	192	91	22	5
2 Zysten	4	10	27	37	50	44	31	21
3 Kontaktgranulome	0	0	1	23	58	27	0	0
4 Reinke Ödeme	0	1	9	28	112	119	36	11
5 Chronische Laryngitis	0	3	16	45	81	59	33	4
6 Juvenile Papillome	31	19	21	32	29	13	7	1
7 Knötchen	0	9	34	39	20	1	1	0

2 Gutartige stimmstörende Veränderungen

2.1 Stimmlippenpolypen (Abb. 40–56)

Polypen sind die mit Abstand häufigste gutartige stimmstörende Veränderung. Polypen bilden sich nur am membranösen Teil der Stimmlippe, nicht am kartilaginären und nicht in der supra- oder infraglottischen Region. Bis heute ist keine Erkrankung eines anderen Organes bekannt, die mit einem Stimmlippenpolypen zu vergleichen wäre. Etwa 70% unserer Patienten mit Stimmlippenpolypen waren Männer. Keiner war jünger als 18 Jahre, die meisten waren zwischen 30 und 50 Jahre alt, 90% aller Stimmlippenpolypen treten solitär auf. Nur etwa 10% finden sich doppelseitig oder einseitig multipel (Abb. 55, 56).

Stimmlippenpolypen sind keine Tumoren, auch wenn sie von manchen noch immer Fibrome, Myxome oder Hämangiome genannt werden. Polypen sind auch keine Produkte eines entzündlichen Prozesses im engeren Sinne.

Im eigenen Krankengut waren mehr als 80% der Patienten mit Stimmlippenpolypen Zigarettenraucher. Viele gaben an, ihre Stimme habituell oder professionell exzessiv zu beanspruchen. Keiner unserer Patienten war aber ein ausgebildeter Sänger.

Mikroskopische und elektronenoptische Untersuchungen haben gezeigt, daß der Prozeß offenbar von den submukösen Kapillaren der Stimmlippe seinen Ausgang nimmt (10). Auch bei der mikrolaryngoskopischen Untersuchung kann man manchmal beobachten, daß sich ein Knäuel erweiterter Kapillaren entwickelt hat, die offenbar später den Kern eines „angiektatischen Polypen" bilden (Abb. 40, 41, 42, 43). Aus den ektatischen Gefäßen kommt es zu Extravasaten von Blut, manchmal auch zu mehr oder weniger ausgedehnten Unterblutungen des Stimmlippenepithels. Eine gelbliche Verfärbung der Stimmlippe in der Umgebung des Polypen ist ein Hinweis auf vorangegangene Blutungen (Abb. 42). In anderen Fällen wird vorwiegend Fibrin abgesondert und es entstehen durchscheinende „Gallertpolypen" (Abb. 44, 45). Ähnlich wie

Abb. 40.

Knäuelartiges Gefäßkonvolut an der linken Stimmlippe überzogen von dünnem Epithel. Diese Veränderung kann als frühe Erscheinungsform eines teleangiektatischen Stimmlippenpolypen interpretiert werden.

Abb. 41.

Teleangiektatischer Stimmlippenpolyp rechts. Man erkennt durch das dünne durchscheinende Epithel noch die Gefäßknäuel, die den Kern des Polypen darstellen.

Abb. 42.

Breitbasig aufsitzender, teleangiektatischer Stimmlippenpolyp. Gelbliche Verfärbung der Submukosa in der Umgebung des Polypen infolge Hämosiderineinlagerungen nach vorangehenden submukösen Blutungen.

Abb. 43.

Großer teleangiektatischer Stimmlippenpolyp, in der Glottis pendelnd.

Abb. 44.

Sogenannter Gallertpolyp einer Stimmlippe, durchscheinend mit Fibrin gefüllt.

Abb. 45.

Übergroßer Gallertpolyp der rechten Stimmlippe. Im Gegensatz zum Reinke Ödem handelt es sich um eine rein einseitige Veränderung und es sind nur Teile des Epithels vom Stimmlippenkörper abgehoben.

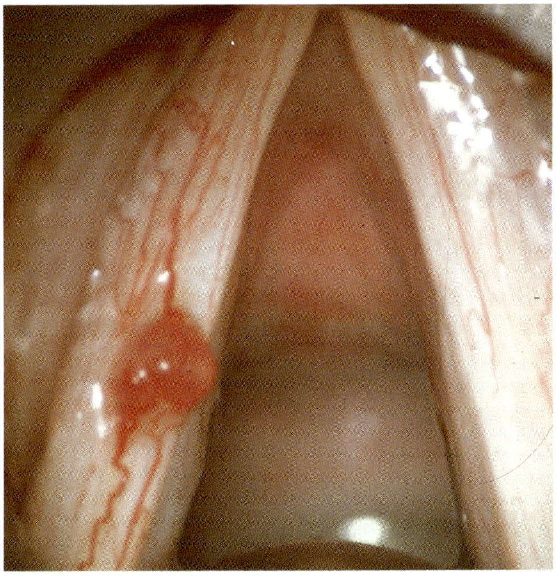

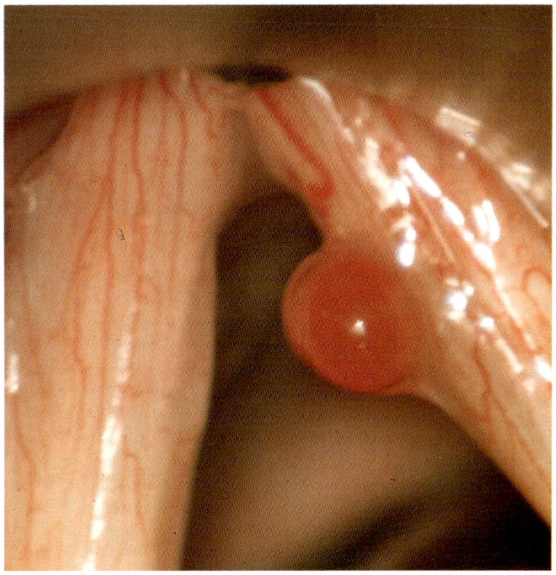

◀ 40
41

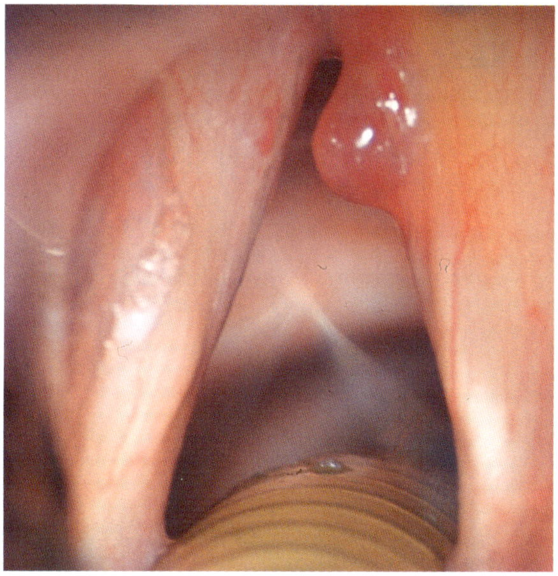

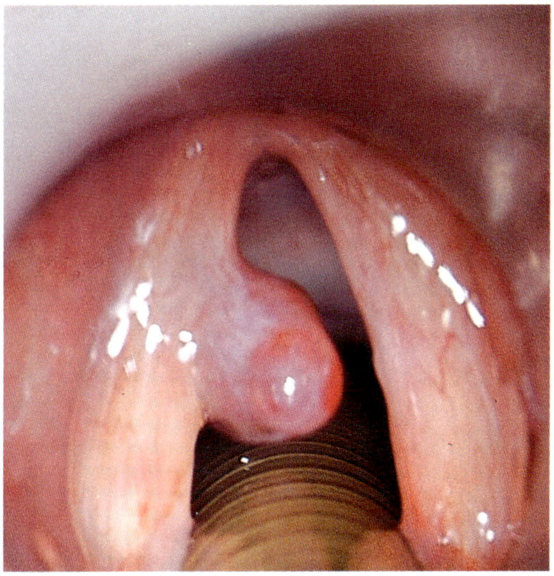

◀ 42
43

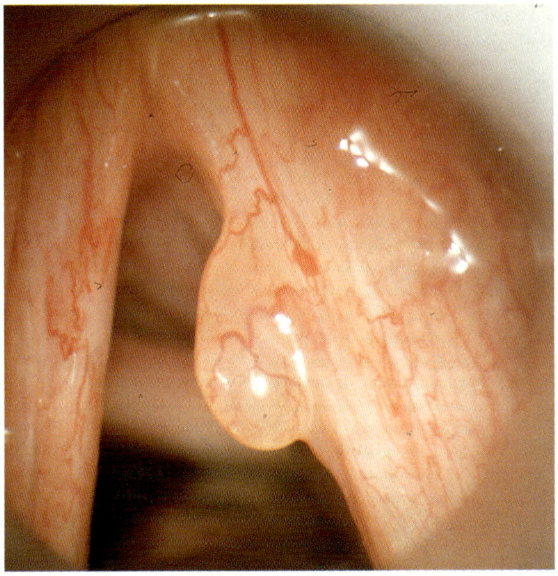

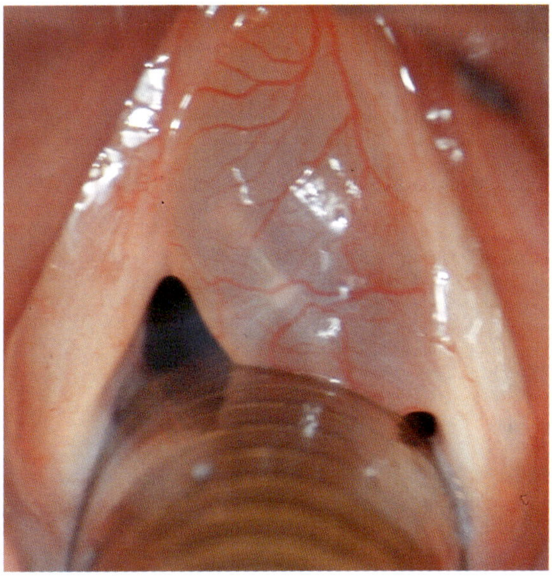

◀ 44
45

bei der Organisation eines Thrombus werden diese Extravasate von erneut einsprießenden Kapillaren organisiert. Aus den neuen Kapillaren kommt es wiederum zu Blutungen und zu Fibrinabscheidungen, wodurch der Polyp „wächst" (20, 24).

Pathogenetisch könnte man Stimmlippenpolypen, seien es die rein teleangiektatischen Formen, die reinen Gallertpolypen oder die zahlenmäßig überwiegenden Mischformen (Abb. 46, 47) als Produkte eines „Phonotraumas" interpretieren.

Das den Polypen überziehende Plattenepithel ist meist dünn und durchscheinend. In einzelnen Fällen bilden sich oberflächliche Verhornungen (Abb. 49) oder es entstehen mechanisch bedingte Ulzera und sekundär entzündliche Veränderungen (Abb. 50). Gesicherte Beziehungen zwischen Polypen und der Entstehung von Karzinomen sind bisher nicht publiziert worden. In unserer Serie wurden einzelne Kombinationen von Polypen mit Stimmlippenkarzinomen der Gegenseite, mit chronisch laryngitischen Veränderungen, Reinke Ödemen und Stimmlippenzysten registriert.

Polypen finden sich in der vordern Hälfte der membranösen Stimmlippe, nur selten weiter dorsal. Selbst bei der mikrolaryngoskopischen Untersuchung ist bei kleinen Polypen manchmal nicht sicher zu sagen, ob es sich nicht etwa um eine Zyste handelt. In solchen Fällen kann erst die histologische Untersuchung weiterhelfen, die den für einen Polypen typischen Kern aus Kapillaren erkennen läßt, der den Knötchen fehlt. Große Polypen pendeln in der Glottis und können hier sogar einklemmen und zu Erstickungsanfällen führen. Bei pendelnden Polypen kann die Stimme normal sein solange der Polyp subglottisch liegt und plötzlich heiser werden, wenn er in der Glottis einklemmt (Abb. 43, 48, 51).

Vor allem bei größeren Polypen entwickeln sich Kontaktreaktionen an der gegenseitigen Stimmlippe in Form von Dellen, Epithelhyperplasien oder umschriebenen Ödemen (Abb. 52, 53, 54).

Diese Kontakveränderungen werden nur dann beseitigt, wenn sie so ausgedehnt sind, daß es zweifelhaft erscheint, ob sie sich noch spontan zurückbilden können.

Abb. 46.

Bei dieser häufigen Form eines Stimmlippenpolypen findet man histologisch im Zentrum erweiterte Gefäße, Fibrinabscheidungen sowie fibröse Umwandlungen des Polypenkernes.

Abb. 47.

Großer Stimmlippenpolyp dessen Oberfläche infolge mechanischer Irritationen zum Teil exulzeriert und von Fibrin bedeckt ist.

Abb. 48.

Übergroßer, in der Glottis pendelnder, gemischter Stimmlippenpolyp.

Abb. 49.

Selten bilden sich auf der Oberfläche von Stimmlippenpolypen Hornkappen.

Abb. 50.

Übergroßer Polyp, oberflächlich teilweise exulzeriert und von Fibrin bedeckt. Dieses Bild ist einem Granulom sehr ähnlich.

Abb. 51.

Dieser Polyp hatte eine Größe erreicht, die bereits zu Erstickungsanfällen führte.

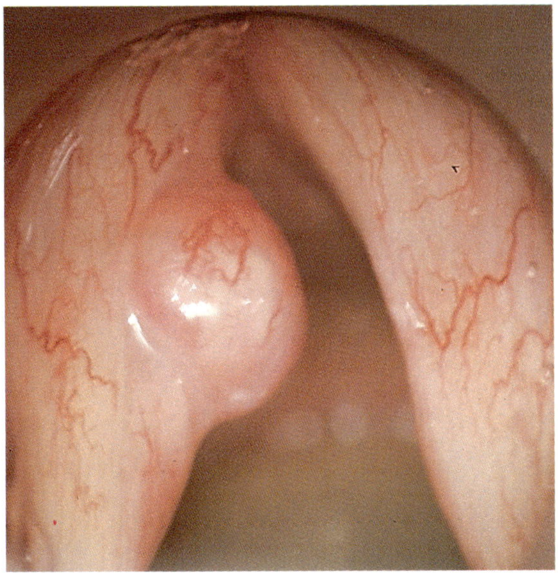
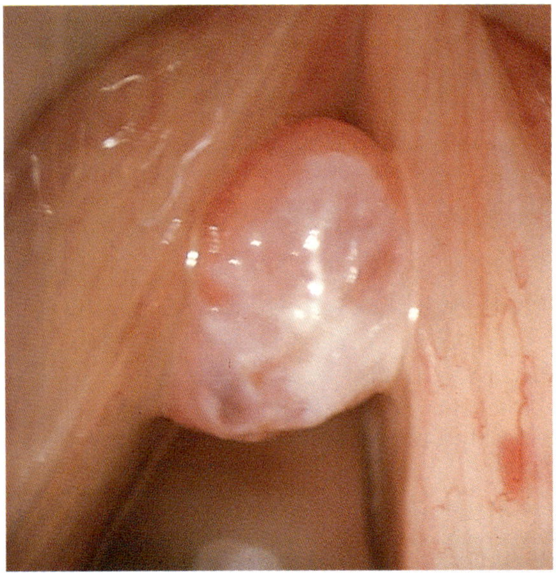

◀ 46
47

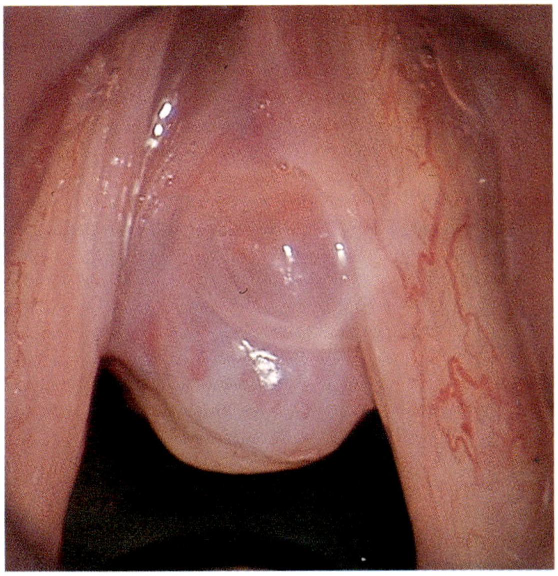
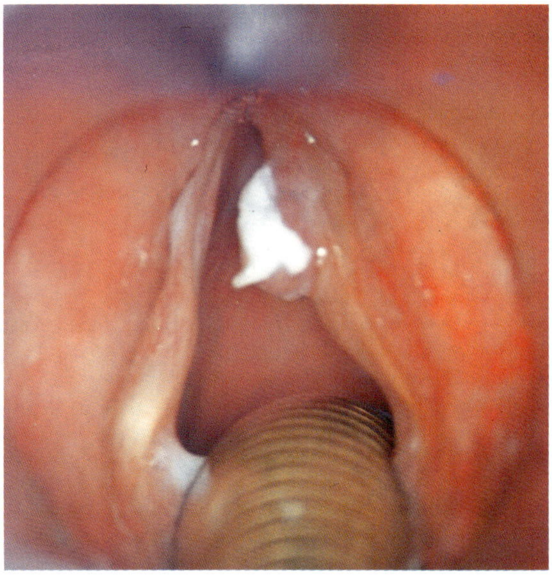

◀ 48
49

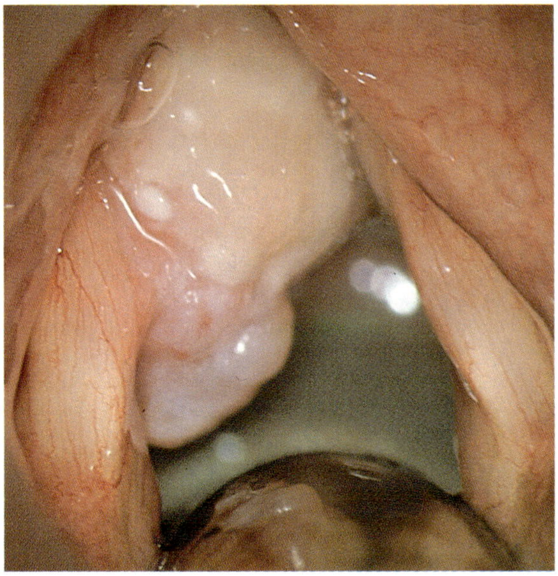
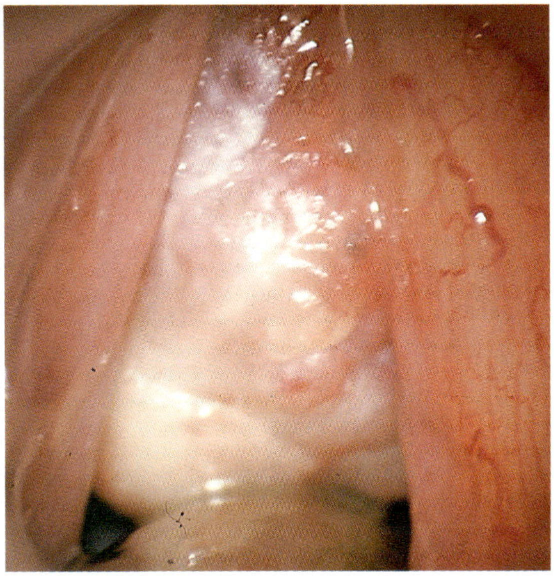

◀ 50
51

Die Entfernung eines Polypen mit einem Zängelchen und einem Scherchen beansprucht nur wenige Minuten. Man faßt die Schleimhaut des Polypen an seiner Basis an, zieht ihn etwas zur Mitte hin vom Stimmlippenkörper ab und kann ihn dann mit einem Scherenschlag in der richtigen Schicht abtrennen (Abb. 33). Stanzen, Schlingen, Lasergeräte, Kryosonden und Saugbiopsiegeräte sind für diese kleine Operation völlig überflüssig.

Die Stimme ist oft unmittelbar postoperativ wieder weitgehend normal. Die Wundheilung ist etwa nach 14 Tagen abgeschlossen und die Stimme wird wieder belastbar.

Rezidive habe ich in unserem Krankengut noch nicht gesehen. Es kann aber Jahre später ein neuer Polyp an der gegenseitigen Stimmlippe entstehen. Aus Resten unvollständig abgetrennter Polypen können Schleimhauthöcker entstehen, die eine zweite Operation erfordern. Nicht korrigierbar sind Narben, die entstehen, wenn die Inzision zu tief geraten ist und das neu gebildete Epithel am Ligamentum vocale festwächst.

Abb. 52.

Polyp der linken Stimmlippe mit ausgeprägter Kontaktreaktion an der rechten Stimmlippe.

Abb. 53.

Gallertpolyp der rechten Stimmlippe. An der linken Stimmlippe an den Kontaktstellen Epithelverdickung und Verhornung.

Abb. 54.

Großer Stimmlippenpolyp mit reaktiven Veränderungen an beiden Stimmlippen, die einem Reinke Ödem weitgehend gleichen.

Abb. 55.

Doppelseitige Stimmlippenpolypen in der vorderen Kommissur.

Abb. 56.

Ein seltener Befund: 3 Stimmlippenpolypen bei einem Patienten.

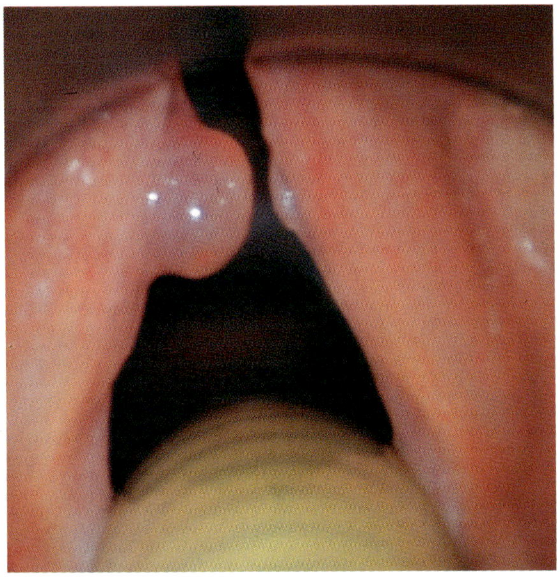

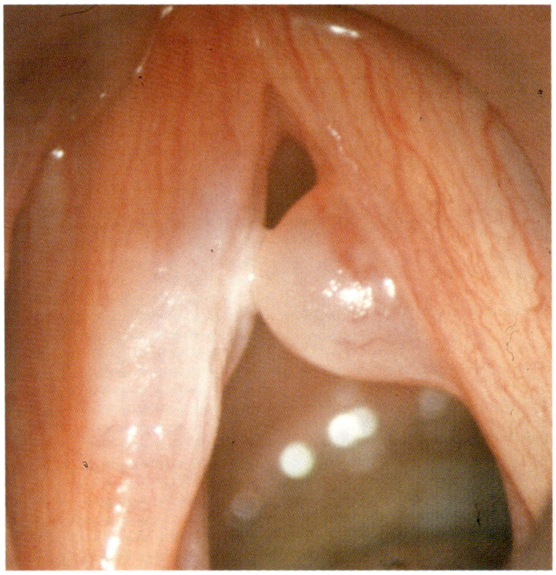

◀ 52
53

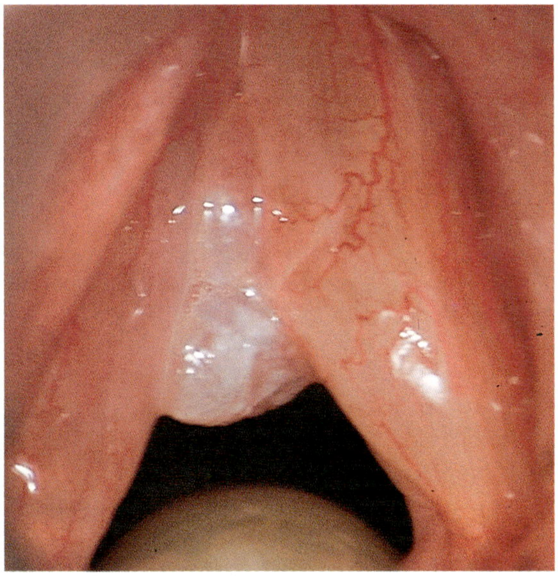

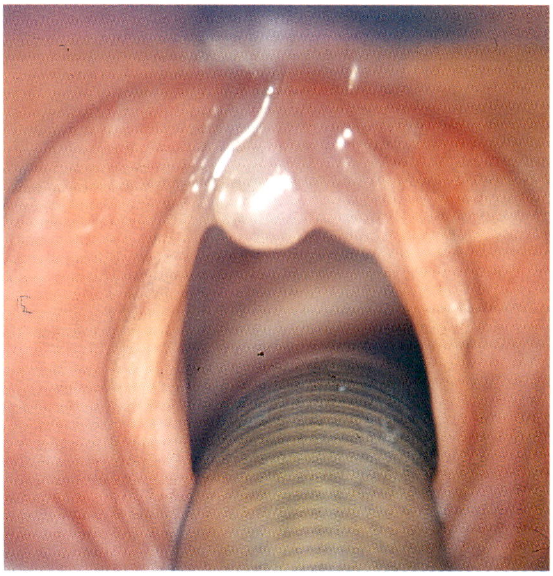

◀ 54
55

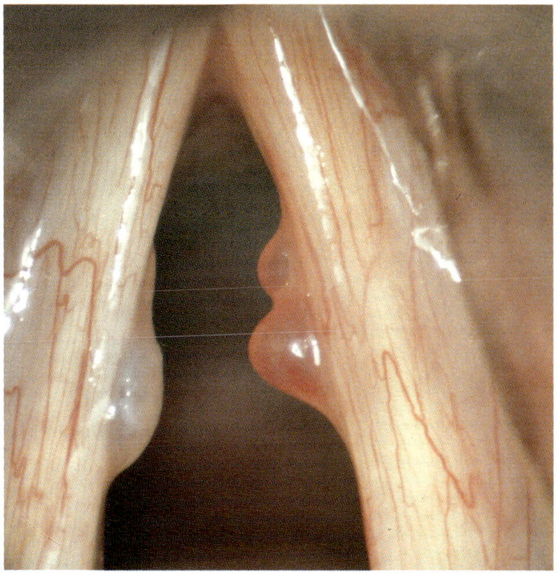

◀ 56

2.2 Stimmlippenknötchen (Abb. 57–59)

Die Abgrenzung der Stimmlippenknötchen gegenüber anderen, ähnlichen Veränderungen ist nicht immer einfach. Echte Stimmlippenknötchen entwickeln sich nach meiner Kenntnis ausschließlich bei Frauen, meist zwischen dem 16. und 45. Lebensjahr. Ich habe bisher keinen einzigen überzeugenden Fall eines Stimmlippenknötchens bei einem Mann gesehen.

Echte Knötchen sind stets doppelseitige Veränderungen über der Mitte des schwingenden Abschnittes der Stimmlippen. Kleine Stimmlippenknötchen sind meist flache, glasig durchscheinende „weiche" Schleimhauthöcker. Wenn bei der Mikrolaryngoskopie die Stimmlippen gespannt werden, können die kleinen Knötchen fast verschwinden (Abb. 57). Bei größeren Knötchen entwickeln sich entweder zwei gegenüberliegende Spitzen, die bei Stimmlippenschluß dicht nebeneinander zu liegen kommen oder aber sich wie ein Kegel und ein Krater ineinander pressen (Abb. 58). Bei einzelnen, älteren „harten" Knötchen kann sich sogar als reaktive Veränderung eine mäßige Verhornung ihrer Kuppen entwickeln (Abb. 59). Unilaterale, ähnliche Schleimhautveränderungen dieser Region sind keine echten Knötchen sondern meist kleine Zysten oder Polypen. Die Differentialdiagnose kann noch dadurch erschwert werden, daß Zysten oder Polypen an korrespondierender Stelle der kontralateralen Stimmlippe oft kleine Schleimhautbuckel als Kontaktreaktionen hervorrufen, wodurch das Bild dem der echten Stimmlippenknötchen ähnlich wird. Die genaue Differentialdiagnose ist in Hinblick auf die Prognose wichtig. Ich habe schon viele Fälle vermeintlicher Knötchen gesehen, die monate- und sogar jahrelang mit Stimmübungen behandelt wurden und sich schließlich als Polypen oder Zysten erwiesen, durch deren Entfernung alle Stimmprobleme mit einem Schlag behoben waren. Die Diagnose Knötchen kann man nur dann mit Sicherheit stellen, wenn die Veränderungen mikrolaryngoskopisch und histologisch untersucht worden sind. Polypen und Zysten sind mikroskopisch sicher zu erkennen, Knötchen haben hingegen kein so charakteristisches histologisches Substrat. Man findet lediglich ein gering verdicktes Plattenepithel, das manchmal sogar etwas akanthotisch ist und auf einer stark verdickten Basalmembran aufsitzt. Submukös liegen bei kleineren Knötchen meist nur einige lockere Entzündungszellinfiltrate. Bei älteren, größeren Knötchen besteht eine mäßig dichte, umschriebene Fibrose unmittelbar unter der Basalmembran.

Knötchen sind Folgen funktioneller Störungen, die das stroboskopische Bild zeigt. Die meisten Patientinnen sind Lehrerinnen, Kindergärtnerinnen und Mütter, die ihre Kinder mit großem Stimmaufwand zu erziehen pflegen. Einige wenige meiner Patientinnen waren Amateursängerinnen, meist in Gesangvereinen und Kirchenchören, einige übten den Gesang aber auch professionell als Popsängerinnen aus. Keine meiner Patientinnen hatte aber ein Gesangsstudium mit Erfolg absolviert. Die bekannte Bezeichnung Sängerknötchen ist nur sehr bedingt richtig und die Angst mancher geschulter Sänger, Knötchen zu bekommen, nicht begründet. Warum diese Läsionen sich nur bei jüngeren Frauen entwickeln ist aber bisher nicht plausibel zu erklären.

Man sollte alle Knötchen oder vermeintlichen Knötchen sofort entfernen und mikroskopisch untersuchen – schon um eine sichere Diagnose zu stellen. Stellt sich heraus, daß ein Knötchen in Wahrheit eine Zyste oder ein Polyp ist, so ist damit die Therapie meist beendet. Der Eingriff ist ein wenig diffizil, sollte nur mit den feinsten Instrumenten und von einem Erfahrenen ausgeführt werden, der das Knötchen vollständig entfernt, dabei aber nur einen minimalen Defekt im Stimmlippenepithel zurückläßt. Nach Abtragung der Knötchen, postoperativer Stimmschonung und Abheilung der kleinen Läsionen ist mit einer Stimmübungsbehandlung zu beginnen. Die Prognose nach chirurgischer Exzision von Knötchen ist nach meiner Erfahrung sehr günstig, denn etwa 80% der Patientinnen gewinnen wieder eine normale Stimme. Rezidive kommen jedoch vor, bedürfen einer neuen Operation und einer besonders eingehenden Stimmübungsbehandlung.

Abb. 57.

Noch kleine, sogenannte weiche Stimmlippenknötchen werden bei Spannung der Stimmlippen durch das Laryngoskop noch weiter abgeflacht.

Abb. 58.

Größere Stimmlippenknötchen sind häufig asymmetrisch entwickelt und zeigen auf einer Seite eine Kuppe, auf der anderen Seite eine flache Delle.

Abb. 59.

Sogenannte harte Stimmlippenknötchen in Kegel- und Kraterform.

Abb. 60.

Schreiknötchen bei einem 9jährigen Kind. Die Veränderungen sind mehr spindelförmig und ziehen sich fast über die gesamte Länge des membranösen Teiles der Stimmlippen hin.

2.3 Schreiknötchen (Abb. 60)

Schreiknötchen sind eine von den Stimmlippenknötchen zu trennende, eigenständige Veränderung, die in unserer Statistik unterrepräsentiert ist, da wir nur selten in diesen Fällen mikrolaryngoskopische Untersuchungen ausgeführt haben. Schreiknötchen kommen in unserem Krankengut bei Jungen etwa

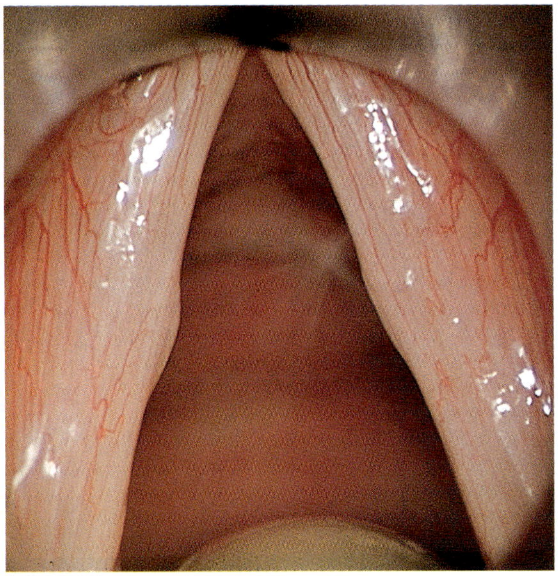

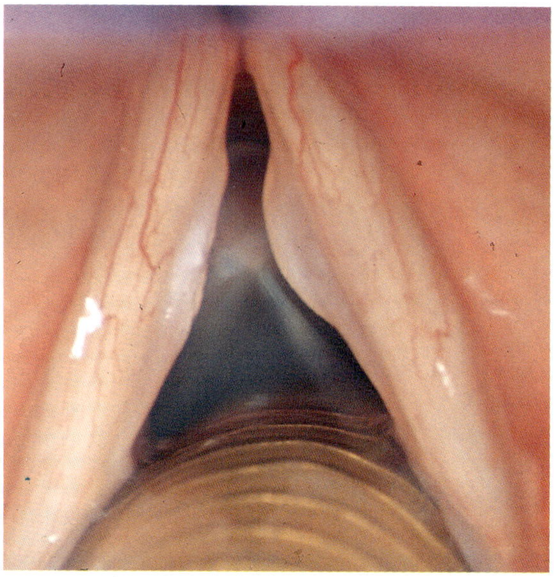

◀ 57
58

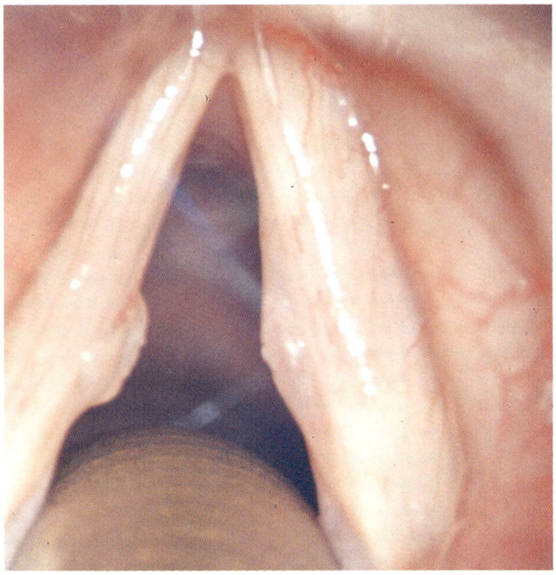

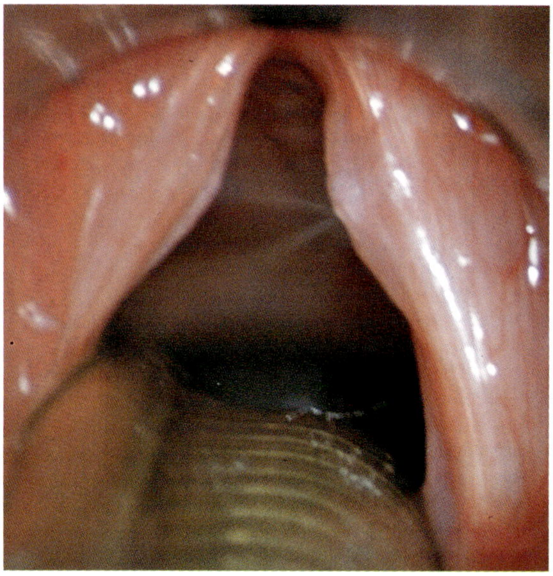

◀ 59
60

zweimal so häufig wie bei Mädchen vor. Man findet sie etwa vom 5. Lebensjahr an bis nach Abschluß der Pubertät (55). Die Kinder haben regelmäßig ein sehr kräftiges Stimmorgan, das sie häufig und mit vollem Einsatz nutzen. Der Name Schreiknötchen scheint mir der wohl zutreffendste zu sein.

Mikrolaryngoskopisch zeigen sich bilaterale, annähernd symmetrische, flache eher spindelige Verdickungen der Stimmlippen mit einem Maximum über der Mitte des membranösen Abschnittes der Stimmlippen. Das Epithel über den Knötchen ist oft etwas hyperplastisch und nicht durchscheinend. Die Knötchen selbst sind weich und auf der Unterlage verschieblich (Abb. 60).

Die Schreiknötchen verschwinden von selbst mit dem Stimmbruch in der Pubertät, vielfach auch schon früher. Wir lassen es daher meist dabei bewenden, den Eltern zu raten, auf ihre Kinder einzuwirken, die Stimme weniger zu beanspruchen. Nur in Einzelfällen kann man erwägen, diese Knötchen zu entfernen, wenn sie sehr groß geworden sind, das Epithel dick ist und die Stimme sehr heiser ist.

2.4 Ektasien und Varizen der Stimmlippenkapillaren (Abb. 61–65)

Variköse Erweiterungen der Stimmlippenkapillaren („cordite vasculaire") sind ein relativ seltenes, eigenständiges Krankheitsbild, das überwiegend bei Frauen auftritt. Alle unsere Patienten waren einer erheblichen Stimmbelastung ausgesetzt, die meisten waren geschulte, professionelle Sängerinnen. Offenbar wechselt der Füllungszustand der erweiterten Kapillaren mit der Stimmbeanspruchung, denn Stimmstörungen treten öfter erst nach längerem Singen ein. Wiederholt wurde auch berichtet, daß es plötzlich zu einer Aphonie gekommen sei. Man findet dann eine submuköse Blutung, offenbar aus einer geplatzten Varize stammend, die ein weiteres Singen unmöglich macht (1, 8).

Etwa die Hälfte der Mikrovarizen war nur auf einer Stimmlippe, die zweite Hälfte doppelseitig ausgebildet (Abb. 61, 62). Man findet entweder eine, von einer einzelnen verdickten Kapillare ausgehende, blasenartige Erweiterung, die sich oft am freien Stimmlippenrand oder an der oberen Seite der Stimmlippe zeigt (Abb. 63, 64) oder bilateral mehrere ungewöhnlich geschlängelte und unregelmäßig ektatische Gefäße. Seltener sieht man eine Kombination von Knötchen und Varizen an den Stimmlippen (Abb. 65).

Größere Varizen können mit einem Scherchen nach Durchtrennung des Epithels herausgeschnitten werden. Kleinere kann man mit einer Nadel vorsichtig koagulieren. Die zurückbleibende Läsion sollte natürlich so gering wie nur möglich sein. Rezidive sind bei unseren Patienten bisher nicht aufgetreten. Im Zustand der akuten Unterblutung einer Stimmlippe sollte man nicht operieren, sondern warten bis das Blut resorbiert wird und die Kapillarektasie deutlich in Erscheinung tritt.

Abb. 61.

Unregelmäßige Gefäßektasien an einer Stimmlippe bei einer Opernsängerin.

Abb. 62.

Bilaterale Gefäßektasien bei einer Sängerin.

Abb. 63.

Blasenartige, varizenähnliche Gefäßektasie an der rechten Stimmlippe.

Abb. 64.

Solitäre Gefäßektasie mit von dorsal zuführendem Gefäß an der rechten Stimmlippe.

Abb. 65.

Variköse Gefäßerweiterung an beiden Stimmlippen. Gleichzeitig bestehen Andeutungen von Stimmlippenknötchen.

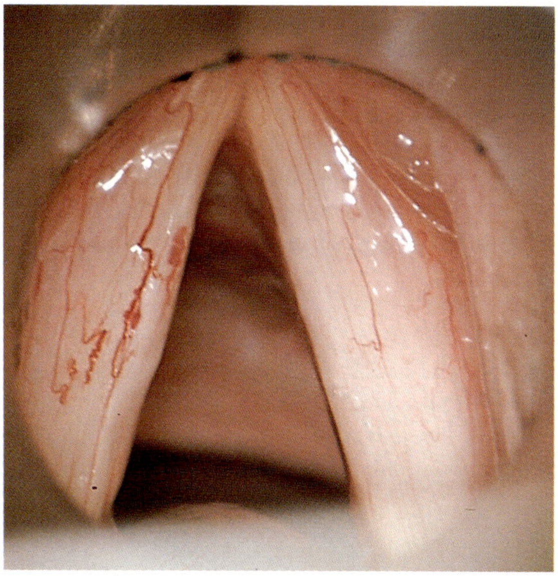

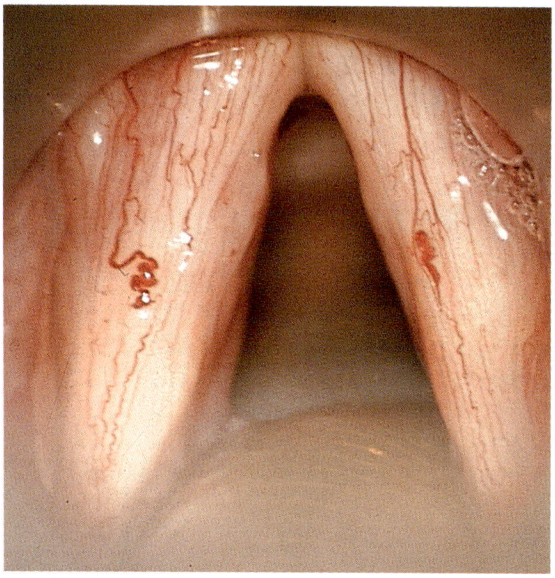

◀ 61
62

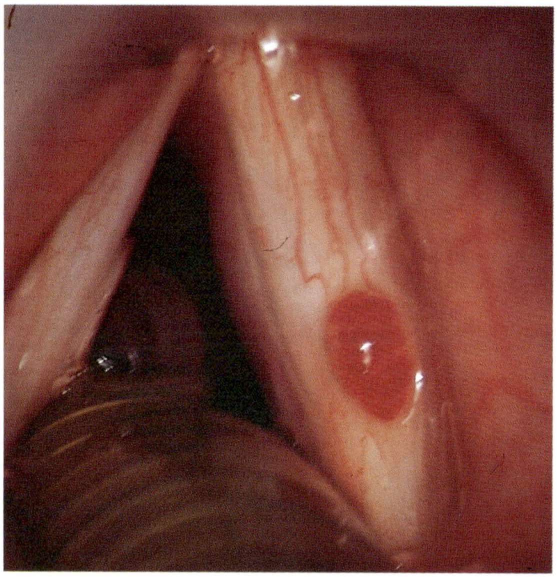

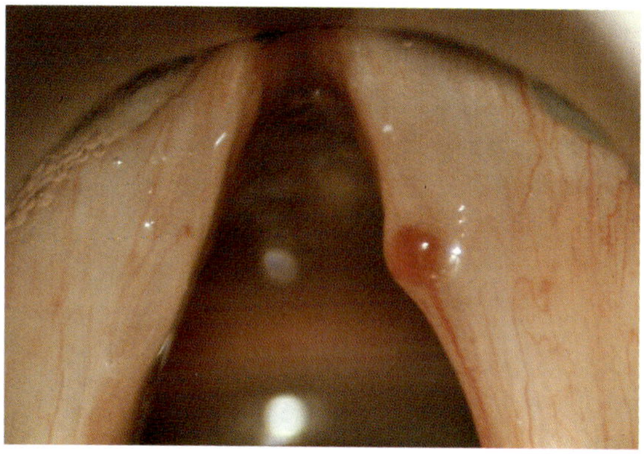

◀ 63
64

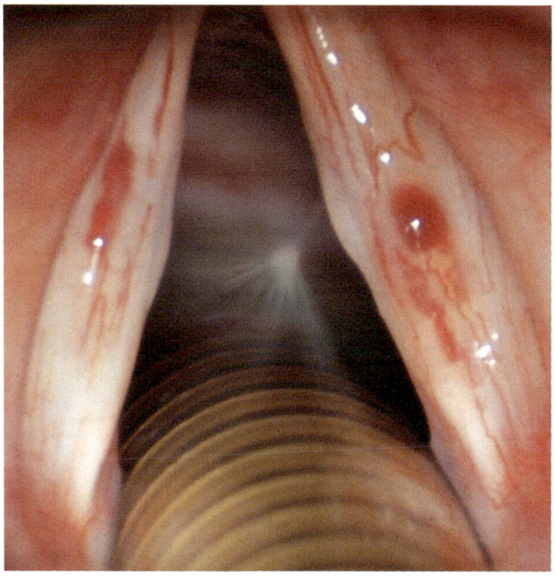

◀ 65

2.5 Kontaktgranulome (Abb. 66–72)

Kontaktgranulome finden sich in unserem Krankengut ausschließlich bei Männern, keiner von ihnen war jünger als 28, keiner älter als 60 Jahre.

Diese erstmals von *Virchow* als „schüsselförmige Pachydermien" beschriebene, später von *Jackson* als „contact ulcer" bezeichnete Krankheit, kann nach einem einmaligen stärkeren Stimmgebrauch auftreten, verschwindet dann aber meist wieder spontan. In der Mehrzahl aller Fälle stellt sich die Erkrankung aber schleichend ein. Stets fällt auf, daß die Patienten ihre Stimme nach unten drücken und weit „hinten" zu sprechen pflegen, oft dabei das Kinn etwas anziehen. Häufig hört man auch ein zwanghaftes Räuspern oder Hüsteln. Die meisten Patienten scheinen voll innerer Spannungen zu stecken. Sie sind beunruhigt von Mißgefühlen im Kehlkopf, manchmal auch von leichten, gegen das Ohr hin ausstrahlenden Schmerzen oder von Fremdkörpergefühlen im Hals. Gelegentlich, wenn Teile des Granuloms sich lösen, kann etwas Blut abgehustet werden. Nicht selten erfährt man von ehelich-familiären Schwierigkeiten, der in der sogenannten „midlife crisis" steckenden Herren. Manchmal sind es auch berufliche oder ökonomische Probleme, die im Hintergrund der Krankheit stehen. In keinem unserer Fälle war ein gastroösophagealer Reflux als auslösender Faktor zu erkennen.

Wenn es eine psychosomatisch bedingte Krankheit im Kehlkopf gibt, so sind dies die Mehrzahl der Kontaktgranulome. Nur vereinzelt sah ich Granulome bei Trompetern und Klarinettisten, in zwei Fällen waren Kontaktgranulome als Folge intensiver Stimmübungen bei einseitiger Stimmlippenparese und nach Chordektomie aufgetreten.

Kontaktgranulome sind primär stets einseitige Veränderungen. Bei der stroboskopischen Untersuchung sieht man deutlich, wie bei der Phonation die Processus vocales fest aneinanderschlagen, während die membranösen Abschnitte der Stimmlippen nicht gestrafft werden, so daß bei Phonation ein schmaler Spalt bestehen bleibt. In Frühstadien entwickelt sich ein als Rauhigkeit erscheinendes Feld über dem Processus vocalis einer Stimmlippe. An der gegenseitigen Stimmlippe ist zunächst kaum eine Veränderung zu erkennen. In weiter fortgeschrittenen Fällen bildet sich ein Granulom mit einer „Ober- und Unterlippe" aus, in deren Spalt sich bei der Phonation die Kante des gegenseitigen Processus vocalis hineinlegt. (Abb. 66–70). Frische Kontaktgranulome sind teilweise von Fibrin überzogen und nur an den Rändern epithelisiert. Abgeheilte Kontaktgranulome imponieren als dicke Epithelwülste, die manchmal sogar verhornen (Abb. 71, 72). Histologisch handelt es sich um charakteristische „pyogene" Granulome, die zum Teil von verdicktem Plattenepithel bedeckt sind. Ein Zusammenhang mit oder ein Übergang in ein Karzinom ist bisher noch nicht beschrieben worden.

Die Patienten gehören in der Mehrzahl den mittleren und oberen sozialen Klassen an und sind in der Regel einem klärenden Gespräch gegenüber sehr aufgeschlossen. Wiederholt geschah es, daß nach ausführlicher Erklärung der Pathogenese die Granulome von selbst wieder verschwanden, die Patienten hatten gelernt weiter vorne „lockerer", in höherer Stimmlage zu sprechen und hatten den Zusammenhang zwischen ihren psychischen Spannungen und der Entstehung der Granulome erkannt.

Einzelne Phoniater raten dazu, nichts zu tun, da die Granulome nach spätestens 1–2 Jahren doch von selbst wieder verschwinden würden. Dies trifft aber sicher nicht immer zu, denn ich kenne eine Reihe von Patienten, die seit einem Dutzend Jahren an rezidivierenden Granulomen leiden. Ich

Abb. 66.

Beginnendes Kontaktgranulom an der rechten Stimmlippe. Zwei flache Wülste von Granulationsgewebe über dem Processus vocalis.

Abb. 67.

Deutlich ausgeprägtes Kontaktgranulom der rechten Stimmlippe, etwas erhaben.

Abb. 68.

Kleines Kontaktgranulom der linken Stimmlippe in zweilippiger Form.

Abb. 69.

Großes Kontaktgranulom rechts mit einer dicken „Unterlippe" und einer schmalen „Oberlippe".

Abb. 70.

In diesem Fall kann man besonders gut erkennen, wie das links am Processus vocalis entstandene Kontaktgranulom bei Phonation den Processus vocalis rechts umschließt.

Abb. 71.

Zur Kontaktschwiele abheilendes Kontaktgranulom mit oberflächlicher Verhornung.

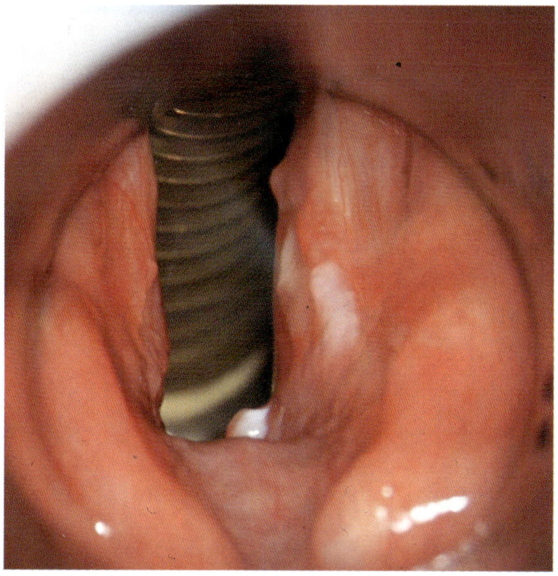

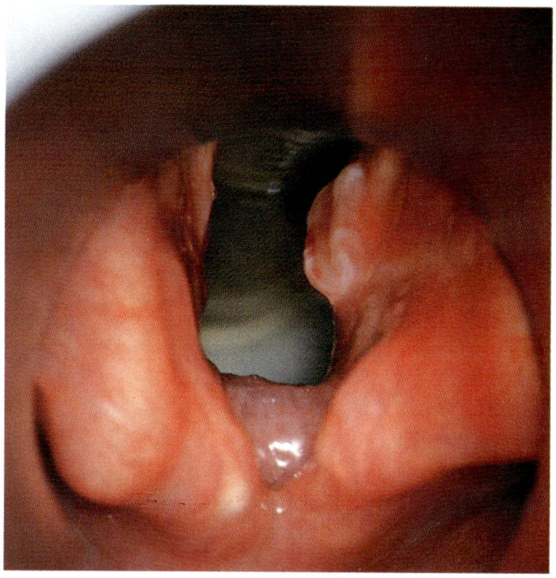

◀ 66
67

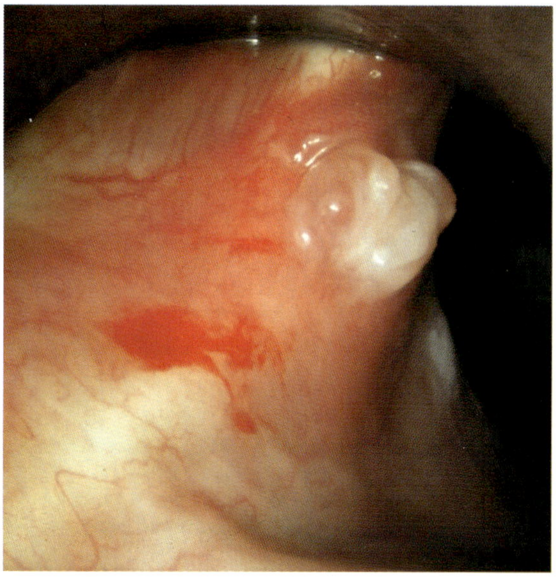

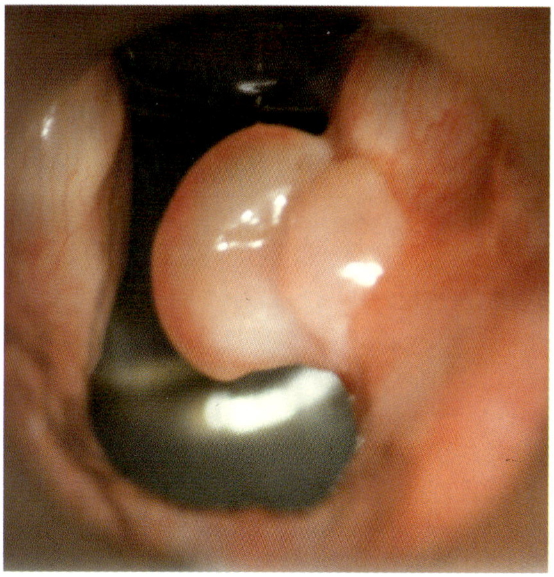

◀ 68
69

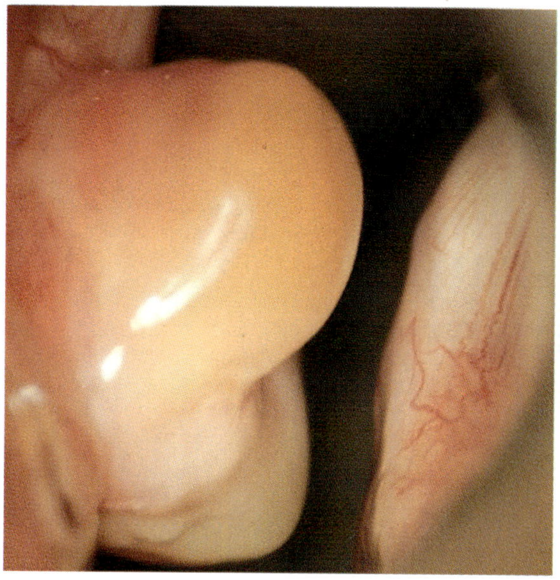

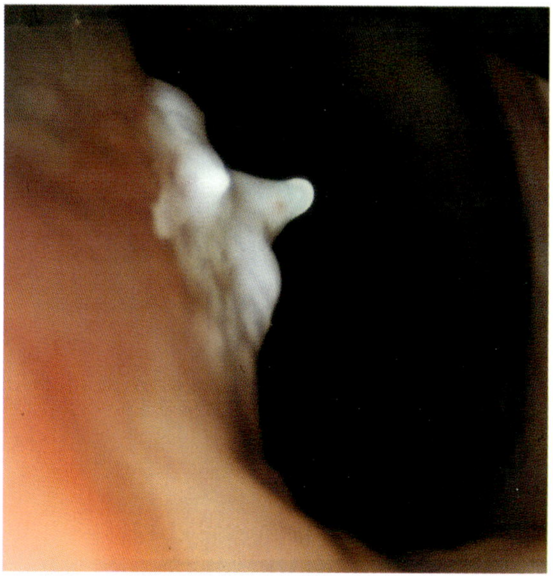

◀ 70
71

ziehe es daher heute vor, die Granulome sofort zu entfernen und anschließend eine postoperative Stimmübungsbehandlung ausführen zu lassen.

Mit diesem Vorgehen hatten wir in 72% der Fälle primären Erfolg. In 28% der Fälle kam es leider meist rasch zum Rezidiv. Oft schon nach 2–3 Wochen ist ein neues Kontaktgranulom nach der ersten Entfernung entstanden. In diesen Fällen hat man manchmal mit einem zweiten oder dritten Eingriff Erfolg. Bei einem kleineren Prozentsatz der Patienten sind offenbar alle chirurgischen Maßnahmen vergebens. Man kann diese Patienten eigentlich nur dahingehend trösten, daß aus dieser Veränderung kein Krebs entstehen, die Granulome zwar lästig, letztendlich aber harmlos seien.

Die Operation erfolgt, indem die Ober- und Unterlippe des Granuloms mit einem Scherchen abgetragen werden. Zur Blutstillung wird ein Mikrokauter verwendet. Mit einer Injektion von Kortikoiden in das Operationsgebiet habe ich nie Erfolg gehabt. Man muß in dieser Region auch Knorpelnekrosen als Folge solcher Injektionen befürchten.

2.6 Zysten

2.6.1 Stimmlippenzysten (Abb. 73–82)

Stimmlippenzysten kommen vor allem bei jüngeren Erwachsenen vor. Das Durchschnittsalter in unserem Patientengut war 43 Jahre, etwa 6% der Patienten waren unter 20 Jahre alt. Eine eindeutige Geschlechtsbevorzugung ist nicht zu erkennen.

Zwei Drittel der Stimmlippenzysten sind von Plattenepithel ausgekleidet, etwa ein Drittel weist eine Auskleidung mit kubischem bis hochprismatischem Epithel auf, das dem respiratorischen Epithel ähnelt. Man findet aber auch nebeneinander Plattenepithel, kubisches Epithel und prismatisches Epithel. Je nach der Art der Auskleidung des Epithels ist der Inhalt einer Zyste mehr wäßrig dünnschleimig oder bei nur von Plattenepithel ausgekleideten Zysten gelblich, manchmal eingedickt. Die Zysten liegen stets im Reinkeschen Raum unmittelbar unter dem Plattenepithel, sehr selten tiefer in der Muskulatur des Stimmlippenkörpers (43). Wie es zur Entstehung von Zysten kommt, die ja eine Verlagerung von Epithel in den schleimdrüsenfreien Reinkeschen Raum hinein voraussetzt, ist bisher nicht überzeugend erklärt. Bei den von prismatischem und kubischem Epithel ausgekleideten Zysten könnte es sich um eine Retention in den Endstücken besonders hochsitzender seromuköser Drüsen am subglottischen Abhang der Stimmlippe handeln.

Die Stimmlippenzysten sind in der Mehrzahl der Fälle einkammerig und einseitig, doch gibt es gelegentlich auch mehrkammerige und doppelseitige, multiple Stimmlippenzysten unterschiedlicher Größe (Abb. 81, 82).

Kleine Stimmlippenzysten von oft nur 1 mm Durchmesser sind bei der Spiegeluntersuchung, lupenlaryngoskopisch und selbst mikrolaryngoskopisch nicht immer mit Sicherheit von einem kleinen Polypen oder aber einem Knötchen zu unterscheiden. Erst nach Inzision der Mukosa erkennt man den Zystensack (Abb. 73, 74). Größere Stimmlippenzysten weisen ein sehr charakteristisches Bild auf. Sie sind häufig von gelblicher Farbe, bedingt durch ihre Füllung mit Keratindetritus (Abb. 76–80). Auch bei Zysten können kollaterale reaktive Ödeme und kontralaterale Epithelverdickungen als Kontaktreaktionen auftreten.

Abb. 72.

Ältere Kontaktschwielen. An Stelle des Granuloms an der linken Seite hat sich eine Auflagerung von Horn gebildet. Rechts kielartig vorspringender, von verdicktem Epithel überzogener Processus vocalis.

Abb. 73.

Kleine Stimmlippenzyste links. Diese Veränderung ist erst nach Präparation und histologischer Untersuchung von einem Polypen abzugrenzen.

Abb. 74.

Kleine Stimmlippenzyste links und Kontaktreaktion rechts. Man erkennt schwach angedeutet eine gelbliche Verfärbung der Zystenregion links. Die Veränderung ist mit dem Spiegel nicht von Stimmlippenknötchen zu unterscheiden.

Abb. 75.

Kleine Stimmlippenzyste rechts. Durch das gelbliche Kolorit ist die im Reinkeschen Raum gelegene Zyste unschwer zu diagnostizieren.

Abb. 76.

Am freien Rand der linken Stimmlippe hat sich eine mit Keratindetritus gefüllte Epidermoidzyste gebildet.

Abb. 77.

Nach Schlitzung der Schleimhaut wird der im Reinkeschen Raum gelegene Zystensack mit einem Scherchen in einem Stück ausgelöst.

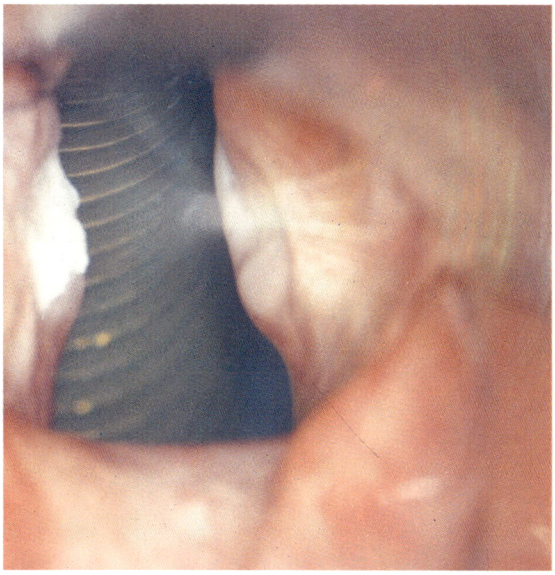

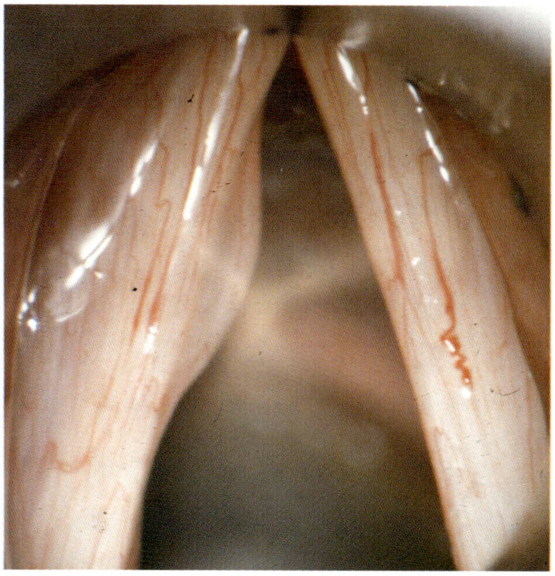

◀ 72
73

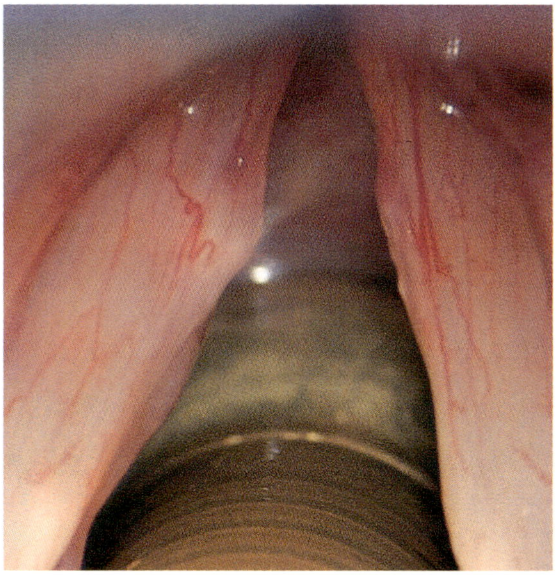

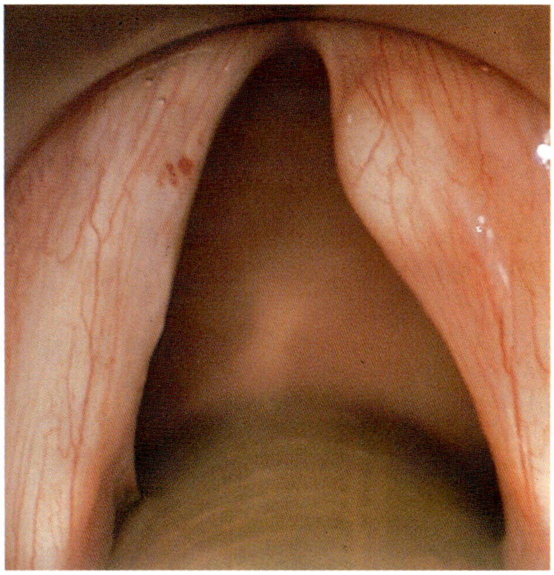

◀ 74
75

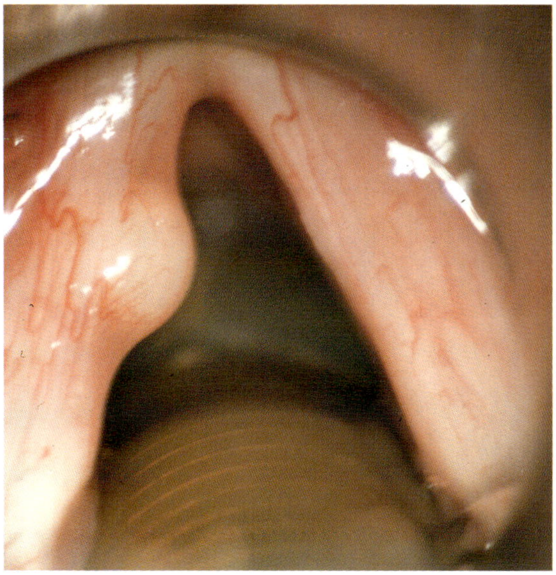

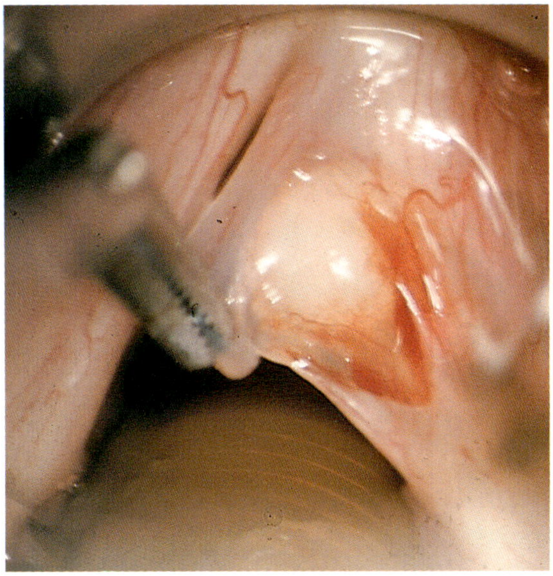

◀ 76
77

Kleine Zysten von etwa 1–2 mm Durchmesser kann man mit einer gekrümmten Schere, zusammen mit dem darüberliegenden Epithel, scharf von der Stimmlippe abtrennen. Bei größeren Zysten empfiehlt es sich die Schleimhaut vorsichtig zu inzidieren und danach den Zystensack mit Hilfe einer Schere oder einer Präparationsnadel möglichst in einem Stück auszulösen (Abb. 77). Da die Zystenwand oft recht dünn ist, kommt es leicht zu Einrissen. In diesem Fall ist es wichtig, trotzdem die ganze Zystenwand sorgfältig zu entfernen. Ein „deroofing", d.h. eine Entfernung nur der oberflächennahen Zystenwand führt vermutlich bald zu Rezidiven. Wenn der Zystensack hingegen vollständig entfernt wurde, habe ich noch nie ein Rezidiv gesehen. Eine postoperative Stimmbehandlung ist meist nicht nötig.

2.6.2 Solitäre Taschenfaltenzysten (Abb. 83–86)

Auch die Taschenfaltenzysten kommen bei beiden Geschlechtern etwa gleich häufig vor. Das Durchschnittsalter ist mit 63 Jahren wesentlich höher als bei Stimmlippenzysten. Wir haben aber seltene Fälle von Taschenfaltenzysten auch bei Kindern gesehen.

Taschenfaltenzysten sind pathogenetisch Retentionszysten, die im Gangsystem der mukoserösen Drüsen in den Taschenfalten entstehen. Das auskleidende Epithel ist dementsprechend in der Mehrzahl der Fälle ein kubisches, zum Teil sezernierendes Drüsenepithel. Ein kleinerer Teil dieser Zysten sind von charakteristischen Onkozyten ausgekleidet. Es gibt auch ein Nebeneinander von kubischem Epithel und verschiedenen Stadien des Überganges bis zum charakteristischen eosinophil granulierten Onkozyten.

Die meisten der Taschenfaltenzysten weisen ein sehr charakteristisches klinisches Bild auf. Sie quellen aus dem Ventriculus Morgagni heraus und inserieren an der lateralen Wand der Taschenfalte in der Tiefe des Ventrikels (Abb. 83–86). Seltener bilden solitäre Taschenfaltenzysten am freien Rand der Taschenfalten flache Vorwölbungen.

Die Entfernung von Taschenfaltenzysten ist meist einfach. Man zieht sie etwas zur Mitte bis man ihren Ansatz erkennen kann, den man abtrennt. Rezidive habe ich bisher noch nicht gesehen.

Eine postoperative Stimmbehandlung ist meist nicht erforderlich.

Abb. 78.

Größere Stimmlippenzyste links von typisch gelblicher Färbung.

Abb. 79.

Große Stimmlippenzyste links. Kapillaren über der Stimmlippe erheblich verdickt und vermehrt geschlängelt.

Abb. 80.

Übergroße Stimmlippenzyste, die fast die Hälfte des membranösen Abschnittes der linken Stimmlippe einnimmt.

Abb. 81.

Zweikammerige Stimmlippenzyste am subglottischen Abhang der rechten Stimmlippe.

Abb. 82.

Ein ungewöhnlicher Befund: Zwei Stimmlippenzysten links und eine größere Stimmlippenzyste rechts.

Abb. 83.

Typische Taschenfaltenzyste, aus dem Ventrikel prolabierend.

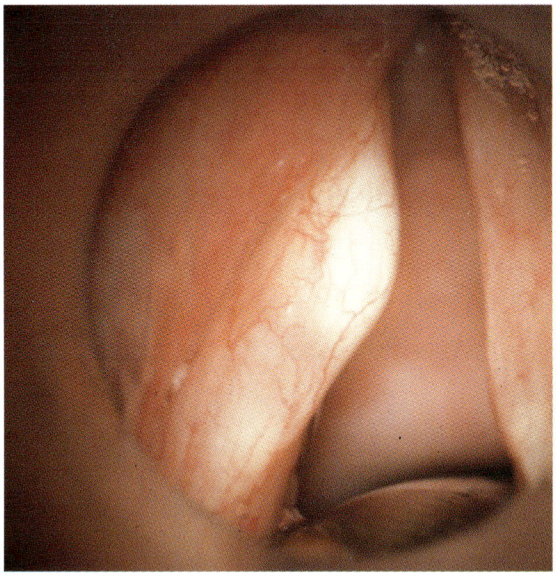

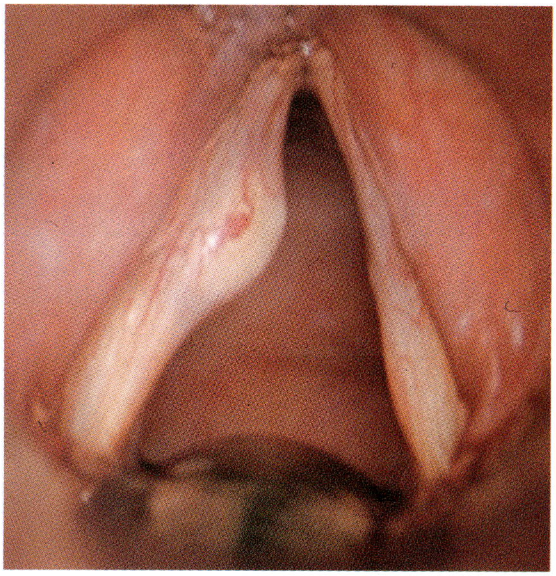

◀ 78
79

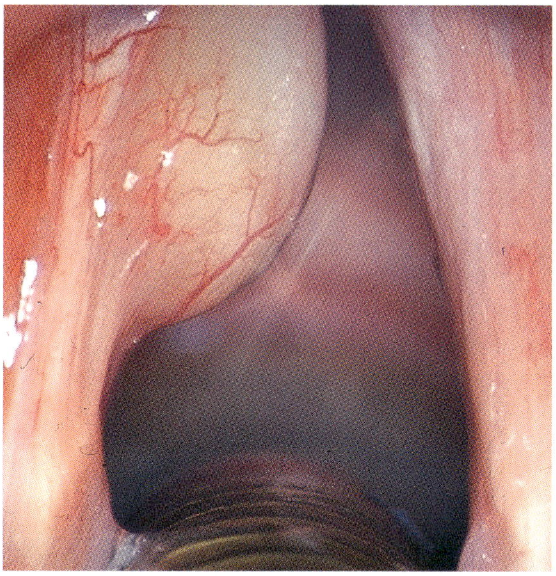

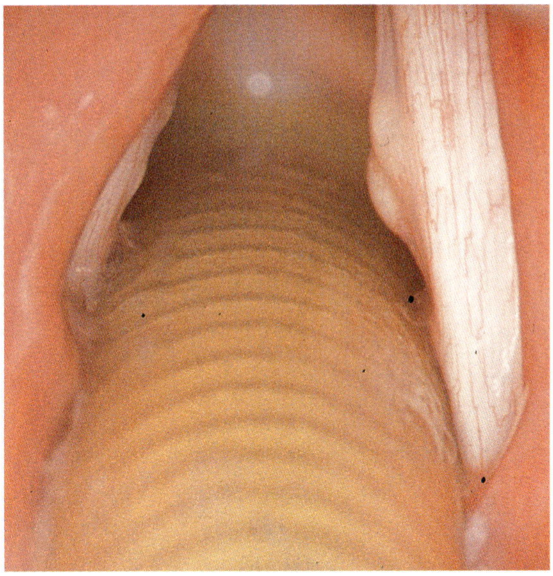

◀ 80
81

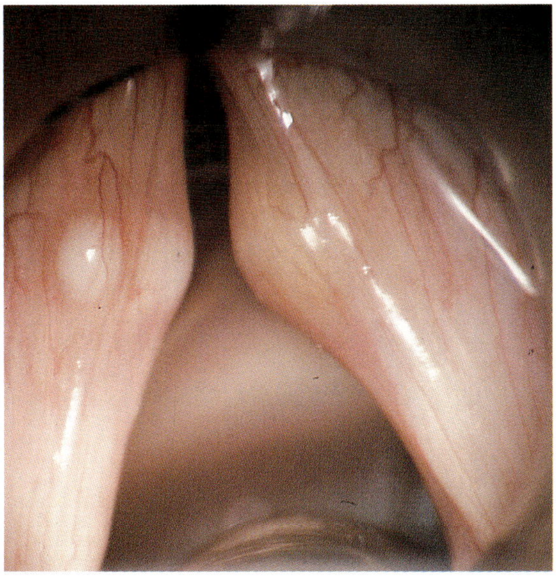

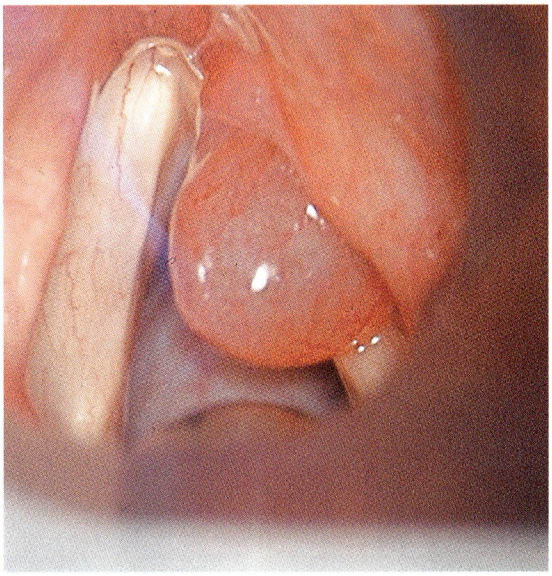

◀ 82
83

2.6.3 Zystische Dysplasie der Taschenfalten (Abb. 87–90)

Die zystische Dysplasie der Taschenfalten ist durch multiple, meist beiderseitige, vielkammerige zystische Umwandlungen der Schleimdrüsen gekennzeichnet. Es entstehen diffuse Auftreibungen beider Taschenfalten (Abb. 87–89). In einzelnen Fällen kann sich die Veränderung bis über die Aryregion hinweg sogar bis in den Sinus piriformis hinein erstrecken und bietet dann ein ähnliches Bild wie die äußerst seltenen kongenitalen Zysten dieser Region (2) (Abb. 90). Manche dieser Fälle sind wohl fälschlich als „innere Laryngozele“ interpretiert worden.

Bei der Operation gerät man nach der Inzision der Schleimhaut in ein System von größeren und kleineren Hohlräumen, die man mit Geduld und Sorgfalt nacheinander und möglichst vollständig mit einer Schere herauspräparieren muß. Nach Beendigung der Operation wirken die Taschenfalten schlaff und leer. Es ist zweckmäßig, die Inzision mit einigen Nähten zu verschließen, um die Wundflächen mit Schleimhaut abzudecken.

Abb. 84.

Große Onkozytenzyste der Taschenfalten, aus dem Ventrikel in die Glottis vorfallend.

Abb. 85.

Isolierte Zyste am freien Rand der Taschenfalte hervortretend, tiefer im Taschenfaltengewebe gelegen.

Abb. 86.

Große Taschenfaltenzyste aus dem Ventrikel hervorquellend, eine weitere kleine Zyste findet sich am freien Rand der linken Taschenfalte.

Abb. 87.

Ausgedehnte zystische Dysplasie beider Taschenfalten. Links ist eine der Zysten eröffnet und entleert etwas grauen, zähen Schleim.

Abb. 88.

Große bilaterale Retentionszysten bei zystischer Dysplasie der Taschenfalten.

Abb. 89.

In diesem Fall sind die Taschenfaltenzysten so ausgedehnt, daß die Glottis völlig verdeckt ist.

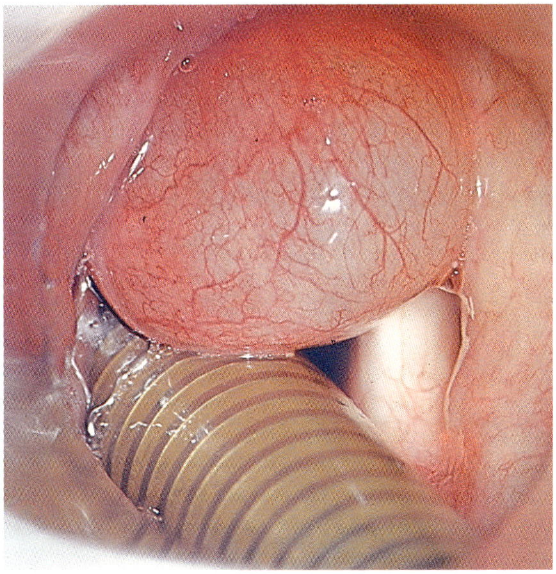

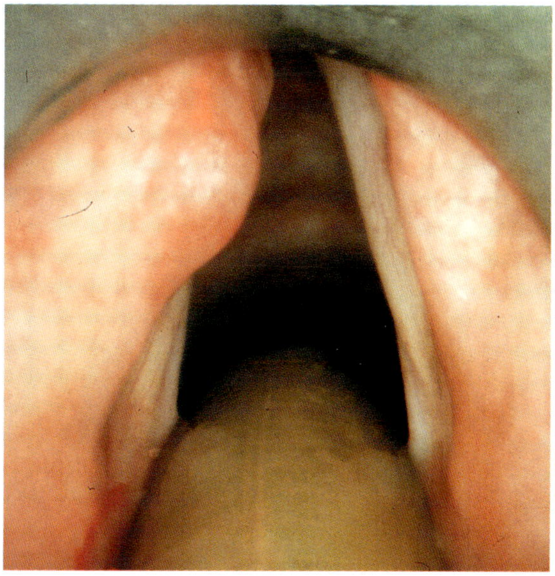

◀ 84
85

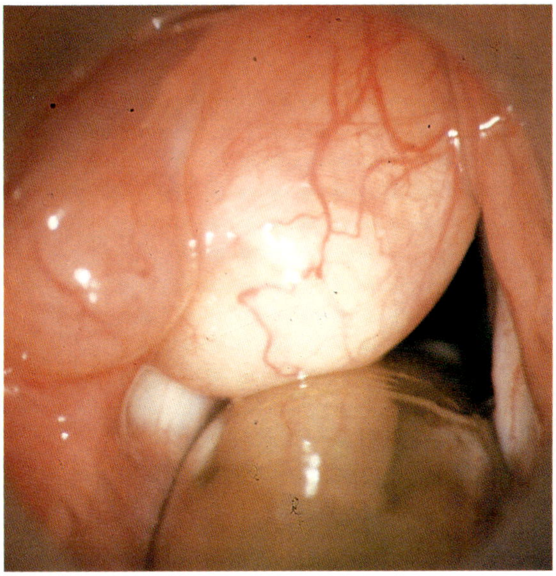

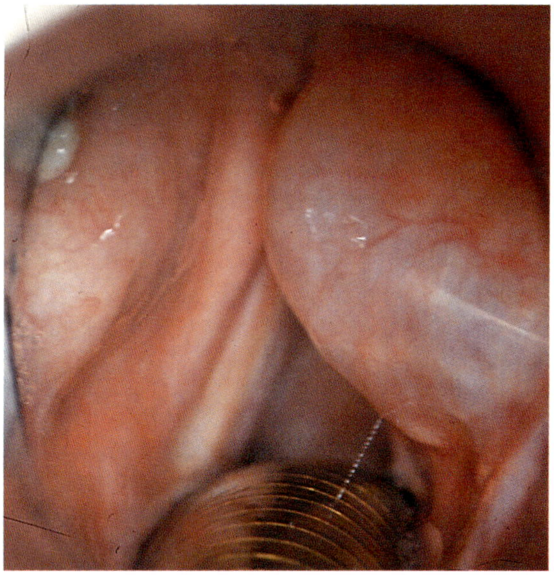

◀ 86
87

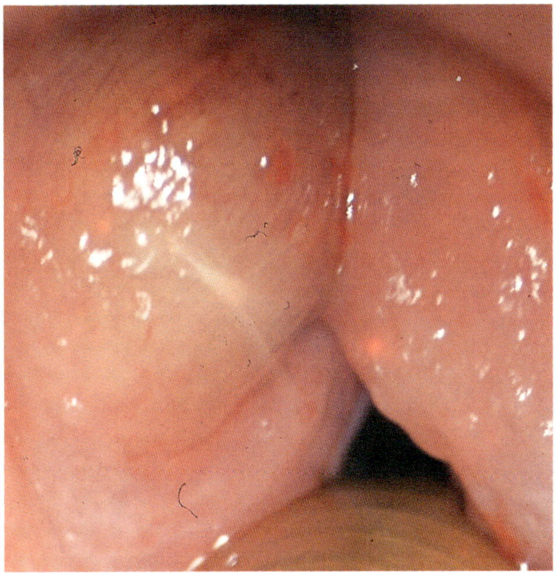

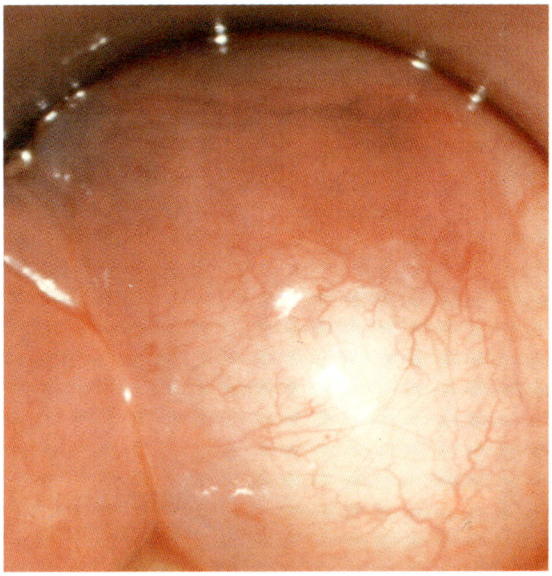

◀ 88
89

2.6.4 Epiglottiszysten (Abb. 91–94)

Epiglottiszysten entstehen stets an der lingualen Fläche der Epiglottis, meist etwas neben der Mittellinie. In manchen Fällen erstrecken sie sich in die Plica pharyngoepiglottica oder in die Plica aryepiglottica hinein.

Epiglottiszysten sind bei Männern etwa doppelt so häufig wie bei Frauen. Das Durchschnittsalter betrug bei unseren Patienten etwa 50 Jahre.

Epiglottiszysten sind in der Mehrzahl aller Fälle singulär, selten multipel (Abb. 94). Kleinere Epiglottiszysten sind Zufallsbefunde ohne klinische Bedeutung und bedürfen keiner Behandlung (Abb. 91). Zur Behandlung kommen erst größere Zysten, die die Epiglottis verlagern und gelegentlich zu Schluckbeschwerden Anlaß geben (Abb. 93, 94). In vereinzelten Fällen kommt es zu sekundären Infektionen und es entstehen Bilder, die an einen Epiglottisabszeß erinnern. Manche Epiglottiszysten sind so groß, daß man sie kaum in das Innere eines großkalibrigen Operationslaryngoskops hineinziehen kann. Infolge des dichten Gefäßnetzes kommt es bei der Exstirpation dieser Zysten relativ häufig zu Blutungen, die nicht immer einfach mittels Koagulation zu stillen sind. Man sollte sich stets bemühen, die Zyste in einem Stück zu entfernen, ohne sie zu eröffnen. Postoperativ bestehen oft Schmerzen, die denen nach einer Tonsillektomie gleichen.

Die Mehrzahl der Epiglottiszysten sind von Plattenepithel ausgekleidet. Einige wenige auch von einem prismatischen Epithel, ganz selten findet man in der Wand von Epiglottiszysten auch Onkozyten. Die Pathogenese der Epiglottiszysten ist bis heute nicht befriedigend zu erklären.

2.6.5 Traumatische Zysten (Abb. 95)

Traumatische Zysten im Kehlkopf entstehen nach Intubationsnarkosen oder auch nach endolaryngealen Operationen. Nach Intubationsnarkosen können über dem Processus vocalis oder in der Interarytaenoidregion kleinere Zysten entstehen. Sehr selten sind subglottisch unter der vorderen Kommissur gelegene traumatische Zysten (Abb. 95).

Sehr selten sind Zysten an den Stimmlippen nach Operationen, die wohl durch eine Verlagerung von Plattenepithelinseln in die Tiefe bedingt sind.

Abb. 90.

Eine Übersichtsaufnahme zeigt, daß die gesamte linke Taschenfalte von Zysten erfüllt ist und diese auch extralaryngeal über die aryepiglottische Region hinein sich weiter fortsetzten. Auch an der rechten Taschenfalte multiple Zysten.

Abb. 91.

Kleine Zyste der lingualen Epiglottisfläche, aus der etwas von ihrem Inhalt austritt.

Abb. 92.

Epiglottiszyste, die die rechte Vallecula glossoepiglottica weitgehend ausfüllt. An der Oberfläche dichtes Gefäßnetz.

Abb. 93.

Große, an der lingualen Epiglottisfläche gestielte Zyste, die die Epiglottis nach dorsal verlagert.

Abb. 94.

Zwei Zysten der lingualen Epiglottisfläche, die die Epiglottis weit nach hinten verdrängen. (Übersichtsaufnahme).

Abb. 95.

Eine traumatisch bedingte Zyste, die sich nach Intubation über der Spitze des Processus vocalis gebildet hatte.

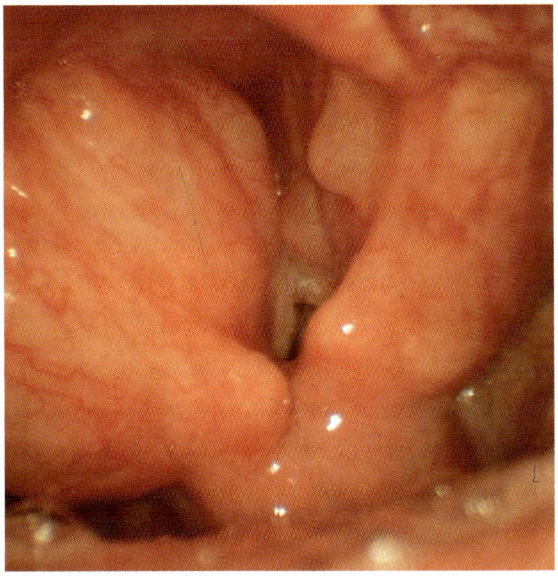
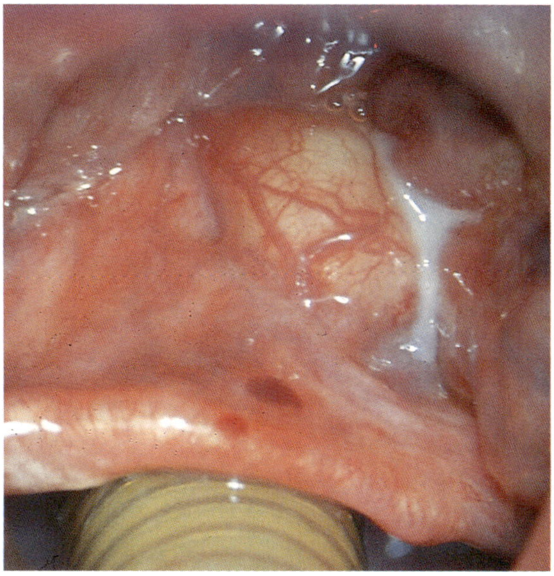

◄ 90
91

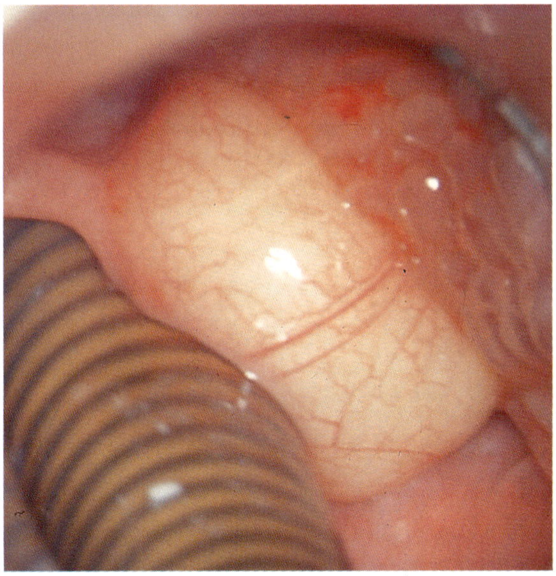
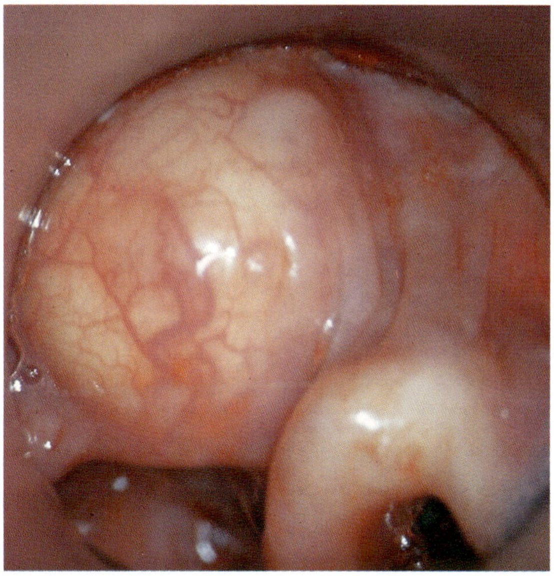

◄ 92
93

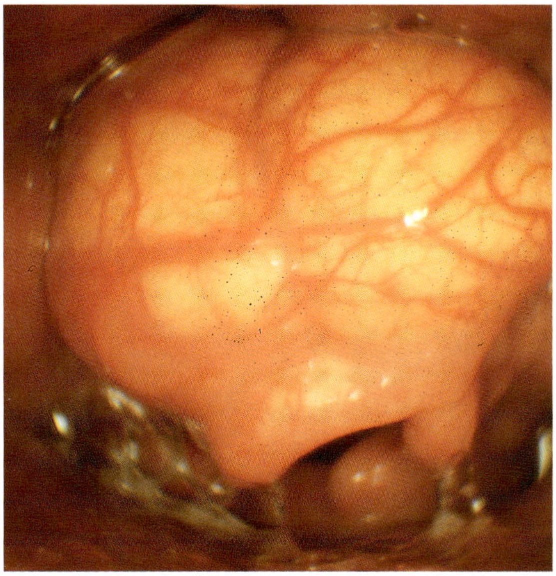
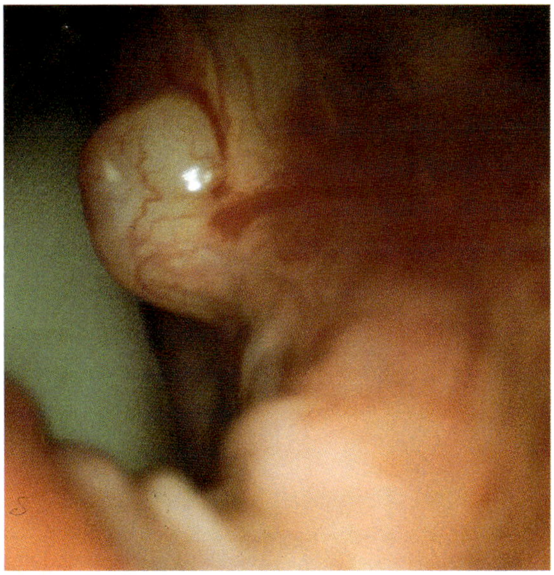

◄ 94
95

2.7 Reinke Ödem der Stimmlippe (Abb. 96–102)

Einem Vorschlag von *Hajek* folgend wird diese relativ häufige Krankheit nach dem Anatomen *Reinke* benannt. Reinke hat als erster den feineren Aufbau der Stimmlippen untersucht und besonders auf die lockere, subepitheliale Verschiebeschicht an den Stimmlippen hingewiesen, die kranial von der Linea arcuata superior und kaudal von der Linea arcuata inferior an den Grenzen vom Zylinderepithel zum Plattenepithel begrenzt wird. Im angloamerikanischen Schrifttum wird die Veränderung auch *„polypoid chorditis“* oder *„polypoid degeneration“* im französischen *„laryngite chronique hypertrophic d'aspect pseudomyxomateux“* genannt. In unserem Krankengut waren 221 Männer und 107 Frauen. Vor dem 40. Lebensjahr sind Reinke Ödeme noch selten.

Das Reinke Ödem ist eine eigenständige Krankheit, die mit Stimmlippenpolypen nichts zu tun hat. Der pathogenetisch offenbar wichtigste Faktor ist, daß 98% aller unserer Patienten Zigarettenraucher waren. Darüber hinaus konnten bei den Untersuchungen unserer Fälle außer einer überdurchschnittlichen Stimmbelastung vieler Patienten keine weiteren pathogenetischen Faktoren (wie z.B. Sinusitiden und Infekte der oberen Luftwege) mit Sicherheit ermittelt werden (11).

Histologisch findet sich unter dem nicht veränderten Plattenepithel der Stimmlippen in einem feinen wabenartigen Fasernetz eine gallertige Flüssigkeit (49). Bei weniger ausgeprägten „jüngeren“ Ödemen ist die Absonderung meist noch klar und relativ dünnflüssig. Ältere Reinke Ödeme weisen ein zähes, klebriges, gelbliches Sekret auf. Makroskopisch ist das Sekret ähnlich dem bei einem Mukoserotympanon.

Der mikrolaryngoskopische Aspekt ist außerordentlich charakteristisch: Stets sind beide Stimmlippen betroffen, wenn auch manchmal etwas unterschiedlich stark (Abb. 97, 99). Im frühen Stadium besteht eine spindelförmige Auftreibung der Stimmlippen von der vorderen Kommissur bis zur Spitze des Processus vocalis (Abb. 96). Später bilden sich dicke, kissenartige Schwellungen aus, die etwas durchscheinend sein können (Abb. 98). Die Ödemkissen werden manchmal so groß, daß sie nebeneinander in der Glottis keinen Platz haben, und eines über dem anderen zu liegen kommt (Abb. 100, 101). In einzelnen Fällen entstehen an den aneinanderreibenden Ödemwülsten feine Keratosen (Abb. 99) oder auch seichte Epitheldefekte, die von Fibrin bedeckt sind.

Die Folgen eines Reinke Ödems sind eine tiefe, rauhe Stimme. Viele Patienten sind offenbar nicht mehr in der Lage, mit der Glottis zu phonieren. Manchmal entwickeln sich bei ausgeprägten Reinke Ödemen vikariierend erhebliche Taschenfaltenhyperplasien und eine Taschenfaltenstimme.

Reinke Ödeme zählen nicht zu den Präkanzerosen, doch können in seltenen Fällen Reinke Ödem und Karzinome an den Stimmlippen gleichzeitig oder hintereinander auftreten. Ob es sich bei diesen Ödemen um reaktive Vorgänge handelt, die als Folge des Karzinoms auftreten oder ob als Folge des Zigarettenrauches Karzinome und Ödem gleichzeitig entstehen, kann nicht entschieden werden. Andere reaktive Ödeme, die einem Reinke Ödem weitgehend gleichen können, findet man gelegentlich mit Polypen oder Zysten vergesellschaftet. Manchmal bilden sich ähnliche Ödeme auch bei Stimmlippenparesen aus.

Durch Zigarettenentzug und Stimmübungen sind Reinke Ödeme nach meiner Erfahrung nicht zu beeinflussen. Auch eine „Stichelung“ oder das Absaugen der Ödemflüssigkeit, was in Folge der Kammerung der submukösen Räume meist nur ungenügend möglich ist, ist keine ausreichende Behand-

Abb. 96.

Frühstadium eines Reinke Ödems. Das Stimmlippenepithel ist durch eine Flüssigkeitsansammlung im Reinkeschen Raum abgehoben und beginnt Wülste zu bilden.

Abb. 97.

Asymmetrische Entwicklung eines Reinke Ödems. Rechts hat sich bereits ein dicker Ödemwulst gebildet, links beginnt sich das Ödem eben zu entwickeln.

Abb. 98.

Weiter fortgeschrittenes Stadium eines Reinke Ödems.

Abb. 99.

Asymmetrische Entwicklung eines Reinke Ödems. An der linken Stimmlippe beginnt sich das Epithel zu verdicken, eine wohl reaktive Veränderung.

Abb. 100.

Voll entwickeltes Reinke Ödem. Die Ödemkissen haben nebeneinander keinen Platz in der Glottis, sondern überlagern sich teilweise.

Abb. 101.

Weit fortgeschrittenes Reinke Ödem. Die Glottis ist von Ödemwülsten ausgefüllt. Die Patientin zeigte bereits Zeichen der Luftnot.

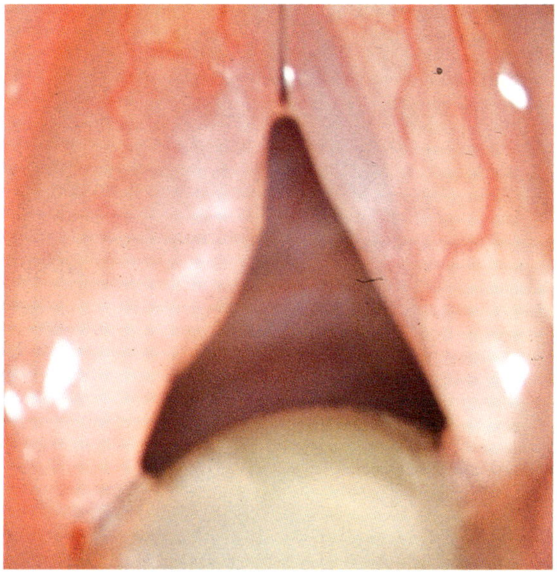

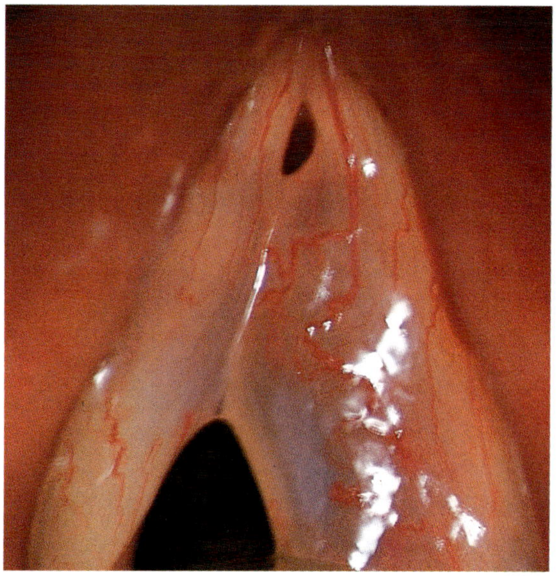

◀ 96
97

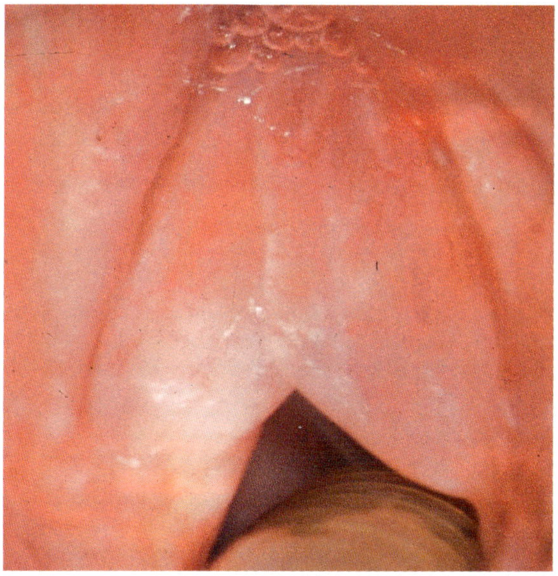

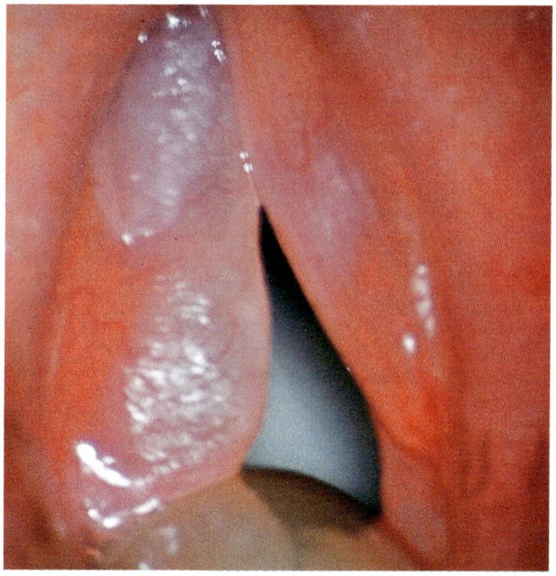

◀ 98
99

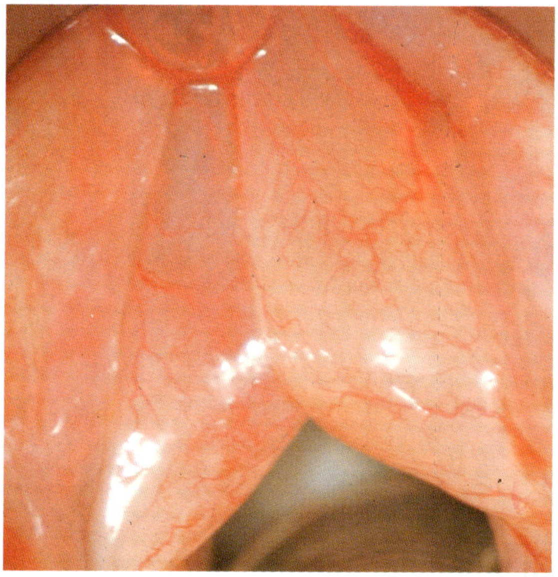

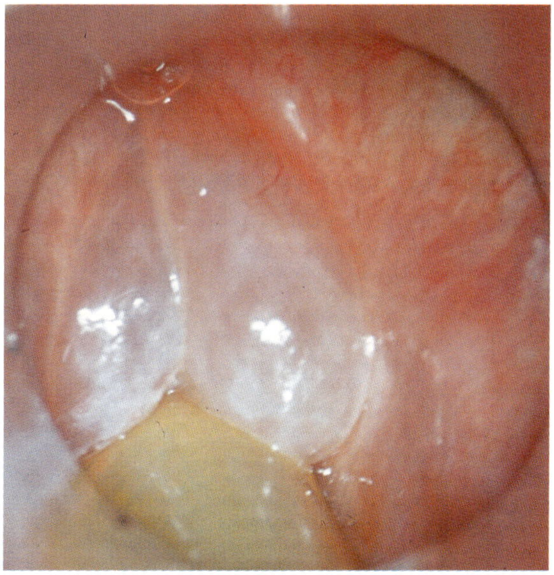

◀ 100
101

lungsmaßnahme. Es wurde empfohlen, nach Absaugen der Ödemflüssigkeit die Mukosa mittels Gewebekleber wieder anzuheften. Aber auch bei diesem Vorgehen verödet die Reinkesche Verschiebeschicht zumindest teilweise. Am wirkungsvollsten ist die Entfernung des überschüssigen Epithels zusammen mit dem Schleim, ein Verfahren das vielfach als „stripping" bezeichnet wird. Die Bezeichnung ist irreführend, denn man darf das Epithel keinesfalls mit einem Zängelchen anfassen und einfach von der Stimmlippe abstreifen; man muß das Epithel vielmehr nach Anheben des Ödemkissens mit einem glatten Schnitt knapp an der Grenze von Platten- zu Zylinderepithel supra- und infraglottisch einschneiden. Es ist darauf zu achten, daß im Bereich der vorderen Kommissur (wo das Ödem ja kaum noch ausgeprägt ist) beiderseits einige Millimeter Schleimhaut zurückbleiben, um das Entstehen einer Synechie zu verhindern (vgl. S. 27). Wird der Ödemwulst lediglich mit einem Zängelchen abgezogen, entstehen fast immer unregelmäßige Ränder, die sich später zu polypenartigen Wülsten entwickeln können und zu außerordentlich schlechten Stimmergebnissen führen (Abb. 102). Man wird natürlich versuchen, den Epitheldefekt über dem Stimmlippenkörper möglichst kleinzuhalten, um die Dauer der Reepithelisierung zu verkürzen (44). Es ist aber sicher ein Fehler, zu wenig Epithel zu entfernen, da Reste des Ödems zusammen mit Epithelresten zu einer unregelmäßigen Oberfläche der Stimmlippe und zu schlechten funktionellen Resultaten führen.

Nach andernorts ausgeführten Versuchen der Behandlung von Reinke Ödemen mit dem CO_2-Laser waren am Rande der Ödeme die „Einschüsse" von Laserstrahlen zu erkennen, die durch verkohltes Gewebe wie eine Tätowierung in der Stimmlippe markiert waren.

Besonders bei stärker ausgeprägten, bilateral auftretenden Reinke Ödemen kommt es vor, daß Patienten postoperativ mehrere Wochen aphonisch sind und nur mit Schwierigkeiten lernen, wieder mit den Stimmlippen zu phonieren. Ich habe die Mehrzahl der Reinke Ödeme in einer Sitzung entfernt und bisher keine Synechie im Bereich der vorderen Kommissur produziert. Bei besonders dicken Reinke Ödemen und Taschenfaltenhyperplasien bin ich dazu übergegangen, den Eingriff in Abständen von 2 Monaten zweizeitig durchzuführen, um dem Patienten das Wiedererlernen der Phonation zu erleichtern. Eine postoperative Stimmübungsbehandlung ist bei Reinke Ödemen oft indiziert.

Die als Folge von Reinke Ödemen aufgetretenen Taschenfaltenhyperplasien habe ich bisher nur in wenigen Fällen durch Keilexzisionen aus der Taschenfalte vermindert (vgl. S. 75). Selbstverständlich dürfen die Patienten postoperativ nicht mehr rauchen.

Nach der Entfernung von Reinke Ödemen verschwindet der Reinkesche Verschieberaum, das Epithel sitzt fest auf den Stimmlippen auf. Trotzdem gaben 95% unserer Patienten an, daß – wie auch hörbar war – eine gute Stimme produziert werden konnte und eine wesentliche Besserung gegenüber dem Zustand vor der Operation eingetreten war. In 5% der Fälle wurde die Stimme als nicht gebessert, in 5% als nach der Operation verschlechtert bezeichnet (11).

Rezidive nach Reinke Ödemen haben wir nach der von uns geübten Operationstechnik nicht gesehen. Sie sind aufgrund der veränderten anatomischen Verhältnisse auch nicht zu erwarten, da der Reinkesche Raum verschwunden ist.

2.8 Chronisch-hyperplastische Laryngitis (Abb. 103–118)

Die chronisch-hyperplastische Laryngitis ist in unserer Serie nicht häufig. Es kommen aber nur die weiter fortgeschrittenen chronisch-hyperplastischen Laryngitiden zur mikrolaryngoskopischen Untersuchung.

Abb. 102.

In diesem Fall war offenbar ein „stripping" der Stimmlippen bei Reinke Ödem durchgeführt worden. Es hatte sich eine Synechie in der vorderen Kommissur ausgebildet und es bestanden beiderseits noch Reste des Ödems.

Abb. 103.

Frühstadium einer chronisch-hyperplastischen Laryngitis. Milchglasähnliche Trübung des Epithels infolge Hyperplasie beiderseits an den vorderen Stimmlippenabschnitten.

Abb. 104.

Chronisch-hyperplastische Laryngitis in einem frühen Stadium. Bilaterale Epithelhyperplasie noch auf die vorderen Stimmlippenabschnitte beschränkt. Beginnend unregelmäßig konturierte Stimmlippenoberfläche.

Abb. 105.

Chronisch-hyperplastische Laryngitis an beiden Stimmlippen. Das Epithel gewinnt eine hautähnliche Beschaffenheit.

Abb. 106.

Chronisch-hyperplastische Laryngitis, die sich nun über beide Stimmlippen ausgedehnt hat. Deutliche Epidermisierung, unregelmäßige Oberfläche.

Abb. 107.

Chronisch-hyperplastische Laryngitis. Das Epithel ist stark verdickt und verhornt. Oberflächlich am Epithel zäh haftende Schleimauflagerungen.

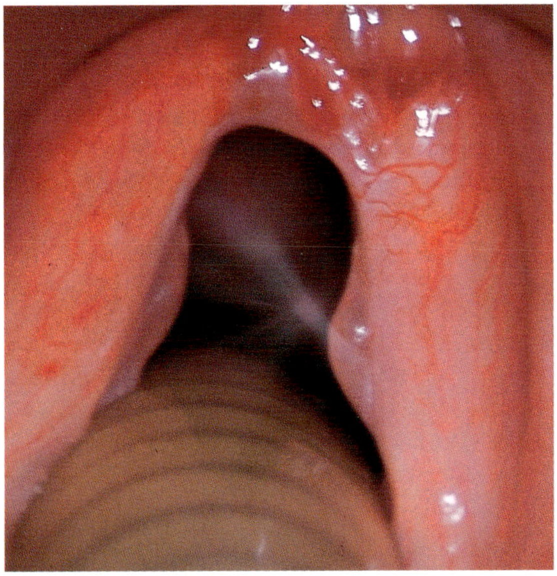

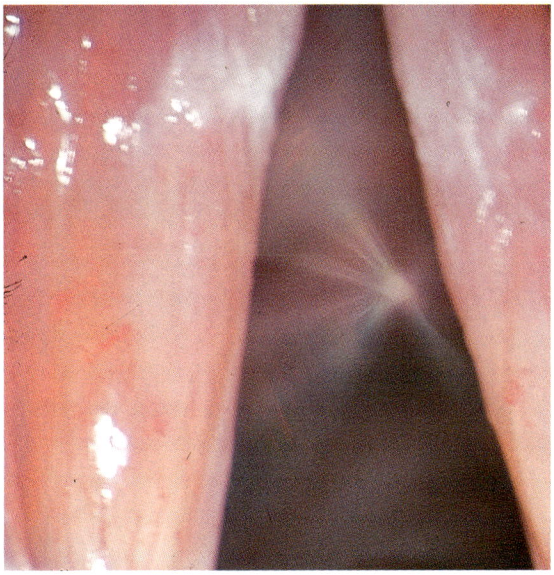

◀ 102
103

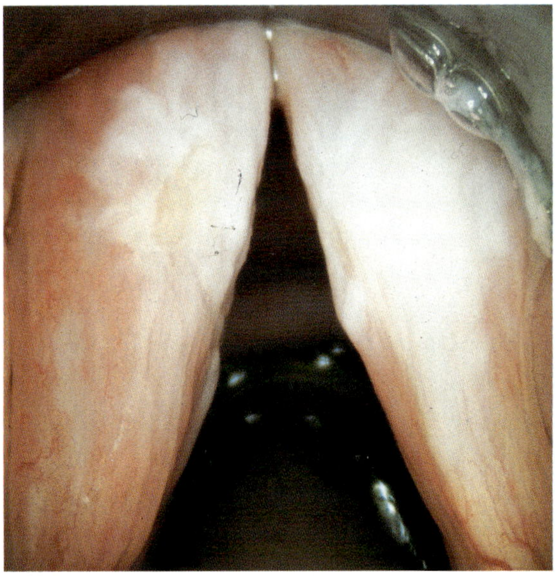

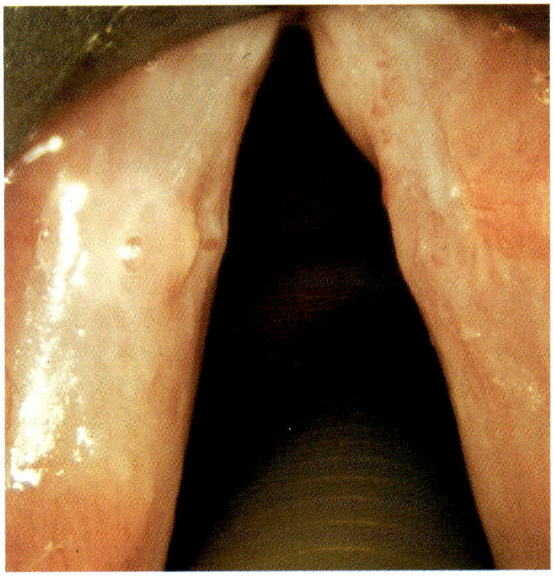

◀ 104
105

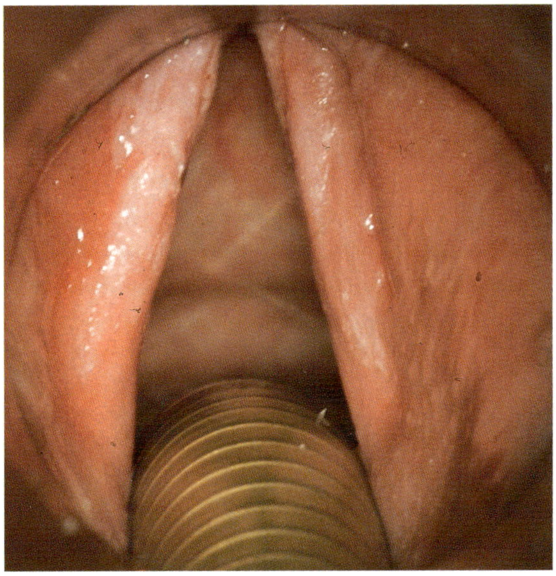

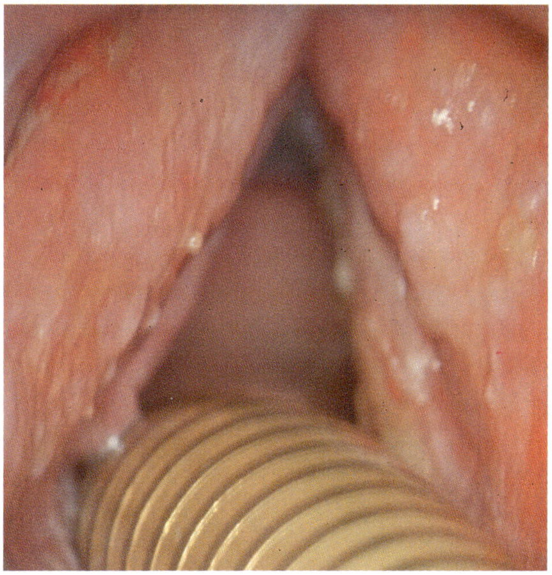

◀ 106
107

Mehr als 90% der Patienten sind Männer, am häufigsten im 4.–6. Lebensjahrzehnt. Die Alters- und Geschlechtsprädilektion stimmt bemerkenswert mit der der Plattenepithelkarzinome der Stimmlippen überein. Ebenso sind 90% der Patienten Zigarettenraucher. Eine hohe stimmliche Belastung, die Einwirkung von Dämpfen, Hitze und Staub am Arbeitsplatz, die ursächlich für die Entstehung einer chronischen hyperplastischen Laryngitis angeschuldigt worden sind, dürften pathogenetisch eine nachgeordnete Rolle spielen.

Die Krankheit beginnt stets bilateral an beiden Stimmlippen. Das Epithel verdickt sich zunächst an den vorderen Abschnitten der Stimmlippen und verhornt in geringem Maße an der Oberfläche (Abb. 103–104). Es erscheint damit weißlich und verdeckt die submukösen Kapillaren, die unter dieses verdickte Epithel „eintauchen". Das vorher dünne, zarte Plattenepithel der Stimmlippen gewinnt nach und nach ein hautartiges Aussehen (Abb. 105).

Man kann diesen Prozeß in Analogie zu ähnlichen Veränderungen an der Portio cervicalis uteri als Epidermisierung bezeichnen. Das hyperplastische Plattenepithel ist anfangs noch über dem Stimmlippenkörper verschieblich. In fortgeschrittenen Stadien der Krankheit wird der Reinkesche Raum aber immer mehr von Entzündungszellinfiltraten und Bindegewebe eingenommen und obliteriert (Abb. 106). Die Stimmlippen gewinnen im Laufe der Zeit eine wulstige, unregelmäßige Konfiguration und werden zusehends dicker. Die Plattenepithelhyperplasie breitet sich auch in die Umgebung der Stimmlippen aus, vor allem in die subglottische Region, wo das Plattenepithel das respiratorische Epithel zunehmend verdrängt und sich die Zylinderepithel- Plattenepithelgrenze nach kaudal verschiebt. Plattenepithelmetaplasien finden sich bei fortgeschrittenen Fällen auch regelmäßig in supraglottischen Arealen, zunächst in Form von Inseln, die nach und nach konfluieren. Ausgespart von den Veränderungen bleibt hingegen stets das Ventrikelepithel. Mit der Epidermisierung gehen dyschylische Veränderungen einher: das Sekret der mukoserösen Drüsen ist eingedickt, gelblich und haftet oft zäh auf der Unterlage (Abb. 107, 108). Manchmal trocknet es auch aus, verkrustet und läßt sich schlecht abhusten. Das Fortschreiten dieses primär chronisch-entzündlichen Prozesses wird durch akute Exazerbationen unterbrochen. Die Stimmlippen werden dann hochrot und es entstehen manchmal schlitzförmige Ulzera an den Kontaktstellen. Das Epithel am Ventrikelboden kann starke entzündliche Veränderungen zeigen und quillt in Form roter, sulziger Ödemwülste vor. Diese Erscheinung wurde fälschlich Ventrikelprolaps genannt (Abb. 109, 110).

Die oberflächlichen Hornlagen sind meist nur dünn, schuppig-fleckig oder diffus ausgedehnt. Nur in Einzelfällen entwickeln sich dickere, warzige, plaqueartige Auflagerungen, die an ein Karzinom erinnern (Abb. 111, 112, 113).

Differentialdiagnostisch ist die chronisch-hyperplastische Laryngitis von den Keratosen zu unterscheiden. Letztere sind in der Regel einseitig, gut umschrieben und zeigen nicht die ausgedehnten Plattenepithelmetaplasien in ihrer Umgebung. Bei der verrukösen Akanthose findet man eine wesentlich stärker geriefte, buckelige oder warzige Oberfläche mit multiplen vorspringenden Herden.

Differentialdiagnostisch in Betracht zu ziehen sind auch **Hustenulzera,** die bei Patienten auftreten, die unter sehr heftigen und häufigen Hustenanfällen, etwa im Rahmen einer spastischen Bronchitis oder eines Asthma bronchiale leiden. An den Stimmlippen bilden sich bilateral von Fibrin und Schleim bedeckte Ulzera, die umgeben sind von einem verdickten Epithel, das sich über die ganze Länge der Pars mem-

Abb. 108.

In diesem Fall ist das gesamte Innere des Kehlkopfes epidermisiert und teilweise von zäh haftendem Schleim bedeckt.

Abb. 109.

Chronisch-hyperplastische Laryngitis. Akute Exazerbation. Das Stimmlippenepithel ist stark gerötet und geschwollen. In der Mitte der rechten Stimmlippe hat sich ein schlitzartiges Ulkus entwickelt, das von Fibrin bedeckt ist.

Abb. 110.

Chronisch-hyperplastische Laryngitis. Vermutlich infolge vorangehender entzündlicher Veränderungen weist die linke Stimmlippe eine tiefe Längsfurche auf.

Abb. 111.

Chronisch-hyperplastische Laryngitis mit keratoseähnlichen Leukoplakien. Der Befund ist auch bei der Mikrolaryngoskopie nicht sicher von einem Karzinom zu unterscheiden. Stärkere entzündliche Veränderungen am verdickten Stimmlippenepithel in der Umgebung der Hornauflagerungen.

Abb. 112.

Chronisch-hyperplastische Laryngitis mit Verhornung am Stimmlippenepithel und Taschenfaltenepithel.

Abb. 113.

Gleicher Fall wie Abb. 112. Zustand nach Dekortikation der Stimmlippen. In einer zweiten Sitzung werden auch das prolabierte Ventrikelepithel und die Leukoplakien an der rechten Taschenfalte entfernt.

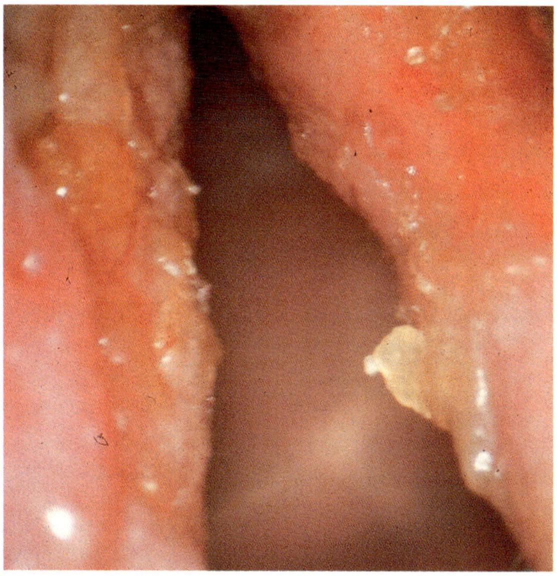

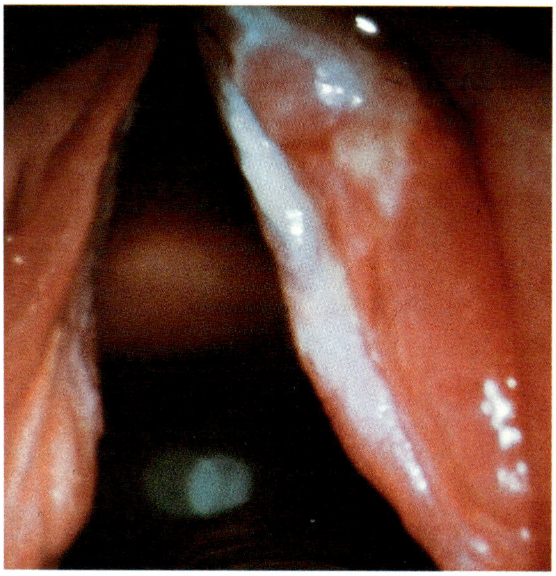

◀ 108
109

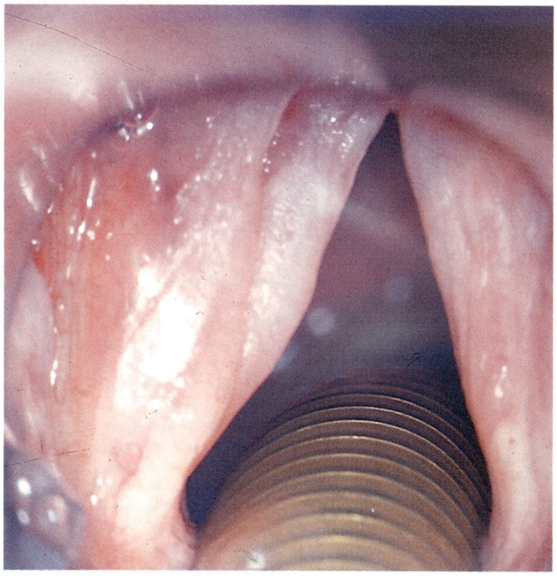

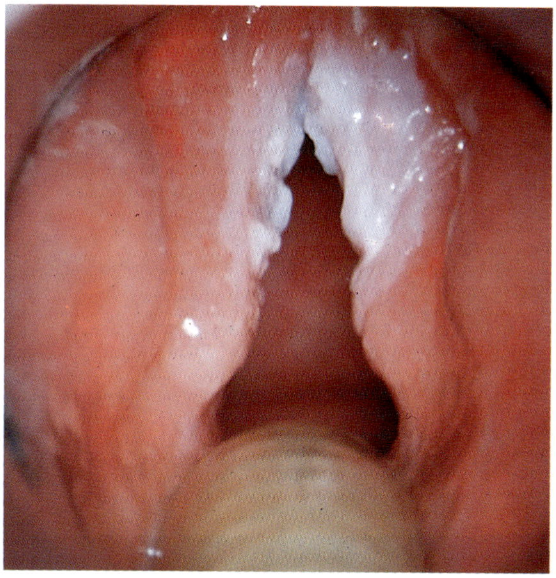

◀ 110
111

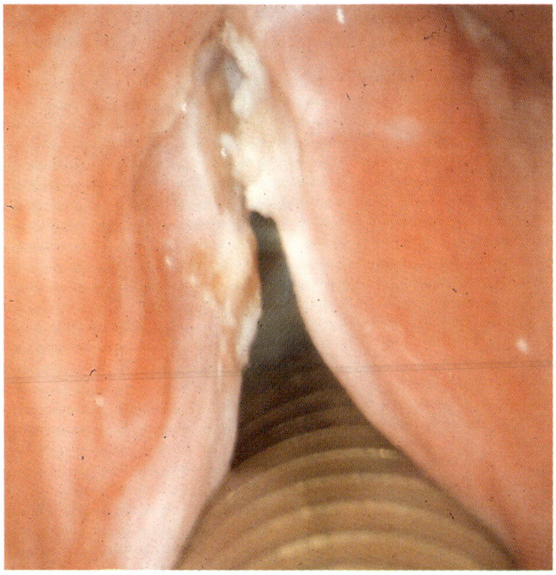

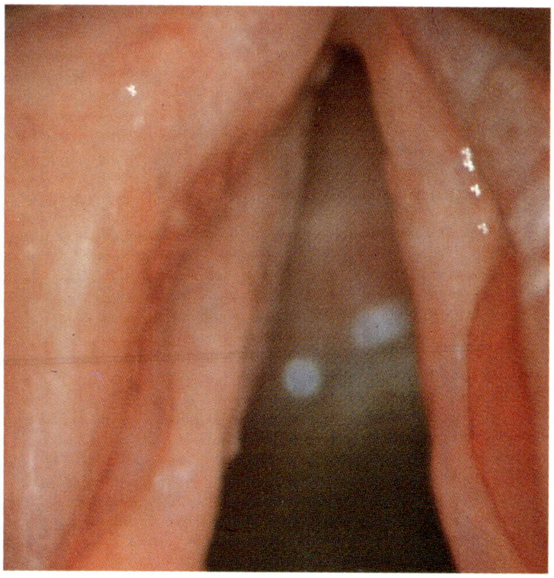

◀ 112
113

branacea der Stimmlippen ausdehnen kann. Das Bild gleicht weitgehend dem einer chronisch-hyperplastischen Laryngitis in einem frühen Stadium. Bei mehreren Patienten verschwanden nach Sistieren der Hustenattacken die Veränderungen binnen weniger Wochen und das Plattenepithel der Stimmlippen gewann sein normales Aussehen zurück. Eine mikrolaryngoskopische Untersuchung mag zur Klärung der Differentialdiagnose in Einzelfällen angebracht sein, eine operative Behandlung dieser temporären Veränderungen ist nicht angezeigt.

Histologisch findet sich bei der einfachen chronisch-hyperplastischen Laryngitis ein stark verdicktes Plattenepithel mit mehr oder weniger ausgeprägter Akanthose ohne Kernatypien und Schichtungsstörungen und einer unterschiedlich dicken Parakeratose der Oberflächen. Submukös finden sich entzündliche Infiltrate verschiedener Dichte und eine Fibrose des Reinkeschen Raumes.

Von Bedeutung sind die *Beziehungen zwischen chronischer Laryngitis und Karzinom (7, 14)*. Die Prädilektion für dasselbe Lebensalter, das männliche Geschlecht und das Auftreten beider Krankheiten bei Zigarettenrauchern deuten schon darauf hin, daß Beziehungen bestehen können. Unsere Untersuchungen haben gezeigt, daß etwa 6% unserer Patienten mit Karzinomen der Stimmlippen in der Vorgeschichte nachweislich eine chronisch-hyperplastische Laryngitis hatten, die mindestens 2 Jahre vor der Bestätigung des Karzinoms durch eine Biopsie gesichert war (14). Es entsteht nun sicher nicht aus jeder chronischen Laryngitis ein Karzinom und nicht jedes Karzinom entwickelt sich auf dem Boden einer chronischen Laryngitis, doch ist die chronische Laryngitis als Vorerkrankung oder „promoting factor" des Karzinoms in Betracht zu ziehen.

Mikrolaryngoskopisch ist die *kanzerisierte chronisch-hyperplastische Laryngitis* im Frühstadium sehr schwierig zu erkennen (Abb. 114, 115, 116, 117). Verdächtig sind immer die Entstehung einzelner, weit vorspringender Plaques und Tumorknötchen und das Auftreten von Ulzera. Mehrfach wurde ich erst bei der histologischen Untersuchung des Exzidates überrascht durch multiple Kanzerisierungsherde im hyperplastischen Epithel. In verschiedenen dieser Fälle haben wir beobachtet, daß das Karzinom direkt aus den Basalschichten seinen Ursprung nahm, ohne daß sich in den oberen Epithellagen Veränderungen fanden, die auf den sich in der Tiefe ausdehnenden malignen Prozeß hingewiesen hätten (14).

Inhalationsbehandlungen und vor allem ein Rauchverbot können die Behandlung der chronisch-hyperplastischen Laryngitis einleiten, vorausgesetzt, daß keinerlei Verdacht auf ein Karzinom besteht. Man sollte nicht im Stadium der akuten Exazerbation operieren, sondern zunächst eine Inhalationsbehandlung und vor allem einen Nikotinentzug durchführen. Die Epithelhyperplasie bleibt aber auch nach intensiven, lange andauernden konservativen Maßnahmen bestehen und ist von einem gewissen Stadium ab irreversibel, so daß wir fast alle Fälle letztlich operativ behandeln.

Die chirurgische Behandlung verfolgt drei Ziele:

1. Entferntung des hyperplastischen Epithels, um zur Heilung des Prozesses beizutragen.
2. Verbesserung der Stimme durch Entfernung der Epithelhyperplasien und der submukösen Fibrosen. Es sollte wieder eine möglichst natürlich geformte Stimmlippe hergestellt werden, deren glatte Oberfläche eine bessere Phonation erlaubt („Remodeling").

Abb. 114.

Kanzerisierte chronisch-hyperplastische Laryngitis. An der rechten Stimmlippe sind noch die typisch entzündlichen Veränderungen erkennbar. Links, auf die Taschenfalte übergreifend, teilweise exulzeriertes Plattenepithelkarzinom.

Abb. 115.

Kanzerisierte chronische Laryngitis. Dieser Patient war seit 10 Jahren wegen chronisch-hyperplastischer Laryngitis in Beobachtung. Nun multizentrisches Karzinom an beiden Stimmlippen.

Abb. 116.

Stimmlippenkarzinom rechts bei chronisch-hyperplastischer Laryngitis. Links Epidermisierung der gesamten Stimmlippe. Rechts Karzinom der Kategorie T 3.

Abb. 117.

Multizentrische Kanzerisierung rechts und links bei chronisch-hyperplastischer Laryngitis.

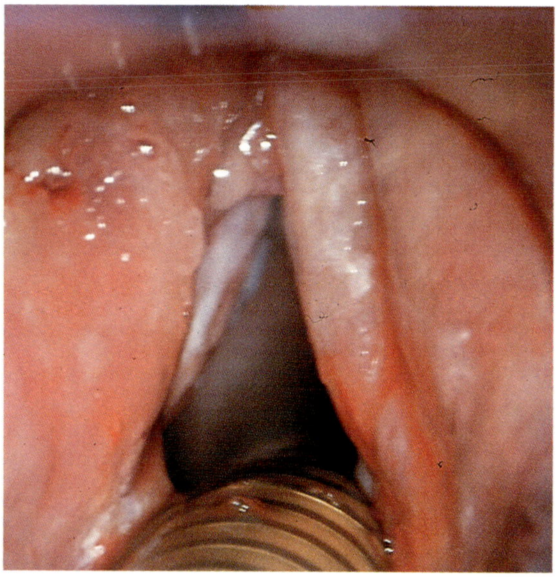

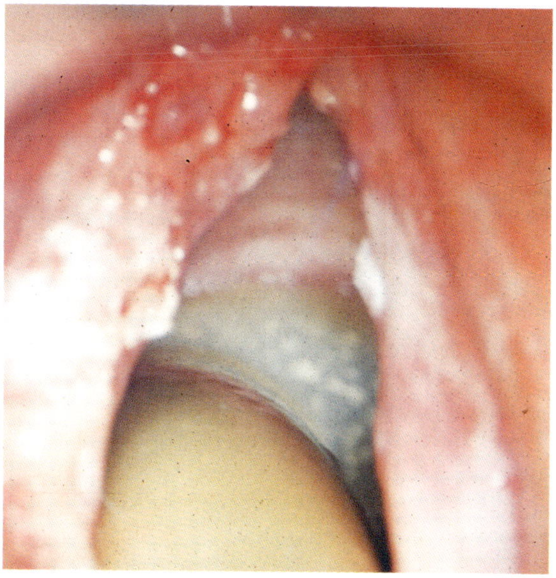

◀ 114
115

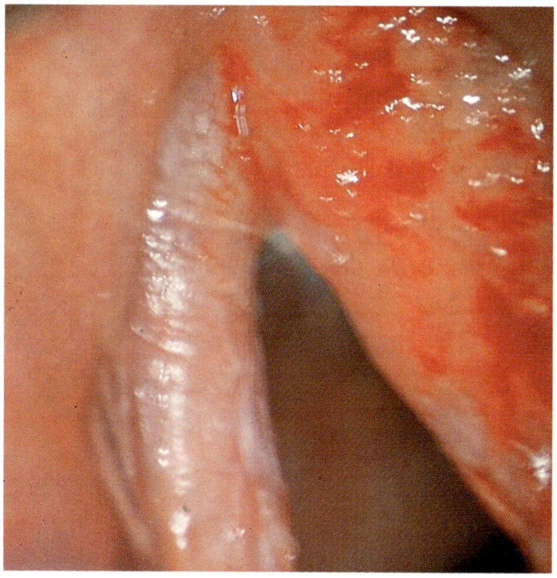

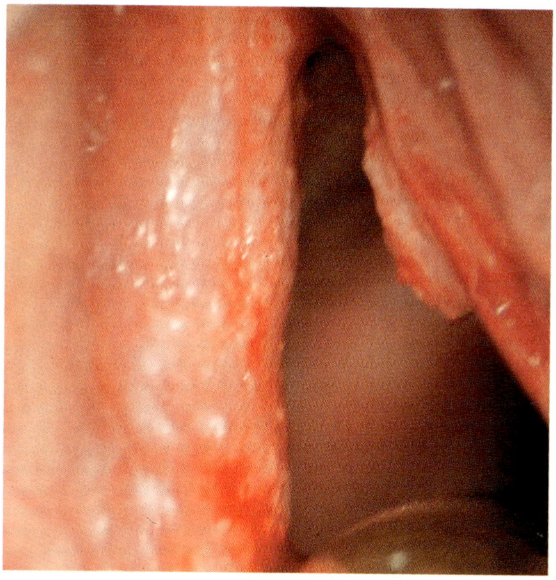

◀ 116
117

3. Karzinomprophylaxe bzw. Karzinomausschluß.
Die Entfernung des hyperplastischen Epithels kann als Karzinomprophylaxe betrachtet werden. Die histologische Untersuchung erlaubt den Ausschluß oder den Nachweis eines Kanzerisierungsprozesses.
Die chirurgische Behandlung besteht in einer sehr vorsichtigen Exzision nur des hyperplastischen Epithels, wobei man sich bei ausgeprägteren Prozessen auf mehrere Sitzungen einstellen sollte. Nur bei relativ frühen Stadien der chronisch-hyperplastischen Laryngitis läßt sich, ähnlich wie bei einem Reinke Ödem, das verdickte Epithel vom Ligamentum vocale streifen. Diese Fälle sind natürlich die prognostisch günstigsten. Bei weiter fortgeschrittenen Fällen entferne ich das Epithel nur in schmäleren Streifen, wobei man sehr darauf bedacht sein sollte, das Ligamentum vocale, das sich nicht mehr als glatte Schicht darstellt, bei der Exzision nicht zu verletzen. Der Eingriff ist stets mit scharfen Instrumenten, unter sorgfältigster Wahrung der Schicht, auszuführen, nicht als „stripping" (vgl. S. 27). Postoperativ muß eine intensive Inhalationsbehandlung erfolgen. Stimmschonung und die Vermeidung von Zigarettenrauch sind einzuhalten, eine Stimmübungsbehandlung sollte **angeschlossen** werden.

2.9 Interarytaenoidpachydermie (Abb. 118, 119)

Die Veränderung ist sehr selten und tritt nur bei Erwachsenen auf, ohne daß eine deutliche Geschlechtsprädilektion zu erkennen wäre. Kennzeichnend ist eine beetartige Verdickung des Plattenepithels zwischen den Aryknorpeln. Das Epithel ist stark verdickt, deutlich gerunzelt und wölbt sich bei der Phonation manchmal hahnenkammartig nach vorne in die Glottis vor. In einzelnen Fällen finden sich auch Schleimauflagerungen und feine Verhornungen an der Oberfläche (118, 119).

Da in dieser Region praktisch nie Karzinome entstehen, besteht kein Grund die Interarytaenoidpachydermien zu entfernen. Bei einer Entfernung dieser Pachydermien wäre im übrigen zu befürchten, daß es zu Narbenstrikturen an der Kehlkopfhinterwand kommt und damit zu einer Einschränkung der Stimmlippenbeweglichkeit.

2.10 Spezifische Laryngitiden

2.10.1 Tuberkulose (Abb. 120–123)

Die der älteren Laryngologengeneration noch gut bekannte Kehlkopftuberkulose ist heute so selten geworden, daß man bei der Untersuchung des Larynx nicht daran denkt und sie meistens nicht diagnostiziert, es sei denn, eine bekannte Lungentuberkulose gibt einen Hinweis.

Bei einer frischen Schleimhauttuberkulose sind die dicht unter der Mukosa gelegenen Miliartuberkel als multiple kleine, rote Knötchen zu erkennen. In einzelnen Fällen können die Tuberkel auch zu polypenähnlichen Knötchen konfluieren und verkäsen (Abb. 120, 121, 122). Es entstehen dann kleine Ulzera. Größere Tuberkulome werden vor allem in den supraglottischen Larynxabschnitten und an der Kehlkopfhinterwand beobachtet (Abb. 123). Die tuberkulösen Granulome sind meist von stark entzündlichen geröteten Schleimhautabschnitten umgeben. Am häufigsten wird die Kehlkopftuberkulose mit einem Karzinom, einem Polypen oder aber auch

Abb. 118.
Interarytaenoidpachydermie, plattenartig-lederige Epithelverdickung an der Kehlkopfhinterwand.

Abb. 119.
Interarytaenoidpachydermie mit feinwarziger, runzeliger Gestaltung des Epithels an der Kehlkopfhinterwand.

Abb. 120.
Tuberkulose der rechten Stimmlippe mit mehreren submukösen Tuberkeln und kollateralem, subglottischem, hochrotem Ödem.

Abb. 121.
Stimmlippentuberkulose. An beiden Stimmlippen einzelne Tuberkel.

Abb. 122.
Tuberkulöses Ulkus an der laryngealen Epiglottisseite.

Abb. 123.
Nekrotisierende Tuberkulose an der linken Epiglottisseite.

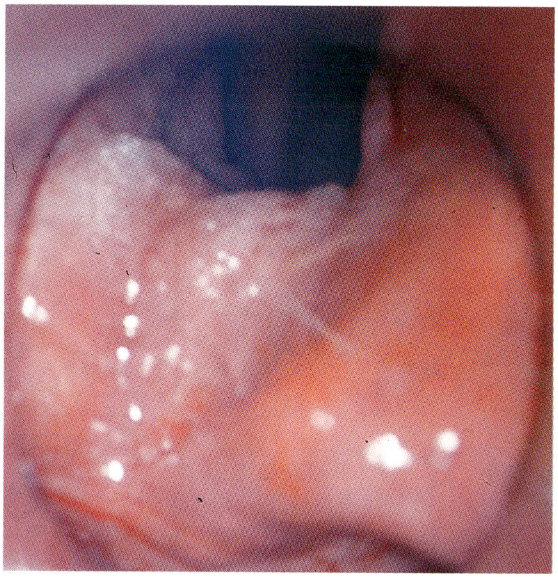

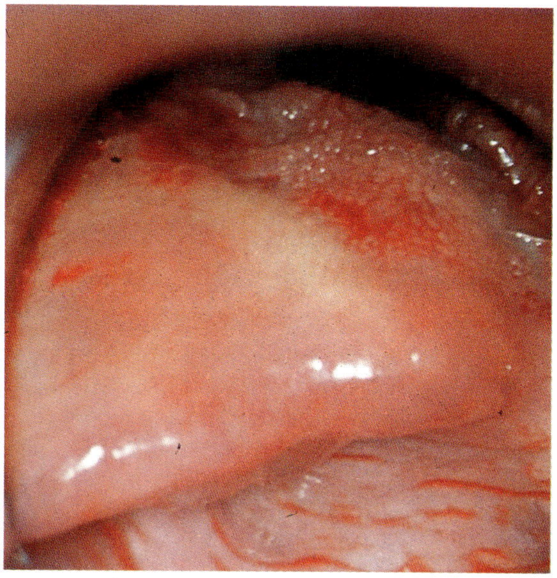

◄ 118
119

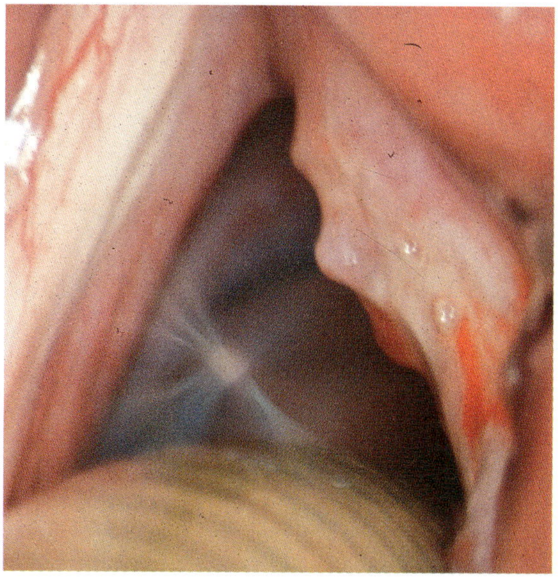

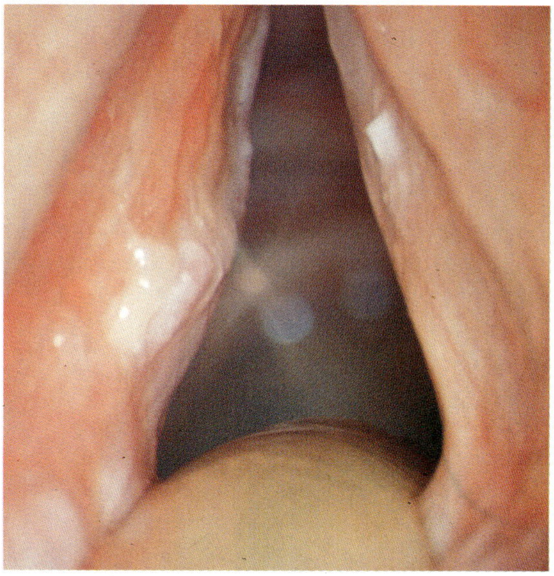

◄ 120
121

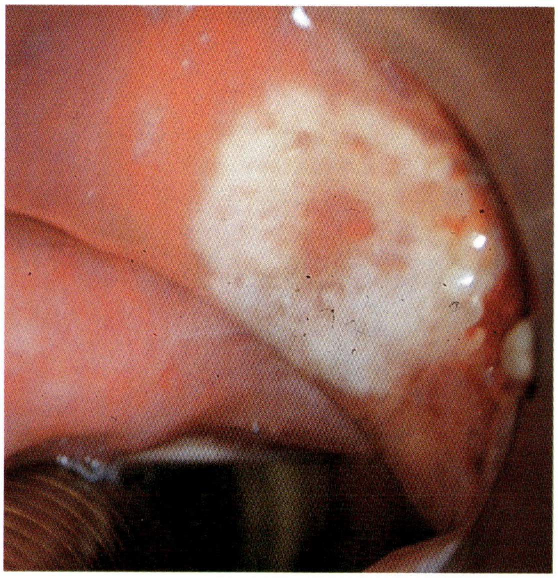

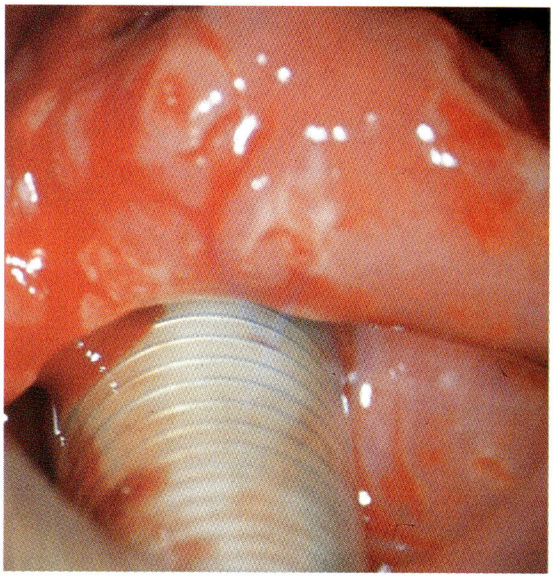

◄ 122
123

einer chronischen Laryngitis verwechselt. Nach Stellung der Diagnose mittels Biopsie oder Abstrich ist die Behandlung eine rein medikamentöse. Larynxstenosen nach abgeheilten Larynxtuberkulosen, die früher relativ häufig gewesen sein sollen, habe ich nicht mehr gesehen.

2.10.2 Sarkoidose (Abb. 124–128)

Die Sarkoidose des Kehlkopfes sahen wir bei jüngeren, vorwiegend männlichen Erwachsenen in den letzten Jahren wiederholt. Am häufigsten findet man in diesen Fällen eine außerordentlich charakteristische, diffuse Schwellung an der Epiglottis und der aryepiglottischen Falte (Abb. 124, 125). Die Schwellung wirkt bei Palpation derb, gummiartig und beschränkt sich meist auf die supraglottische Region. Schmerzen oder sonstige Veränderungen bestehen nicht. Nur in einem einzigen Fall waren wir zu einer Tracheotomie genötigt, da der Larynx verlegt war (Abb. 126). Bei zwei unserer Fälle bestand eine Sarkoidose im Bereich der Taschenfalten und der Stimmlippe (Abb. 127, 128). Auch hier handelte es sich um ausgedehnte Verdickungen mit leicht höckeriger Oberfläche und einer derben Konsistenz (53).

Die Diagnose ist erst histologisch durch den Nachweis von nicht verkäsenden Epitheloidzellgranulomen gesichert. Es ist manchmal schwierig eine Biopsie zu gewinnen, die die charakteristischen Granulome enthält. In unseren Fällen war die Sarkoidose im Larynx die einzige Manifestation dieser Krankheit.

Eine chirurgische Behandlung ist nicht angezeigt. Mittels hoher Kortikoiddosen läßt sich die Schwellung meist verringern, kommt aber nach Absetzen der Kortikoide oft rasch wieder, so daß eine Dauermedikation unumgänglich ist. Der Verlauf ist nicht vorhersehbar. Einige unserer Patienten leiden nun schon seit mehreren Jahren an einer Larynxsarkoidose.

2.10.3 Syphilis (Abb. 129)

Eine frische Kehlkopfsyphilis ist heute außerordentlich selten geworden. Ab und zu sieht man noch Defekte, Narben und Stenosen nach abgeheilten luetischen Granulomen.

2.10.4 Sklerom

Das Sklerom des Larynx ist in Mitteleuropa so selten geworden, daß es in der Marburger Klinik in den letzten 15 Jahren nicht mehr beobachtet wurde. Dagegen sieht man noch relativ oft Skleromfälle in Mittel- und Südamerika sowie in Ägypten (57).

2.10.5 Mykosen

Kandidamykosen können im Kehlkopf zu chronischen Veränderungen führen, mit tumorartigen, weißlichen, schmierigen Infiltraten und einer Fixation der Stimmlippen. Auch ein Übergreifen einer Kandidamykose auf das Kehlkopfskelett mit konsekutiver Larynxstenose kommt vor.

Abb. 124.

Diffuse wulstige Verdickung der Epiglottis und beider aryepiglottischer Falten bei Sarkoidose des Kehlkopfes.

Abb. 125.

Sarkoidose des Kehlkopfes. Die Epiglottis ist infolge der entzündlichen granulierenden Veränderungen röhrenförmig verzogen.

Abb. 126.

Sarkoidose der Epiglottis. Die Epiglottis und die aryepiglottischen Falten waren in diesem Fall so stark verdickt, daß der Patient temporär tracheotomiert werden mußte.

Abb. 127.

Sarkoidose der linken Taschenfalte und der linken Stimmlippe. Ausgedehnte diffuse Schwellungen von derber Konsistenz.

Abb. 128.

Sarkoidose beider Taschenfalten und Stimmlippen, erhebliche Einengung des Kehlkopflumens.

Abb. 129.

Ältere luetische Narben an der Epiglottis.

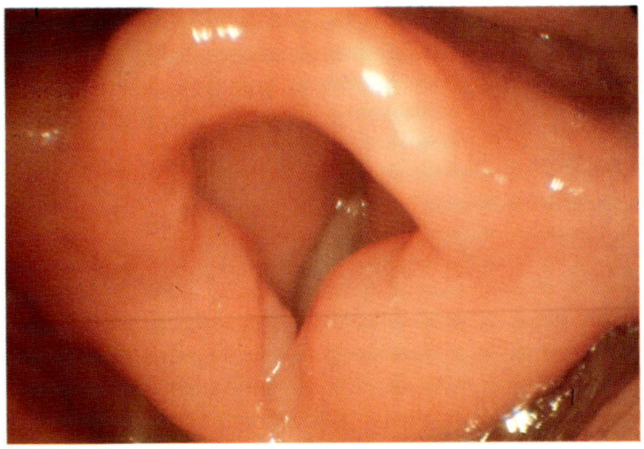

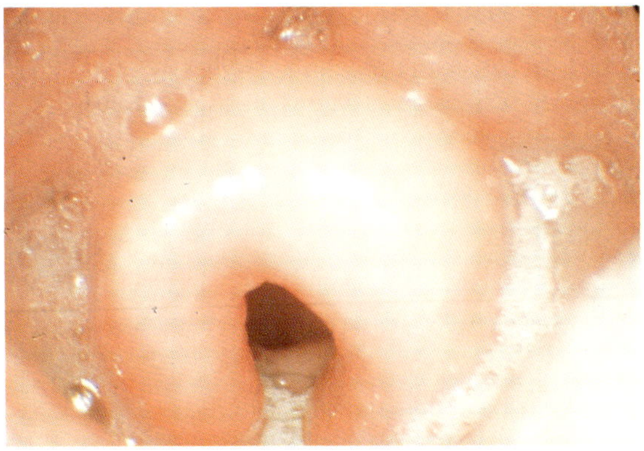

◀ 124
125

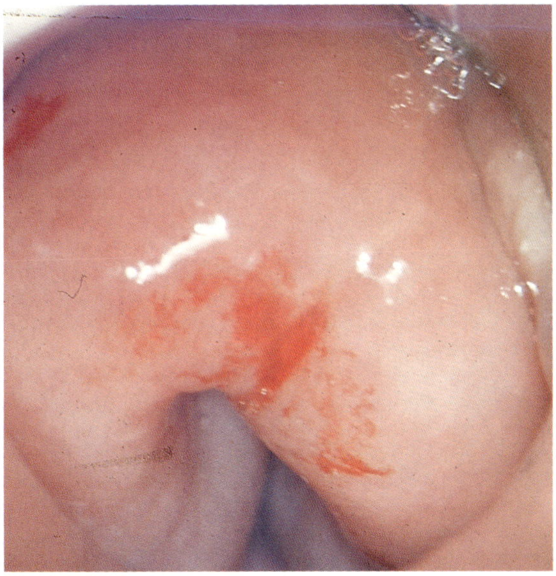

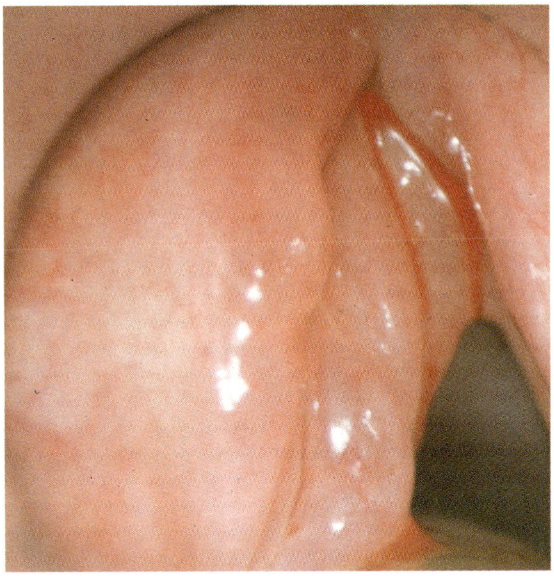

◀ 126
127

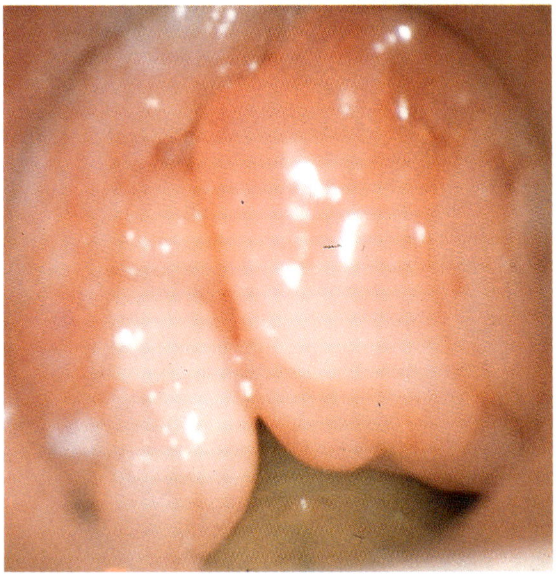

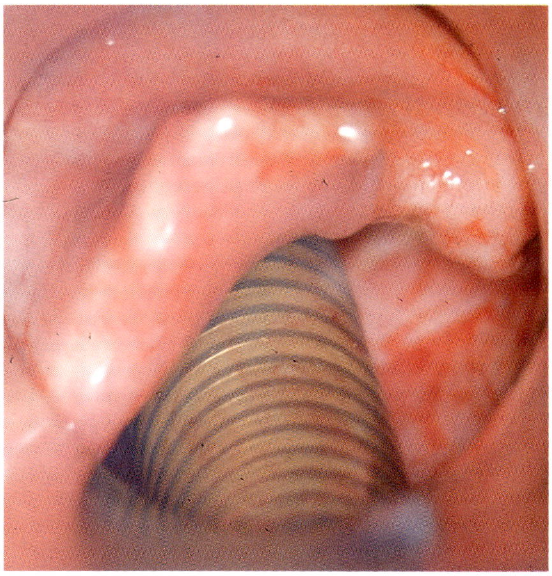

◀ 128
129

2.11 Juvenile Papillome (Abb. 130–139)

Juvenile Papillome sind eine wahrscheinlich durch Viren bedingte Krankheit. Es ist bisher aber nicht gelungen, das Virus immunologisch oder elektronenmikroskopisch eindeutig zu identifizieren. Männliche Patienten sind deutlich häufiger betroffen.

Ein erster deutlicher Altersgipfel ist um das 4.–6. Lebensjahr herum zu erkennen, ein zweiter zwischen dem 3. und 5. Lebensjahrzehnt. Die Krankheit ist dadurch gekennzeichnet, daß regelmäßig multiple Papillome entstehen, während die sogenannten adulten oder senilen Papillome stets in der Einzahl auftreten und eine mehr oder weniger ausgeprägte Verhornung der Oberfläche aufweisen (vgl. S. 99).

Juvenile Papillome beginnen stets an den Stimmlippen, dehnen sich dann aber immer auf die supra- und die infraglottische Region aus (Abb. 130, 131). In Extremfällen können sich Papillomrasen und Einzelpapillome über den ganzen Pharynx bis zum Rachendach und – noch viel gefährlicher, über die kaudalen Trachealabschnitte in die Bronchien hinein ausdehnen.

Kleine Papillome bilden flache, feinkörnige, rötliche Rasen, die sich oft nur wenig von der darunterliegenden Kehlkopfschleimhaut abheben (Abb. 132, 133). In den meisten Fällen findet man blumenkohlartige Gebilde sowie stärker vorspringende, manchmal an Stielen pendelnde Papillomtrauben (Abb. 134–139). Bei stärkerer Vergrößerung sieht man an der Oberfläche der einzelnen Papillomzotten kleine Scheitelkapillaren. Eine Verhornung der Oberfläche ist nur sehr selten in schwach angedeuteter Form zu erkennen.

Die verzweigten Zotten eines Papilloms sind von einem vielschichtigen Belag meist kubischer Epithelien überzogen. Auffallend sind in vielen Fällen die großen, runden, dunklen Kerne. Gröbere Kernatypien fehlen in aller Regel. Manche Papillome, besonders solche, die rasch rezidivieren, können sehr zellreich sein, so daß ein weniger Erfahrener den Verdacht auf eine Präkanzerose ausspricht. Mitosen findet man ab und zu, gröbere Kerndysplasien fehlen.

Zur Behandlung juveniler Papillome wurden schon Dutzende verschiedene Methoden empfohlen und sind wieder verlassen worden wie Ultraschallwellen, Kryosonden, verschiedene zytostatische Agenzien, zuletzt Interferon (58). Alle diese Behandlungsmethoden sind – wenn sie überhaupt wirken – rein symptomatischer Art, denn der Krankheit liegt ein immunbiologischer Prozeß zugrunde, den wir bisher nicht beeinflussen können. Es hängt also nicht vom Geschick und von den Mitteln des Laryngologen ab, ob Rezidive häufiger oder seltener sind, sondern allein von dem immunologischen Geschehen. Solange wir keine kausale Behandlung ausführen können, kann es nur darauf ankommen, die Papillome gründlich und vor allem ohne Hinterlassung stenosierender Narben zu entfernen, die Stimme wieder herzustellen und die Atemwege freizuhalten. Da das einfache Abpflücken von Papillomen mit Löffelzängelchen meistens zu stärkeren Blutungen führt, wurde als Methode der Wahl die „Verdampfung" der Papillome mit einem Laserstrahl empfohlen (6). Nach meiner Erfahrung ist es einfacher, rascher und sauberer, die Papillome mittels Saugkoagulation zu entfernen. Das Verfahren besteht darin, daß die Papillome mit einer Mikrokoagulationssonde berührt werden und der Hochfrequenzsstrom auf so geringe Intensität eingestellt wird, daß die Papillome nicht verkohlen, sondern sozusagen im eigenen Saft kochen und

Abb. 130.
Kleines juveniles Papillom der rechten Stimmlippe.

Abb. 131.
Juveniles, nicht verhornendes Papillom der rechten Stimmlippe.

Abb. 132.
Bilateral, auf beide Stimmlippen ausgedehnter Rasen von Papillomen.

Abb. 133.
Stimmlippenpapillom rechts und an der vorderen Kommissur. Wenig vorspringende, rasenartige Form der juvenilen Papillomatose.

Abb. 134.
Papillomatose der gesamten Glottis bei einem Kleinkind, mehr pendelnde Form der Papillome.

Abb. 135.
Juvenile Papillome der vorderen Kommissur und der subglottischen Region.

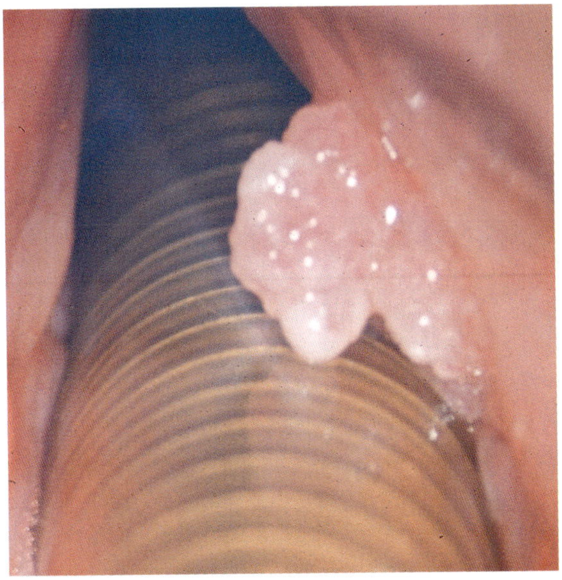

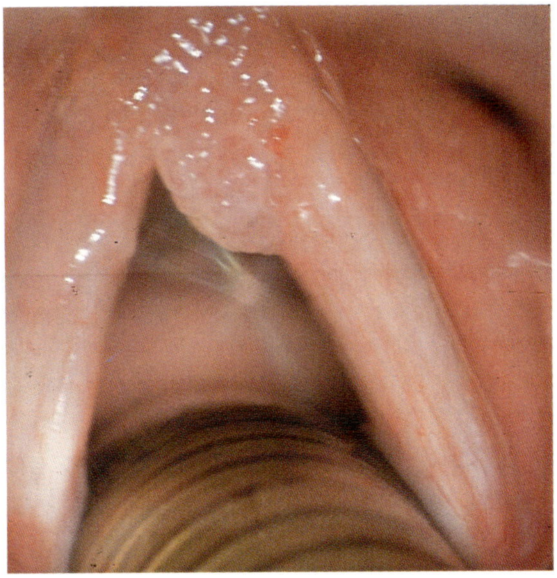

◀ 130
131

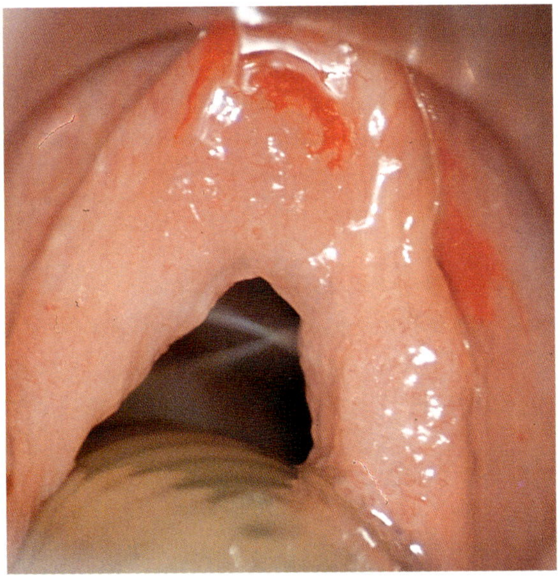

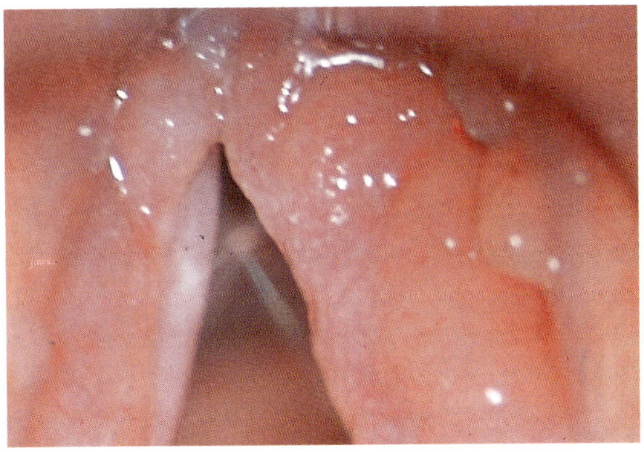

◀ 132
133

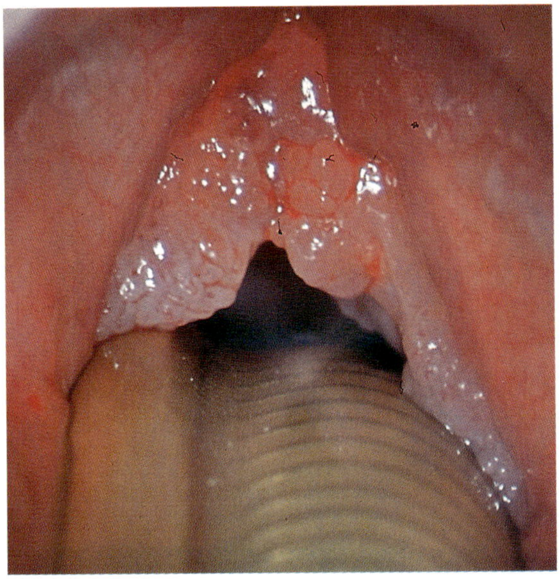

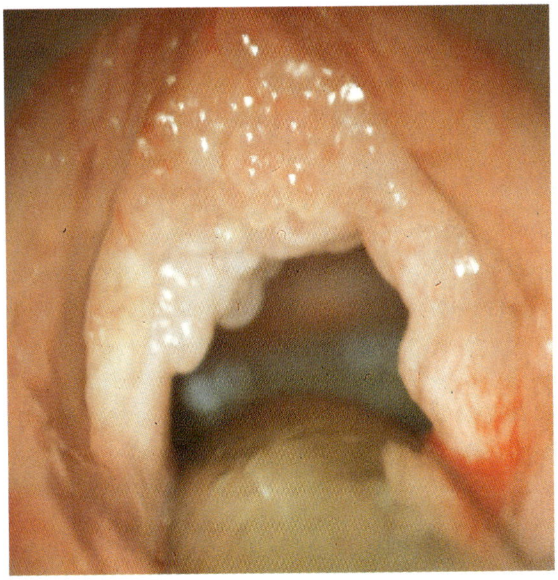

◀ 134
135

dann unschwer mit einem Sauger weggesaugt werden können (vgl. S. 28). Auf diese Weise kann man selbst ausgedehnte Papillomatosen ohne Schädigung des tiefer liegenden Gewebes in kürzester Zeit entfernen. Bestehen bereits Narben und Synechien, so sollte man versuchen diese endoskopisch, zusammen mit den Papillomen, zu entfernen.

Der Fortschritt besteht also nicht in einer kausalen Therapie der Papillome, sondern in der Möglichkeit einer exakteren Operation und der Vermeidung von Narben, wie sie häufig nach Papillomentfernung aufgetreten waren. Damit ist es auch möglich geworden, Tracheotomien, die früher so häufig notwendig waren, fast gänzlich zu vermeiden.

Der Verlauf einer Papillomatose ist für den einzelnen Fall in keiner Weise vorherzusagen. Als Faustregel kann nur gelten, daß Papillome bei jüngeren Kindern besonders rasch wachsen und rezidivieren, bei älteren Kindern und Erwachsenen der Verlauf hingegen meist abgemildert ist. Typisch für die juvenilen Papillome ist, daß sie nicht nur an dem Ort, an dem sie vorher entfernt wurden „rezidivieren", sondern daß sie an immer wieder anderen Stellen der Kehlkopfschleimhaut neu entstehen können. In vielen Fällen erfolgen spontane Rückbildungen ohne unmittelbaren Therapieeinfluß – man weiß nur nicht warum. Juvenile Papillome können jahrelang verschwinden, um dann wieder aufzutauchen. Bei einem Teil der Patienten kommt es über Jahrzehnte hin nicht zur Abheilung, sondern zu immer wieder auftretenden Rezidiven. Die Pubertät hat bei Kindern offenbar keinen Einfluß auf die Rückbildung der Papillomatose.

Sehr selten entstehen auf dem Boden einer Papillomatose bei Erwachsenen Kehlkopfkarzinome oder Bronchialkarzinome. Die meisten dieser Patienten waren Raucher. Die Häufigkeit der Entstehung eines Karzinoms bei juveniler Papillomatose dürfte so gering sein, daß man sie in der Praxis nicht befürchten muß (30). Früher wurden Fälle beschrieben, bei denen die Papillome bestrahlt wurden und danach radiogene Karzinome aufgetreten sind.

2.12 Isolierte Papillome (Abb. 140).

Dem Hals-Nasen-Ohrenarzt sind die relativ häufigen, gestielten, meist an der Uvula und den vorderen Gaumenbögen hängenden, nichtverhornenden kleinen Papillome des Pharynx bekannt. Diese werden meist als völlig harmloser Nebenbefund notiert.

Sehr selten findet man Papillome dieser Art auch im Bereich der aryepiglottischen Falte, der Aryregion oder an der Epiglottis.

Abb. 136.

Juveniles Papillom der linken Taschenfalte.

Abb. 137.

Extensive Papillomatose des gesamten Kehlkopfinneren.

Abb. 138.

Gleicher Fall wie Abb. 137, Papillomrasen auf der Epiglottis.

Abb. 139.

Eine Traube von Papillomen verlegt den Kehlkopfeingang.

Abb. 140a.

Gestieltes, an der Epiglottis pendelndes Papillom (ähnlich einem Papillom der Uvula.)

Abb. 140b.

Operationspräparat.

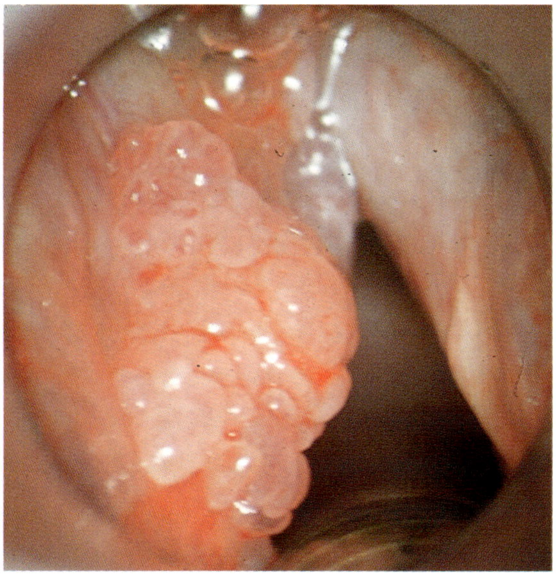

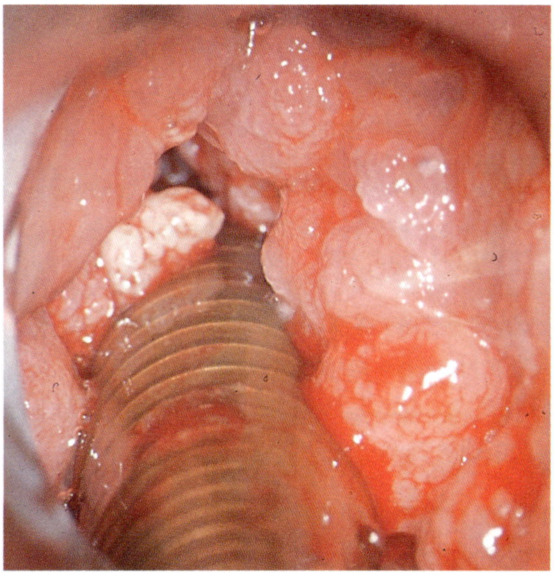

◀ 136
137

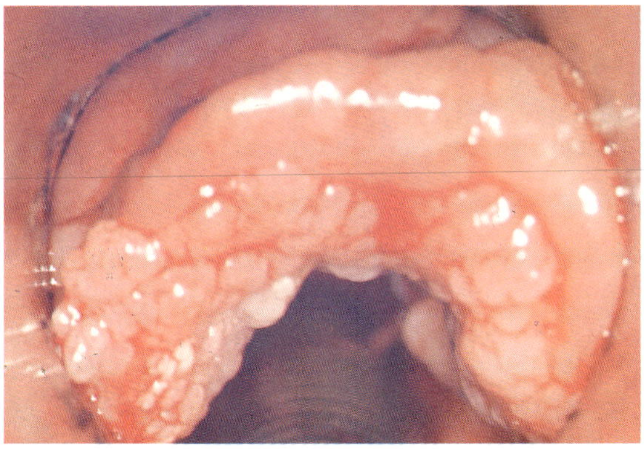

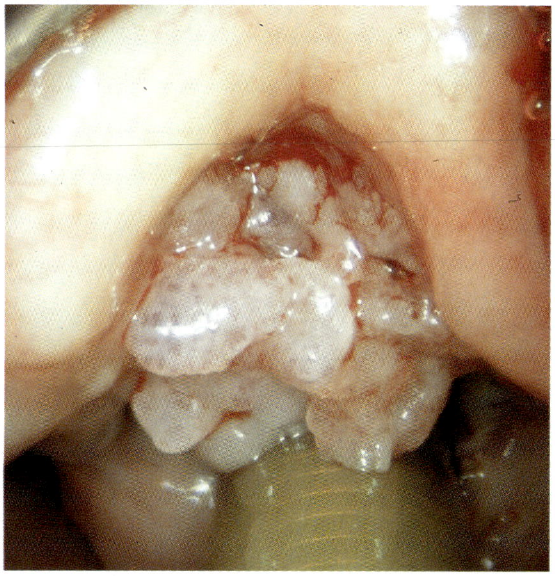

◀ 138
139

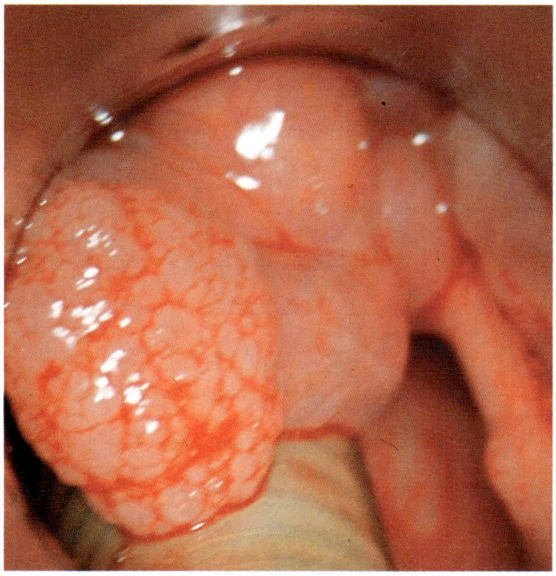

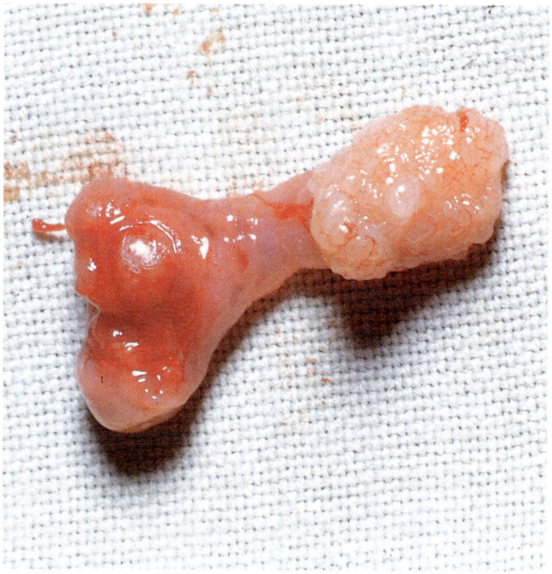

◀ 140a
140b

2.13 Verruköse Akanthose („verruköses Karzinom" (Abb. 141–147)

Diese relativ seltene Krankheit wird von den meisten Autoren als eine Untergruppe der Plattenepithelkarzinome aufgefaßt. Da in keinem der bisher beschriebenen Fälle Metastasen auftraten oder ein infiltrierendes Wachstum histologisch nachzuweisen war und wir den Verlauf bei einer Serie von Patienten schon bis zu 10 Jahren und länger beobachten, ohne daß es zu einer Metastasierung gekommen wäre, sind wir der Meinung, daß es sich gar nicht um Karzinome handelt, sondern vielleicht um Viruskrankheiten (15).

Bei der verrukösen Akanthose entwickeln sich ausgedehnte, von dicken Hornlagen bedeckte Wucherungen, die sich über die Stimmlippen, Taschenfalten und auch über die Epiglottis erstrecken können (Abb. 141, 142, 143). Relativ häufig sind kleine, multiple Satellitenherde (Abb. 141). Die warzigen, weißen Plaques oder baumrindenartig strukturierten, rasenartig sich ausdehnenden Veränderungen sind auf der Unterlage fest haftend und nur schwierig abzupräparieren (Abb. 144). Sie sehen zwar aus wie Tumoren, bleiben aber immer oberflächlich und dringen nicht tiefer in das darunterliegende Gewebe ein.

Nur mittels histologischer Untersuchung von möglichst viel Material ist eine sichere Differentialdiagnose gegen verrukös wachsende, hochdifferenzierte Plattenepithelkarzinome möglich. Mikroskopisch finden sich bandartig gefältelte und warzige, verhornte Epithelwucherungen, die mit dicken, plumpen Kolben vordringen, aber stets scharf abgegrenzt sind. Vielfach entwickeln sich, ähnlich wie in Tonsillenkrypten, Invaginationen, die Detrituspfröpfe einschließen. Auch Keratingranulome sind nicht selten zu finden. In der Umgebung der plump vorspringenden Akanthosezapfen besteht eine erhebliche, vorwiegend lymphozytär-leukozytäre entzündliche Infiltration.

Alle in den letzten Jahren beobachteten Fälle habe ich ausschließlich endoskopisch behandelt. Die schlecht abtrennbaren, manchmal lederartigen weißlichen Platten können mit scharfen Instrumenten aus dem Kehlkopf herauspräpariert werden. In vielen Fällen haben wir auch Saugkoagulationen vorgenommen, um das krankhaft veränderte, verdickte Epithel schrittweise zu entfernen. Bei sehr ausgedehnten verrukösen Akanthosen ist es ratsam, den Eingriff auf mehrere Sitzungen zu verteilen. Rezidive (Abb. 145–147) treten zwar ziemlich regelmäßig auf, so daß oft jedes Jahr neue Eingriffe nötig werden, doch kam es bisher in keinem einzigen Fall zur „malignen Degeneration".

Abb. 141.

Verruköse Akanthose, ausgedehnt über beide Stimmlippen mit multiplen Herden, rechts auch subglottischer Tumor.

Abb. 142.

Verruköse Akanthose. Ausdehnung über die Epiglottis.

Abb. 143.

Verruköse Akanthose, plaqueartige Epithelverdickungen an der linken Taschenfalte.

Abb. 144.

Rezidiv des in Abbildung 143 dargestellten Falles: Baumrindenartig strukturierte Epithelverdickung an der linken Stimmlippe.

Abb. 145.

Rezidivierende verruköse Akanthose. Ein Jahr nach Dekortikation der linken Stimmlippe beginnen sich erneut Epithelverdickungen zu bilden.

Abb. 146.

Verruköse Akanthose. Zustand vor Dekortikation der rechten Stimmlippe.

Abb. 147.

Gleicher Fall wie Abb. 146. Rasch zunehmende Veränderung an der linken Stimmlippe, 3 Monate nach Entfernung der Veränderungen rechts. Nach Entfernung dieser Veränderung war der Patient weitere 2 Jahre rezidivfrei.

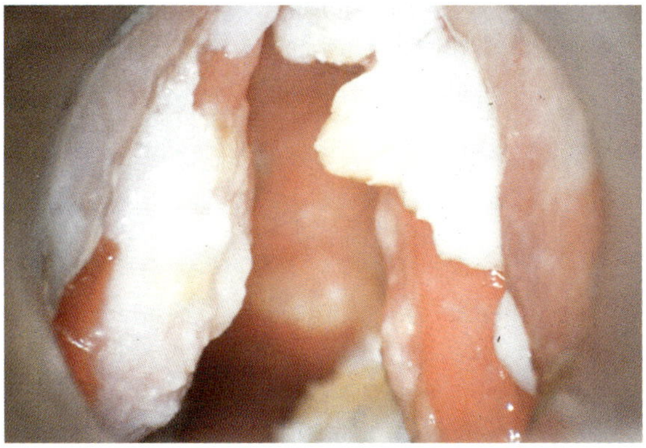

◄ 141

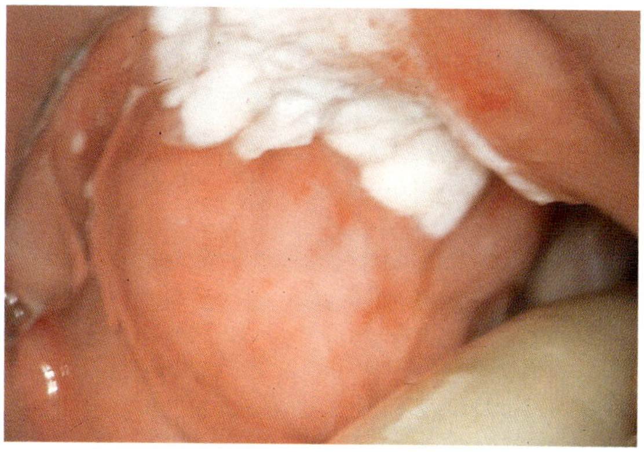

142

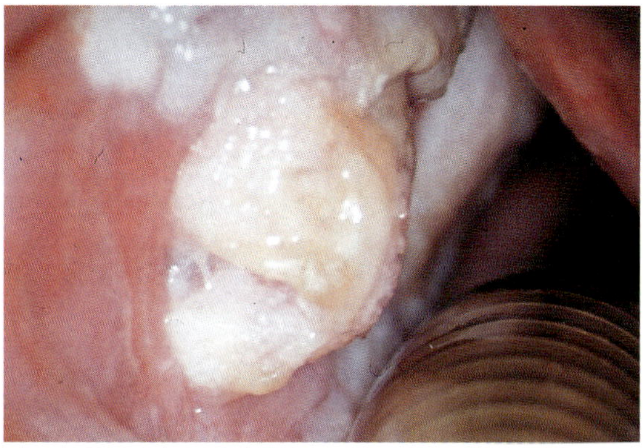

◄ 143

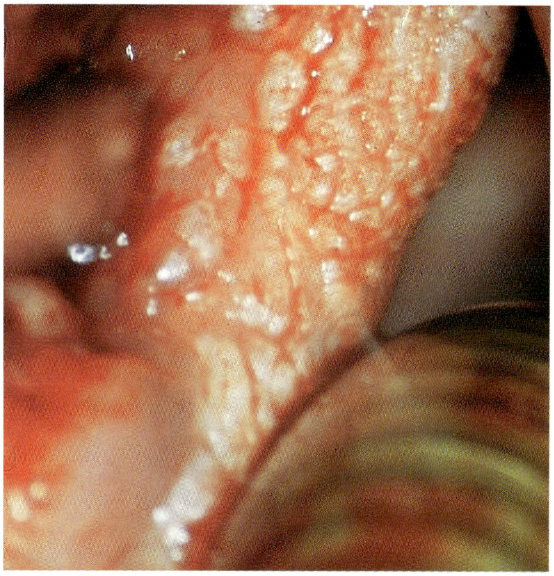

144

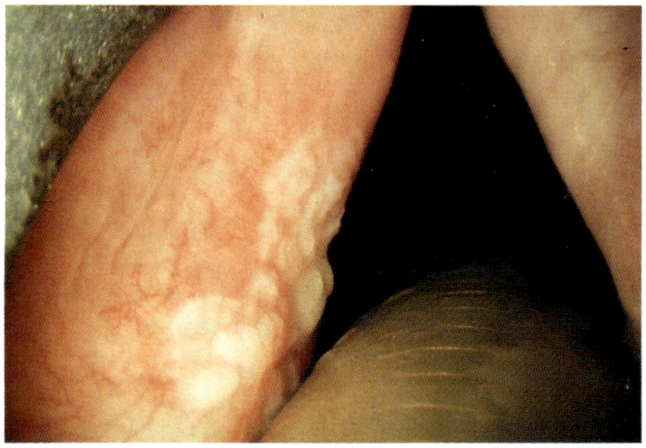

◄ 145

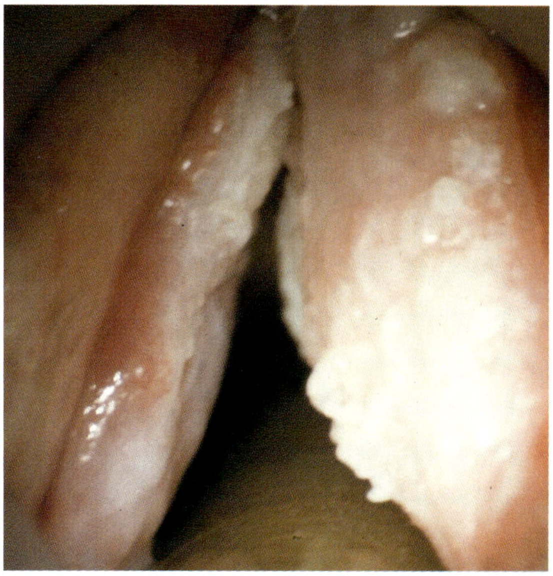

146

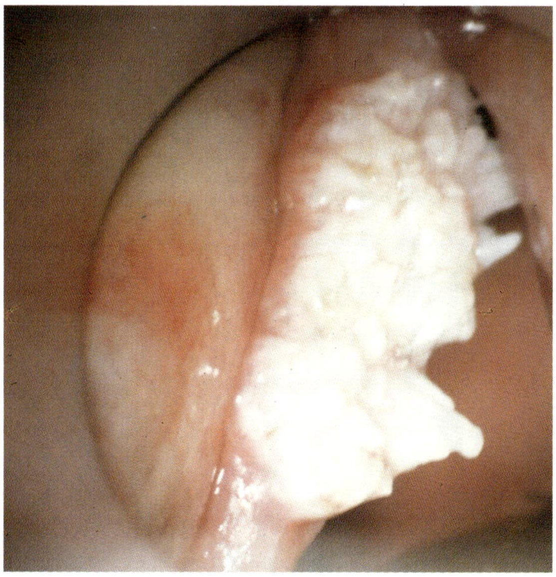

◄ 147

2.14 Amyloidablagerungen („Amyloidtumor“ Abb. 148–151)

Amyloidablagerungen im Kehlkopf sind nicht selten. Man findet sie bei Männern und Frauen etwa gleich häufig. Die meisten Patienten befinden sich im mittleren Lebensalter (46).

Kleine, isolierte Amyloidablagerungen in den Stimmlippen ähneln Zysten oder Polypen (Abb. 148). In der Mehrzahl der Fälle liegen die Amyloidablagerungen aber in den Taschenfalten und bilden „Amyloidtumoren“ (Abb. 149, 150). In einzelnen Fällen finden sich ausgedehnte Amyloidablagerungen im ganzen Kehlkopf (Abb. 151). Mikrolaryngoskopisch sieht man eine diffuse oder mehr knotige Schwellung an einer oder beiden Stimmlippen oder an den Taschenfalten, manchmal auch ausgedehntere, tumorartige Veränderungen. Die Schleimhaut über den Amyloidablagerungen ist glatt und nicht stärker vaskularisiert. Sobald man die Schleimhaut durchtrennt kommt man an die charakteristischen, nicht blutenden, gelblich bröckeligen, oft schollenartigen Amyloidablagerungen.

Histologisch ist die Amyloidose an den rundlichen hyalinen Einlagerungen, die sich mit Kongorot anfärben lassen und im polarisierten Licht identifizierbar sind sowie an den Fremdkörperriesenzellen in der Umgebung der Amyloidablagerungen leicht zu identifizieren.

Wir versuchen Stück für Stück die einzelnen Amyloidschollen aus der Tiefe des Gewebes zu entfernen. Leider durchsetzen sie Stimmlippenmuskulatur oder die Taschenfalten oft völlig. Bei der Abtragung sollte man großen Wert darauf legen, möglichst wenig traumatisierend vorzugehen, um eine gute Funktion des Kehlkopfes zu erhalten. Bei ausgedehnten Amyloidablagerungen ist es meist nicht möglich und auch nicht nötig, diese vollständig zu entfernen. Es ist besser, man läßt einige Amyloidschollen zurück und erhält einen einigermaßen funktionsfähigen Kehlkopf. Eine externe Operation (Thyreotomie), wie sie früher öfter durchgeführt wurde, ist heute nicht mehr indiziert. In vielen Fällen ist der Prozeß der Amyloidablagerungen weitgehend stationär, so daß „Rezidive“ über Jahre hin ausbleiben. In anderen Fällen gibt es aber auch rasche Progredienzen und immer wieder neu auftretende und sich vergrößernde Amyloidablagerungen, die wiederholte Operationen notwendig machen.

Abb. 148.

Bilaterale kleinere Amyloidablagerungen in den Stimmlippen. Die Schleimhaut darüber wirkt dünn und ödematös.

Abb. 149.

Sogenannter Amyloidtumor der linken Taschenfalte. Diffuse, bei Betastung sich hart anfühlende Vorwölbung der Taschenfalte, die die Stimmlippe völlig überlagert.

Abb. 150.

Gleicher Fall wie Abb. 149 – ein halbes Jahr nach Exzision der Veränderungen aus der linken Taschenfalte. Weitere Amyloidablagerungen in der rechten Taschenfalte.

Abb. 151.

Ausgedehnte Amyloidablagerungen der gesamten supraglottischen Region des Kehlkopfes.

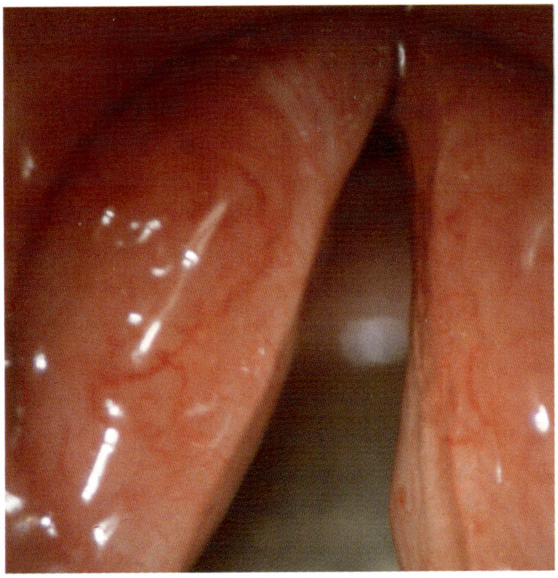

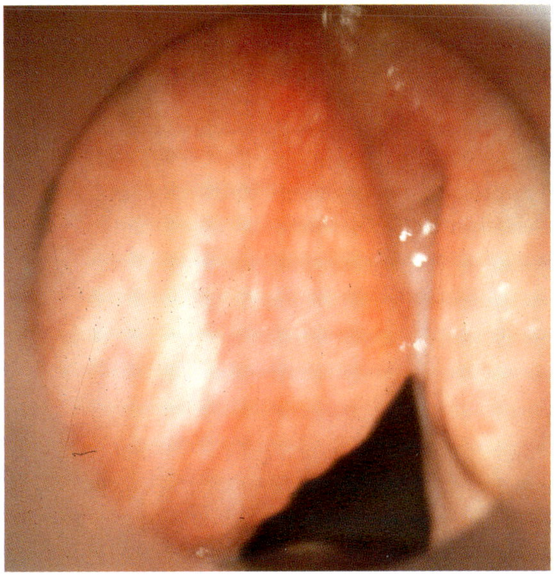

◄ 148
149

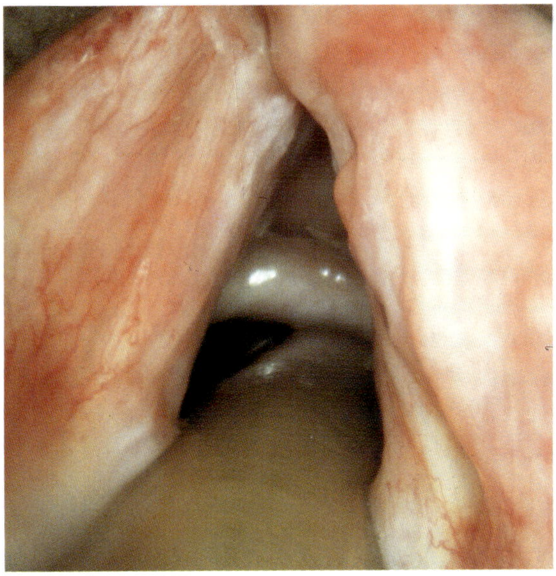

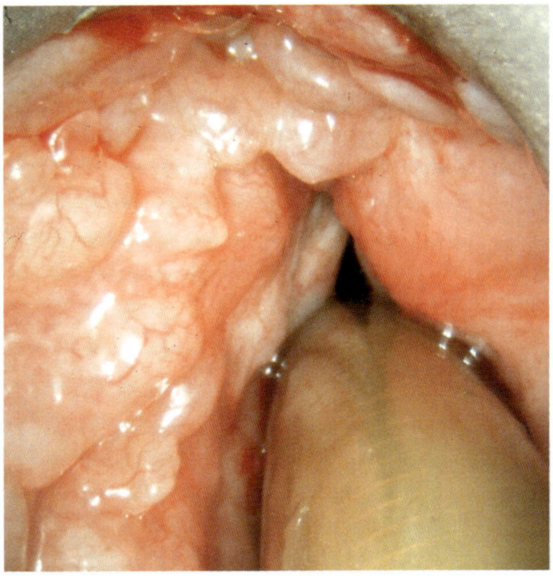

◄ 150
151

2.15 Taschenfaltenhyperplasien (Abb. 152–155)

Verdickungen der Taschenfalten haben verschiedene Ursachen (34). Am häufigsten findet man Taschenfaltenhyperplasien bei spastischen Dysphonien, schließlich gibt es vikariierende Hyperplasien bei Patienten, die nicht mehr in der Lage sind, mit den Stimmlippen zu phonieren, sei es aufgrund von Paresen, Reinke Ödemen, von Tumoren oder Defekten.

Diese „sekundären" Taschenfaltenhyperplasien beginnen in den vorderen Abschnitten der Taschenfalten und dehnen sich allmählich über die mittleren und hinteren Abschnitte aus (Abb. 152, 153, 154). Es entwickelt sich dann ein „Sphinkter", der aktiv und für sich allein beweglich ist, auch wenn die Stimmlippen beiderseits gelähmt sind. (Dies ist ein deutlicher Hinweis auf motorische Fasern im Bereich des Nervus laryngeus cranialis). In Resektaten aus derartig verdickten Taschenfalten, besonders bei spastischer Dysphonie, findet man häufig quergestreifte Muskelfasern, die nur aus dem Musculus ventricularis stammen können. Mittels der Schließbewegungen des supraglottischen Sphinkters kann eine supraglottische Phonation bzw. eine Taschenfaltenstimme produziert werden. Dies kann in manchen Fällen durchaus erwünscht sein, wenn z.B. eine Phonation mit der Glottis nach Stimmlippenresektion oder bei Paresen nicht mehr möglich ist.

Bei der spastischen Dysphonie, die nach meiner Anschauung auf eine Dysfunktion im Zusammenspiel zwischen dem glottischen und dem supraglottischen Sphinkter zurückzuführen ist, kann man bei besonders stark ausgeprägter Taschenfaltenhyperplasie Keilresektionen aus den Taschenfalten vornehmen, um einen Schluß des supraglottischen Sphinkters zu verhindern. Dieses schon seit langem immer wieder geübte Verfahren bringt keine überzeugenden Resultate. Exzisionen aus den Taschenfalten sind relativ einfach. Man braucht nur die Schleimhaut in den vorderen beiden Dritteln halbmondförmig zu inzidieren und dann größere Gewebestücke aus dem Inneren der Taschenfalten entnehmen und das Wundbett koagulieren. Die Wunde wird mit einigen Nähten verschlossen (Abb. 155).

Abb. 152.

Sekundäre Taschenfaltenhyperplasie, frühes Stadium bei hyperkinetischer Dysphonie. Nur die vorderen Abschnitte der Taschenfalten sind verdickt.

Abb. 153.

Sekundäre Taschenfaltenhyperplasien bei gleichzeitig bestehender Atrophie der Stimmlippen.

Abb. 154.

Sekundäre vikariierende Taschenfaltenhyperplasie bei Reinke Ödem.

Abb. 155.

Operative Verkleinerung der Taschenfalten. Es wird ein halbmondförmiges Exzidat aus der Schleimhaut der Taschenfalte und der Lamina quadrangularis entnommen. Danach wird das darunterliegende Fettgewebe und Drüsengewebe so weit entfernt bis die Konfiguration der Taschenfalte wieder hergestellt ist.

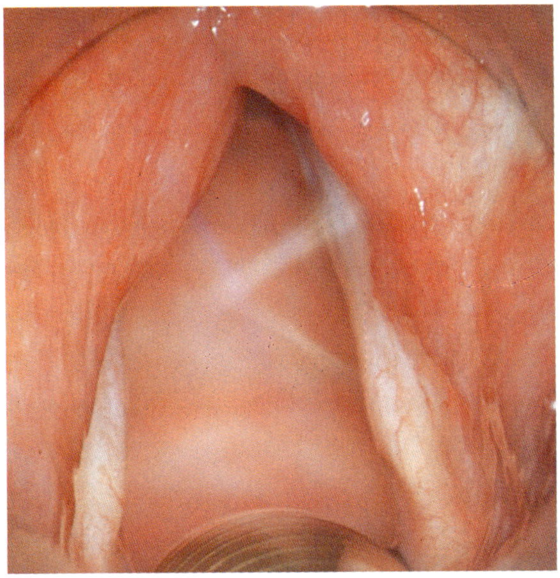

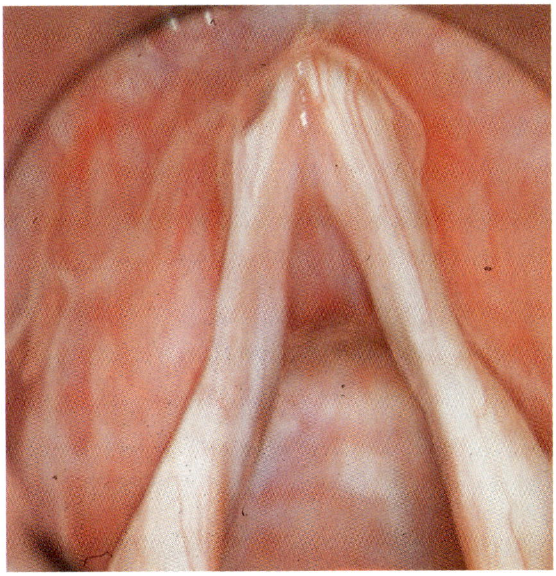

◀ 152
153

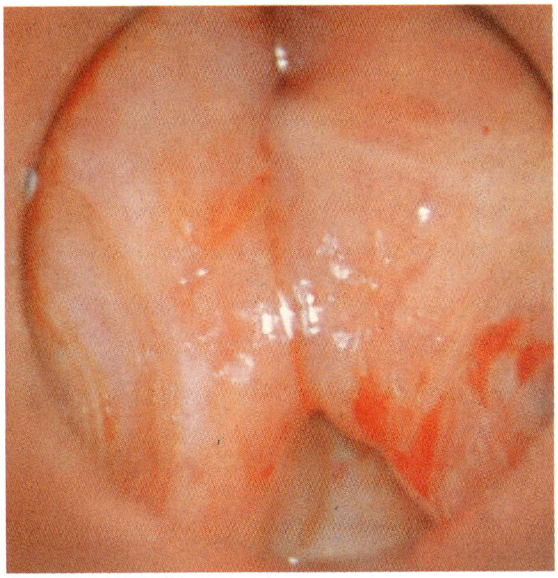

◀ 154

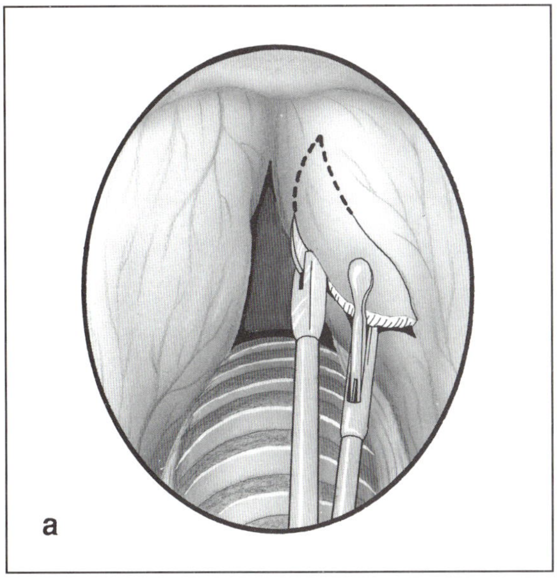

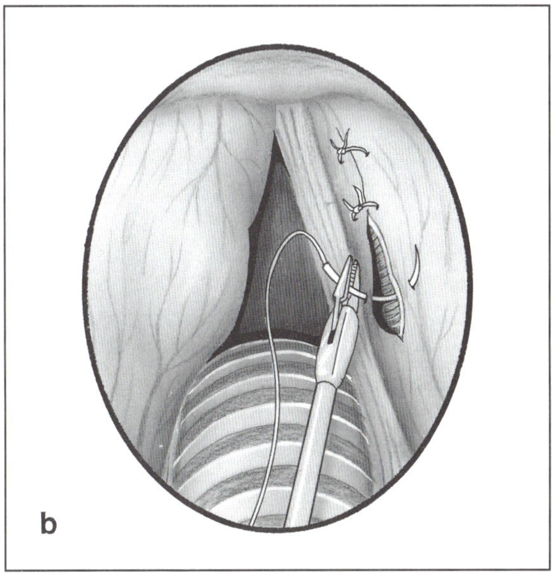

◀ 155

3 Traumatisch bedingte Veränderungen

3.1 Larynxschäden durch Intubation

Als Folge einer Intubationsnarkose oder einer Beatmungsbehandlung können im Larynx verschiedenartige Veränderungen auftreten, die eine chirurgische Intervention erfordern.

Die Ursache dieser Veränderungen ist der im Larynx scheuernde Intubationskatheter oder die Abdichtmanschette, die Schleimhautläsionen oder auch tiefere Ulzerationen hervorrufen. Eine zu oberflächliche Narkose, bei der der Patient hustet, würgt und sich bewegt, verursacht allzuleicht Scheuerstellen im Larynx. Ein schlechter Allgemeinzustand eines über längere Zeit hin beatmeten Patienten fördert die Entstehung von Exulzerationen. Wir sahen nicht nur einmal, daß selbst großflächige Niederdruckcuffs bis in den Ösophagus gescheuert hatten. Eine Regurgitation von Magensaft, der sich vor der Abdichtmanschette des Trachealkatheters sammelt, kann zusätzlich schwerwiegende Schleimhautläsionen hervorrufen („Laryngitis acida"). Schließlich können zu große Intubationskatheter Ursache der Schädigung sein. Bezeichnend ist, daß 80% aller Intubationsgranulome bei Frauen auftreten, was man als einen sicheren Hinweis werten muß, daß bei kleinen Frauenkehlköpfen oft zu große Katheter verwendet werden.

3.1.1 Fibrinös ulzeröse Laryngitis (Abb. 156, 157)

Wenn man nach Intubationsnarkosen eine laryngoskopische Untersuchung ausführt, sieht man fast regelmäßig eine entzündliche Rötung der Stimmlippen, manchmal auch umschriebene Fibrinbeläge, besonders über den Aryknorpeln, die aber meist spontan abheilen.

In einzelnen Fällen können sich aber nach oft nur kurz dauernden Intubationen schwere *fibrinöse, ulzeröse Laryngitiden* entwickeln, die vielleicht durch allergische Reaktionen gegen das Kathetermaterial oder durch Magensaftregurgitation hervorgerufen werden. So sah ich in zwei Fällen nach Intubation mit roten Gummikathetern einen hochgradigen Stridor, bedingt durch eine diffuse Schwellung der weithin von Fibrin bedeckten Stimmlippen, die sich auch in die subglottische Region hinein erstreckte (Abb. 156, 157). In diesen Fällen waren eine mehrmalige endoskopische Absaugung und Abtragung der Fibrinbeläge sowie die Gabe von Antibiotika und abschwellende Maßnahmen erfolgreich.

3.1.2 Schmutzpigmentation (Abb. 158, 159)

Eine seltene Veränderung nach Intubationsnarkose sind Schmutzpigmentationen an den Stimmlippen. Offenbar ist in solchen Fällen Material, das sich an der Oberfläche der Katheter angesammelt hatte (die Art war in keinem Fall zu klären), in die Schleimhaut wie bei einer Tätowierung eingerieben worden (Abb. 158, 159).

Abb. 156.

Fibrinös ulzeröse Laryngitis nach Intubation. Die Stimmlippen sind mit dicken Fibrinbelägen überzogen und miteinander verklebt.

Abb. 157.

Fibrinös ulzeröse Laryngotracheitis nach Intubation. Ausgedehnte Fibrinbeläge, die sich von der Glottis in die subglottische Region hinab erstrecken. Stimmlippen beiderseits infolge entzündlicher Veränderungen nicht beweglich.

Abb. 158.

Ausgedehnte submuköse Pigmentation nach Art einer Tätowierung nach Intubationsnarkose. Histologisch waren in der Submukosa Schmutzpartikel erkennbar.

Abb. 159.

Bilaterale dunkle Pigmenteinsprengung nach Intubationsnarkose.

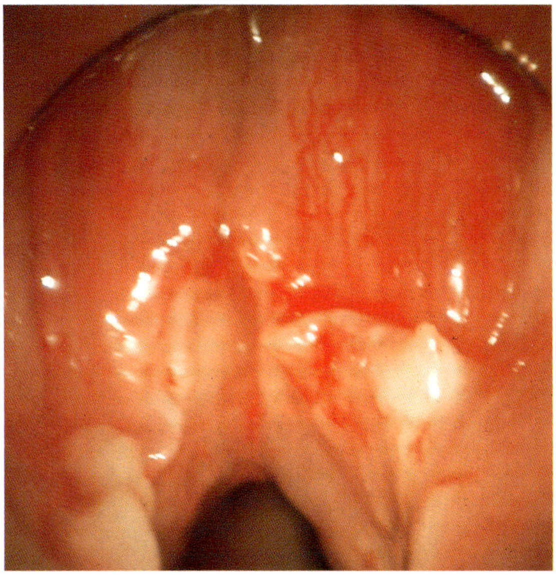

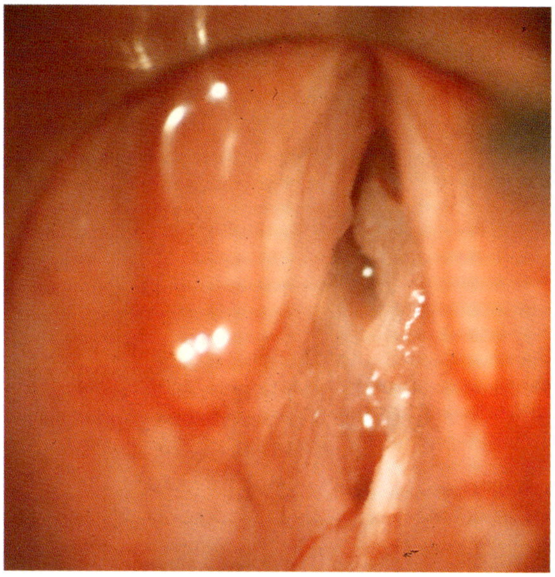

◄ 156
157

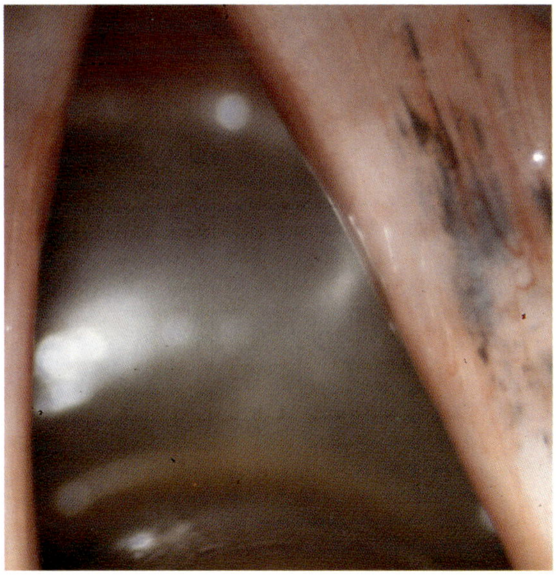

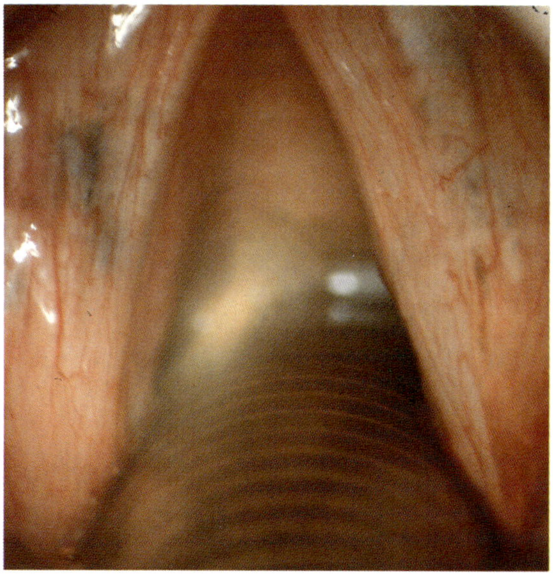

◄ 158
159

3.1.3 Intubationsgranulome (Abb. 160–164)

Sie können nach jeder Intubationsnarkose, selten auch nach Bronchoskopien entstehen. Am häufigsten finden sich Intubationsgranulome nach Langzeitintubation und maschineller Beatmung. 80% der Patienten mit Intubationsgranulomen sind Frauen, bei etwa 75% der Fälle findet sich nur ein Granulom an einer Seite. In 25% der Fälle bilaterale Granulome.

Intubationsgranulome entstehen stets über den medianen Flächen der Processus vocalis der Aryknorpel. Sie sind (im Gegensatz zu den zweilippigen Kontaktgranulomen stets pilzförmig und haben einen Stiel. Die Oberfläche ist grauweiß oder düster-rot, von Fibrin und nicht von Epithel bedeckt. Die Mehrzahl aller Granulome werden 2–4 Wochen nach der Intubation bemerkt. Länger bestehende Granulome können spontan abheilen, indem der Stiel immer dünner wird und sie schließlich abgehustet werden. Wahrscheinlich werden Intubationsgranulome häufig abgehustet, bevor eine laryngoskopische Untersuchung ausgeführt wird.

Die Behandlung ist relativ einfach: Der Stiel wird mit einer Schere abgetrennt. Eventuelle Reste des Granuloms mit einem Löffelzängelchen „abgepflückt“ und die Basis vorsichtig koaguliert. Rezidive sind nach meiner Erfahrung sehr selten. Eine postoperative Stimmübungsbehandlung ist nicht nötig.

3.1.4 Zysten nach Intubation werden auf S. 52 f. beschrieben.

Abb. 160.

Großes Intubationsgranulom an typischer Stelle über dem Processus vocalis der linken Stimmlippe.

Abb. 161.

Charakteristisches, pilzförmiges Intubationsgranulom über dem Processus vocalis rechts.

Abb. 162.

Von Fibrin bedecktes, pilzförmiges Intubationsgranulom ungewöhnlicher Größe am linken Processus vocalis.

Abb. 163.

Doppelseitige Intubationsgranulome nach Langzeitbeatmung wegen Schlafmittelvergiftung.

Abb. 164.

Bilaterale Intubationsgranulome von typischer Pilzform nach kurzzeitiger Intubationsnarkose.

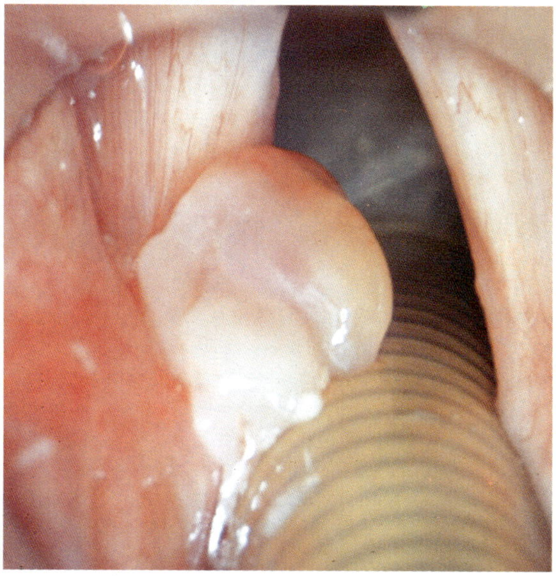

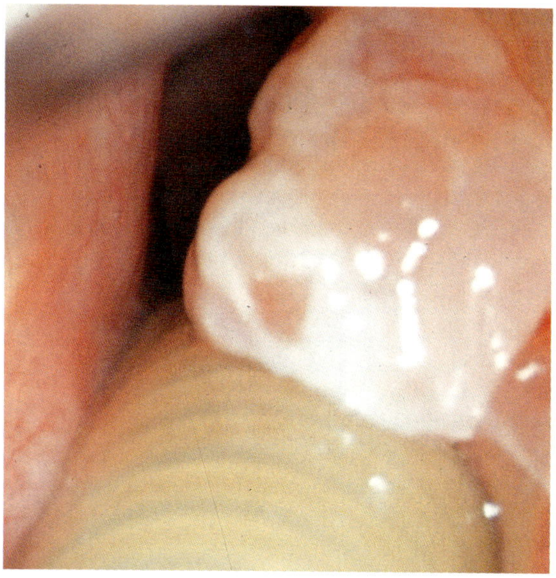

◀ 160
161

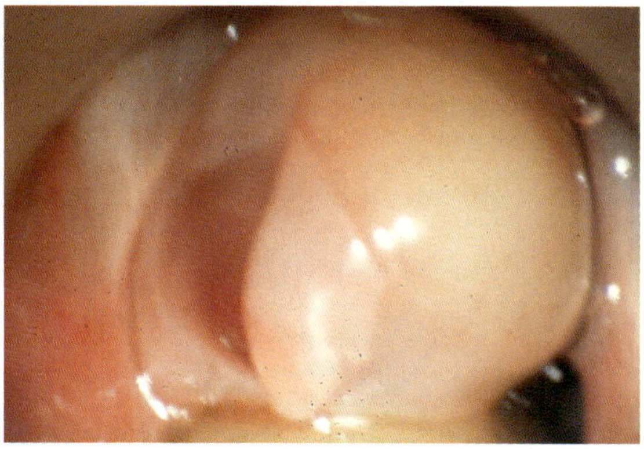

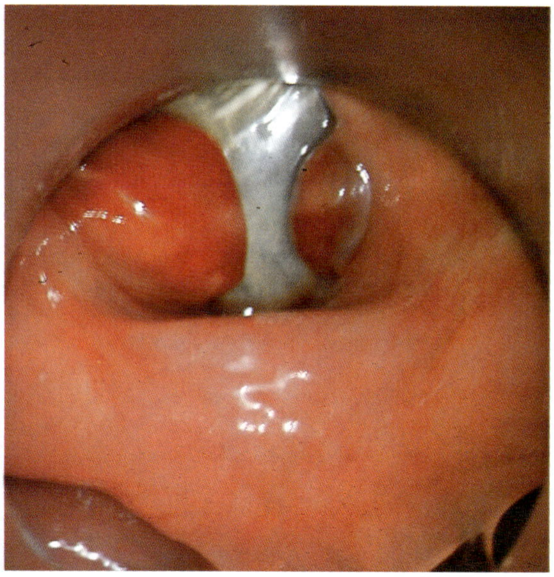

◀ 162
163

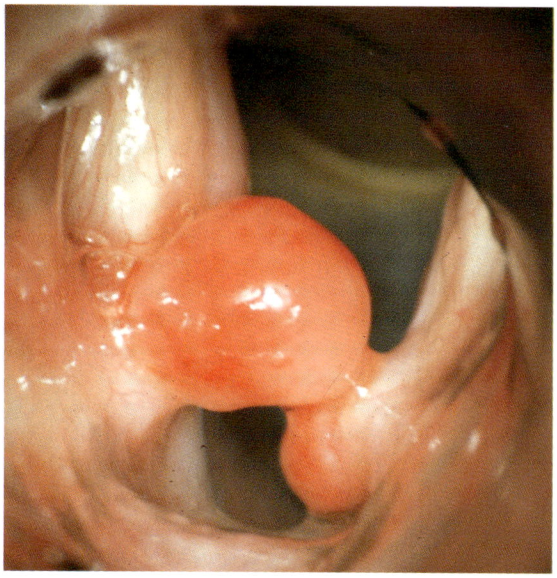

◀ 164

3.1.5 Synechien im Stimmlippenbereich (Abb. 165 –167)

Nach Intubation entstehen in den mittleren und hinteren Abschnitten der Stimmlippen, sehr selten im Bereich der vorderen Kommissur, gelegentlich aber auch an den Taschenfalten Synechien. Man sieht strangförmige, brückenartige Verwachsungen, etwa an der Stimmlippenmitte oder über der Mitte der Taschenfalten (Abb. 165). Bei Verwachsungen zwischen den Spitzen der Processus vocalis beider Aryknorpel können die Stimmlippen förmlich aneinander geheftet werden. Es bleibt aber vorne im membranösen Teil und hinten im interkartilaginären Abschnitt je eine Öffnung zurück (Abb. 166). Solche Verwachsungen können meistens mit wenigen Scherenschlägen durchtrennt und beseitigt werden. Sehr selten ist eine vollständige Verwachsung der Stimmlippen in ganzer Länge nach länger dauernder Intubation (Abb. 167).

Abb. 165.

Verwachsungsstrang zwischen den Stimmlippen nach Intubationsnarkose.

Abb. 166.

Brückenförmige Verwachsung zwischen den Spitzen der Processus vocales nach Intubationsnarkose. Vorne und hinten bleibt noch eine schmale Öffnung bestehen.

Abb. 167.

Vollständige Verwachsung beider Stimmlippen in ganzer Länge nach Intubationsnarkose.

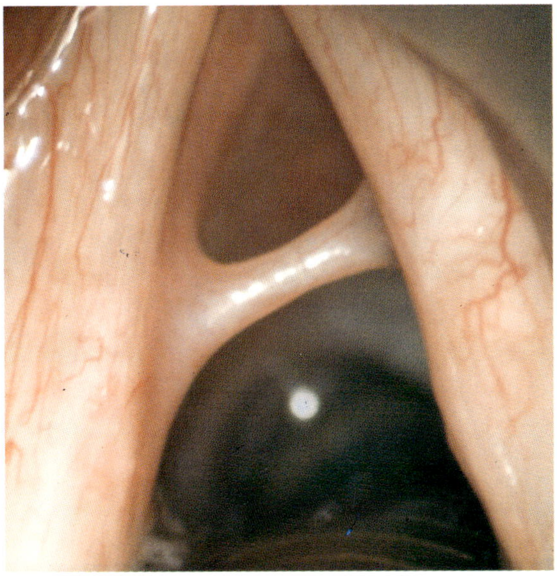

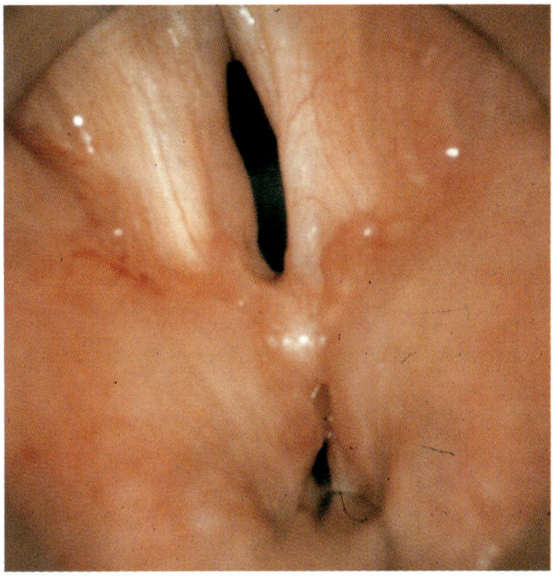

◀ 165
166

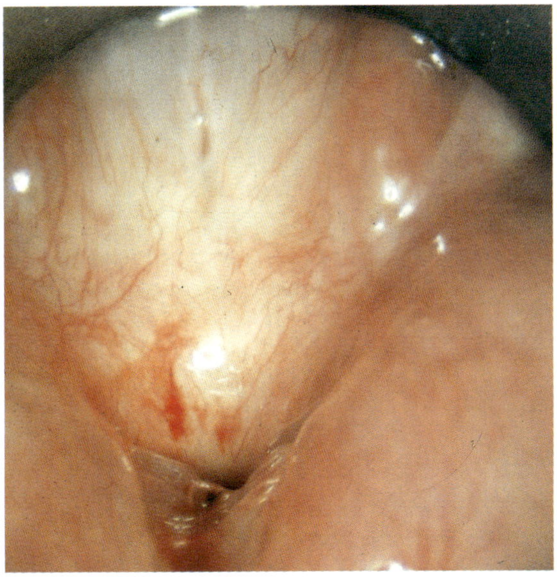

◀ 167

3.1.6 Subglottische Stenosen (Abb. 168–172)

Subglottische Stenosen sind eine leider immer noch häufige Komplikation nach Intubation und Dauerbeatmung, vor allem bei Kindern. Diese Stenosen entwickeln sich besonders dann, wenn eine Schleimhautschädigung, etwa infolge eines Grippecroups bestanden hat. Zwei verschiedene Formen können unterschieden werden, zwischen denen es Übergänge gibt: „Lochblendenstenosen" bestehen aus einem membranösen Ring von Narbengewebe im subglottischen Raum (Abb. 168, 169, 170). Wenn dieser Narbenring nicht allzu dick ist, kann er meist endoskopisch vollständig entfernt werden. Ich ziehe es in diesen Fällen vor, mit der Nadelelektrode eine Stichelung in der Peripherie des Stenoseringes durchzuführen und den Ring dann auszuschneiden. Unter Umständen muß diese Prozedur wiederholt werden, bis man eine auf Dauer ausreichende Weite des Lumens erzielt hat. Ein Dilatator, z.B. ein T-Rohr, sollte postoperativ nicht eingelegt werden, da dieses auf der frischen Wunde nur scheuert und erneut zur Narbenbildung Anlaß gibt. Eine bloße Sprengung der anulären Stenose, die wir früher durchgeführt haben, bringt nicht die erwünschten Ergebnisse.

Wichtig ist bei allen diesen Maßnahmen, daß man abwartet, bis die Narben reif geworden sind. Wenn noch stärkere entzündliche Veränderungen und Granulome bestehen, ist die Rezidivgefahr außerordentlich hoch. Man kann durch ein zu frühes, aktives Vorgehen mehr verderben und größere Zerstörungen anrichten, als sie ohnehin bestehen.

Falls unmittelbar nach der Extubation diese Granulome bemerkt werden, wird man diese sofort entfernen, um vielleicht eine Tracheotomie zu vermeiden und der Entstehung narbiger Stenosen vorzubeugen.

Ist es im subglottischen Bereich zu einer tiefer greifenden Schädigung auch des Knorpels gekommen, entsteht als zweite Form eine Chondritis des Ringknorpels und es entwickeln sich trichterförmige, starre, zirkuläre laryngotracheale Stenosen bis zur vollständigen Obstruktion. Ein endoskopisches Vorgehen bringt in diesen Fällen selten Erfolg (Abb. 171, 172).

Abb. 168.

Dünne membranöse, subglottische Lochblendenstenose nach Beatmungsbehandlung bei einem Kind.

Abb. 169.

Frische Lochblendenstenose nach Beatmungsbehandlung. Am dorsalen Rand der Stenose noch Granulationsgewebe.

Abb. 170.

Charakteristische Lochblendenstenose mit etwas verdickten Rändern.

Abb. 171.

Trichterförmige, subglottische Stenose im laryngotrachealen Übergangsbereich nach Beatmungsbehandlung.

Abb. 172.

Vollständige Obliteration der laryngotrachealen Übergangsregion nach Beatmungsbehandlung.

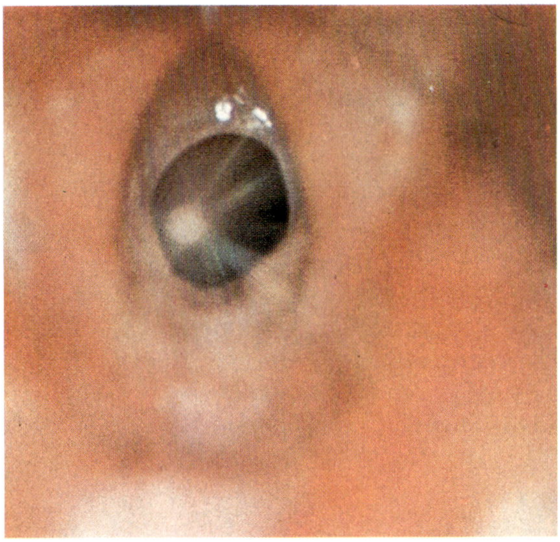

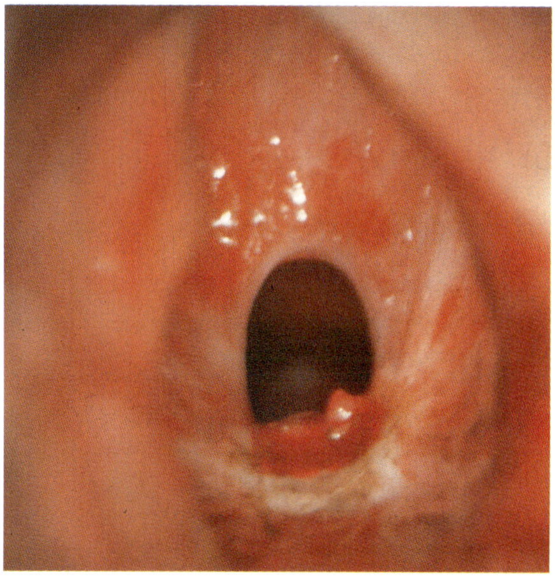

◀ 168
169

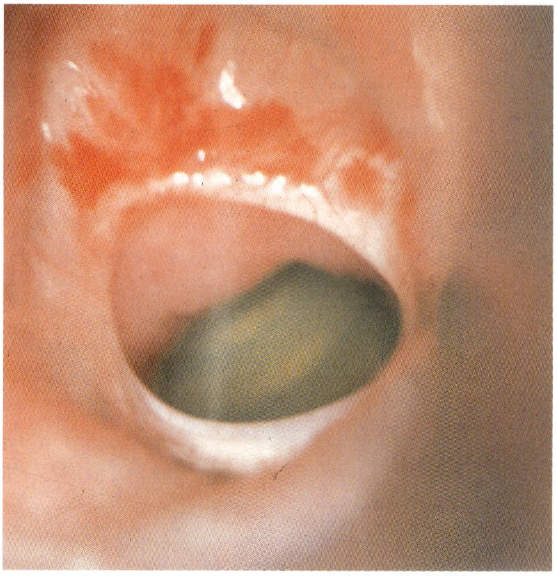

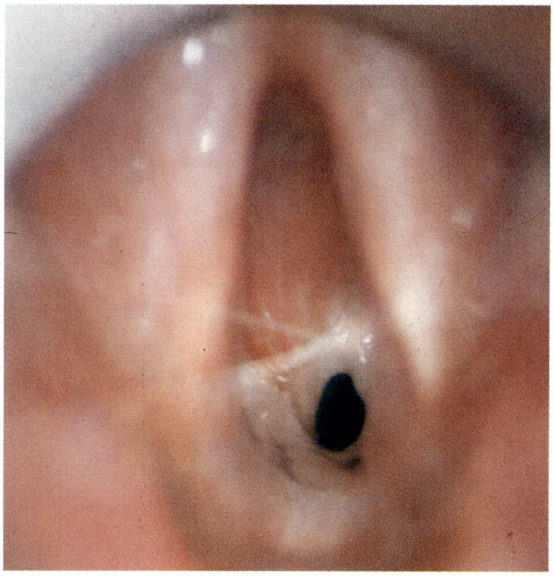

◀ 170
171

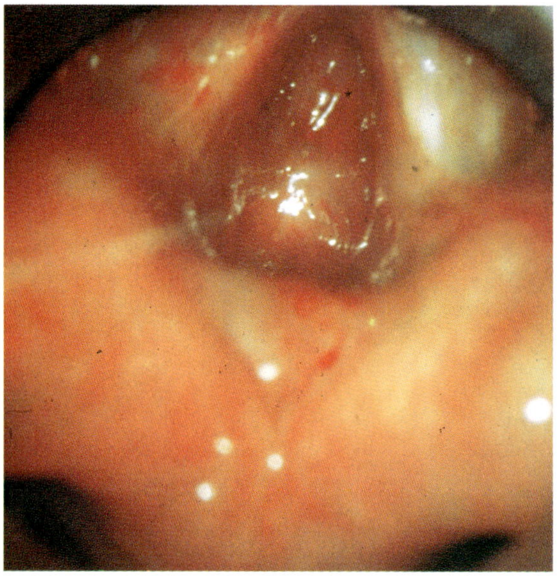

◀ 172

3.1.7 Dorsale Narben und Ankylosen der Krikoarytaenoidgelenke (Abb. 173–174)

Wenn die Abdichtmanschette des Intubationskatheters eine Scheuerverletzung an der Ringknorpelplatte hervorgerufen hat, entwickeln sich aus Ulzera und Granulationen oft dicke Narbenplatten an der Kehlkopfhinterwand (Abb. 173, 174). Neben diesen Narbenplatten finden sich häufig auch bilaterale Ankylosen der Aryknorpel in nahezu medianer Stellung. In diesen Fällen wird oft fälschlich eine traumatische, bilaterale Rekurrensparese diagnostiziert.

Der Versuch einer endoskopischen Abtragung dieser Narbenplatten oder aber einer Arytaenoidektomie zur Erweiterung der Glottis brachte in allen diesen Fällen keinen ausreichenden Erfolg. Auch wenn man mittels einer Arytaenoidektomie eine gewisse Erweiterung erzielt, reicht diese meist nicht aus, um die Patienten dekanülieren zu können. Besser ist in diesen Fällen eine externe Operation in Form einer Laminotomie der Ringknorpelplatte und eine Interposition von Rippenknorpel.

3.1.8 Sogenannte Aryknorpelluxationen

Eine „Aryknorpelluxation" nach Intubation, besonders nach Crush-Intubation wird häufiger diagnostiziert als sie wohl tatsächlich stattfindet. In allen Fällen, die wir sahen, war der Aryknorpel nach vorne und median gekippt und in dieser Position fixiert. Es liegt nahe anzunehmen, daß es bei der Intubation zu einer Blutung in das Krikoarytaenoidgelenk und zu einer sekundären. Ankylose gekommen ist. Der Versuch einer Remobilisation und Reposition mittels Rütteln ist zwecklos. In Fällen, in denen der vornübergekippte Aryknorpel den Kehlkopf stenosierte, haben wir einfach die Spitze der Knorpelpyramide reseziert.

3.2 Postoperative Granulome (Abb. 175, 176)

Postoperative Granulome sind nach endoskopischen und externen Kehlkopfoperationen häufige Veränderungen. Einzelne von ihnen heilen ab bzw. werden abgehustet, andere bleiben, vergrößern sich, führen zu Stimmstörungen und gehen schließlich in unregelmäßig konfigurierte Narben über (Abb. 175, 176). Die Granulome entstehen 14 Tage bis zu 6 Wochen nach der Operation. In manchen dieser Fälle wird befürchtet, daß bereits ein Tumorrezidiv aufgetreten ist. Es hat sich als zweckmäßig erwiesen, bei diesen Granulomen nochmals eine Mikrolaryngoskopie auszuführen, sie zu entfernen und ihre Basis vorsichtig zu koagulieren.

Abb. 173.

Narbenplatte an der Kehlkopfhinterwand, die sich weit nach kaudal fortsetzt und die beiden Aryknorpel aneinanderheftet.

Abb. 174.

Asymmetrische Narbenplatte an der Kehlkopfhinterwand, die sich von links nach rechts erstreckt und die Aryknorpel fixiert.

Abb. 175.

Postoperatives Granulom nach endoskopischer Operation eines Carcinoma in situ.

Abb. 176.

Subglottisch gelegenes, postoperatives Granulom nach Kehlkopfteilresektion wegen Karzinom.

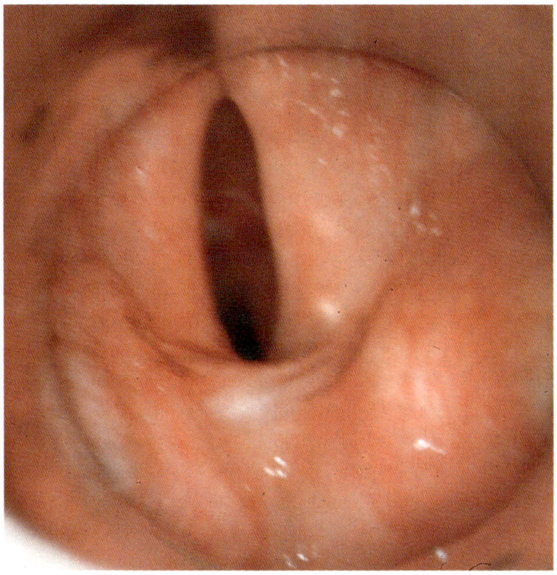

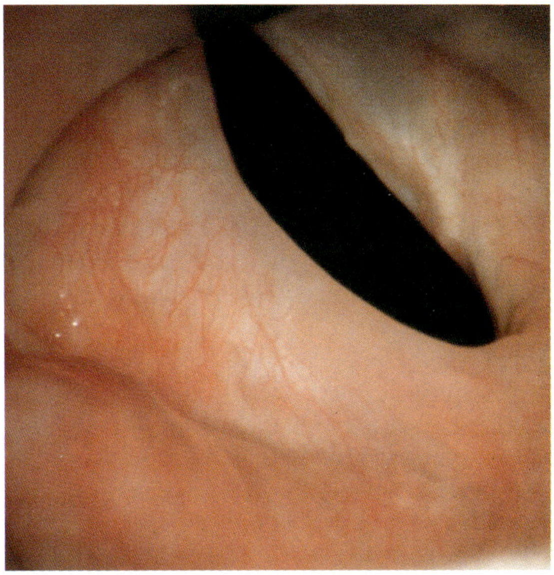

◀ 173
174

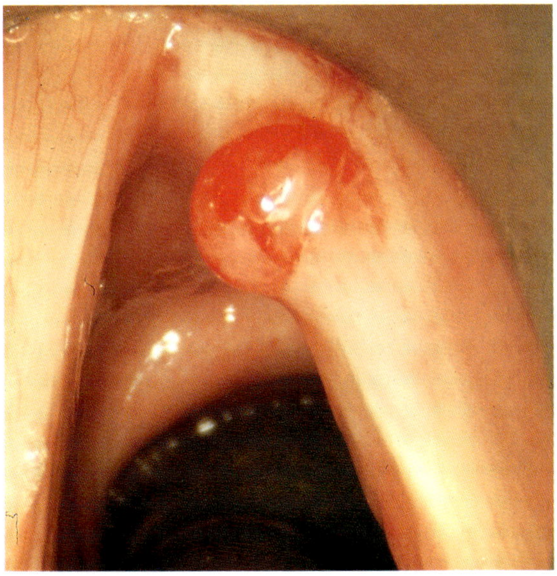

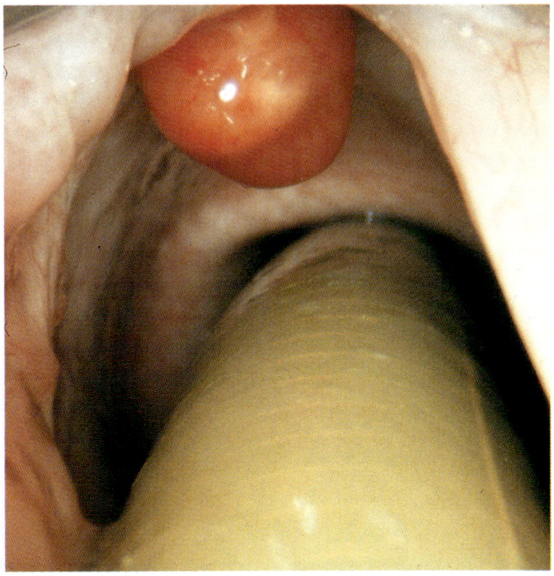

◀ 175
176

3.3 Vordere Synechien (Abb. 177–179)

Vordere Synechien können nach endolaryngealen Operationen, nach Larynxfrakturen und Larynxrupturen und besonders natürlich nach Thyreotomien bzw. Chordektomien entstehen (Abb. 177–179). Ich ziehe es in diesen Fällen vor, die Synechie, unter Umständen wiederholt, zu durchtrennen, um wieder eine möglichst spitzwinkelige Form der vorderen Kommissur herzustellen. Bei diesem Eingriff wird man sehr darauf achten, möglichst kleine Schleimhautdefekte zu setzen. Vielfach ist auch zu sehen, daß an einer Stimmlippe durch den Narbenzug ein Knick entsteht. Leider kommen nach endoskopischer Synechiedurchtrennung häufig Rezidive vor. Manchmal werden die Synechien auch nur schmäler bzw. können nur teilweise entfernt werden, da deren vorderer Abschnitt schon relativ dick ist und sich nach kaudal ausdehnt. In diesen Fällen kann man einen Versuch mit der von *Haslinger* 1923 angegebenen Methode eines Separators („keel") unternehmen, der mit einer translaryngealen Naht fixiert wird. Aber auch nach Einlage solcher Separatoren verschiedenster Art habe ich leider wiederholt Synechierezidive gesehen. Aufgeklebte Schleimhauttransplantate werden meist abgestoßen.

3.4 Mukozelen nach Teilresektionen des Larynx (Abb. 180, 181)

Nach Chordektomien und Hemilaryngektomien kommt es manchmal zur Entwicklung einer Mukozele im Saccus ventriculi Morgagni, wenn dessen Schleimhaut nicht vollständig entfernt oder evertiert worden ist. Diese Mukozelen, man könnte sie auch innere Laryngozelen nennen, führen zu einer plumpen Auftreibung des betroffenen Gebietes. Es empfiehlt sich in diesen Fällen ein Stück der Taschenfalten zu resezieren, dies auch um auszuschließen, daß sich in der Tiefe vielleicht ein Tumorrezidiv entwickelt hat.

Abb. 177.

Synechie zwischen den Stimmlippen nach Abtragung von Papillomen.

Abb. 178.

Ausgedehnte Narbenplatte nach Operation von bilateralen Stimmlippenknötchen.

Abb. 179.

Besonders nach häufig wiederholter Entfernung von juvenilen Kehlkopfpapillomen können Synechien im Bereich der Stimmlippen entstehen.

Abb. 180.

Mukozele bzw. Zyste in der linken Taschenfalte nach Hemilaryngektomie.

Abb. 181.

Große, die Glottis weitgehend verlegende Mukozele nach Hemilaryngektomie.

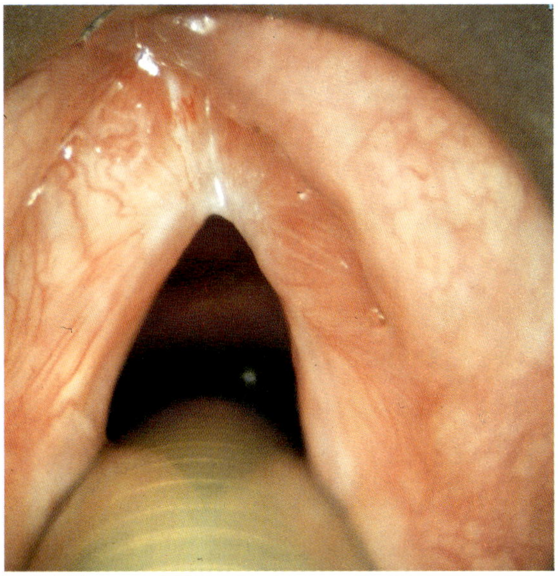

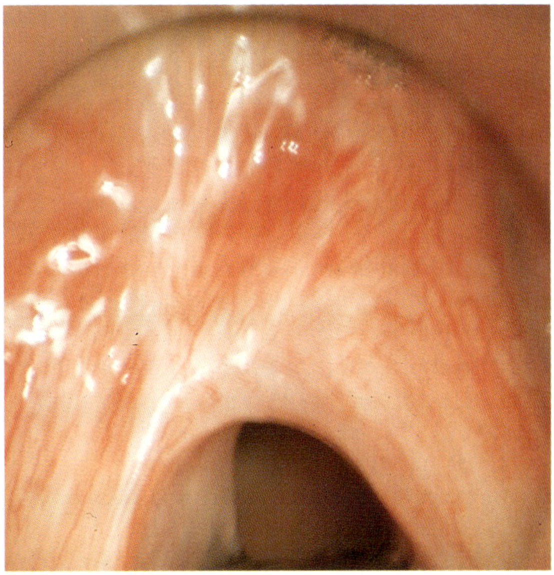

◀ 177
178

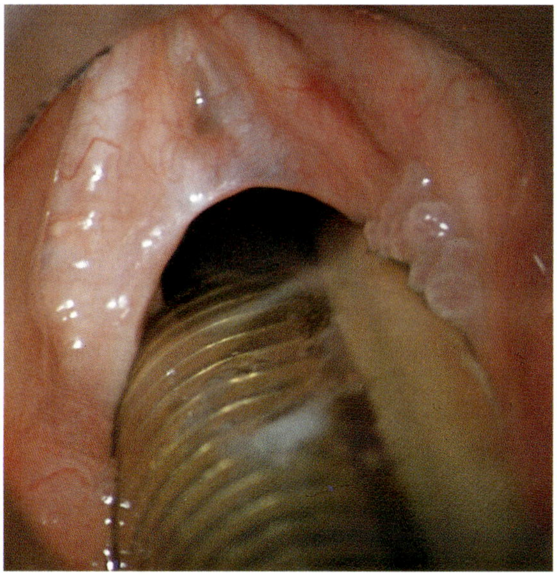

◀ 179

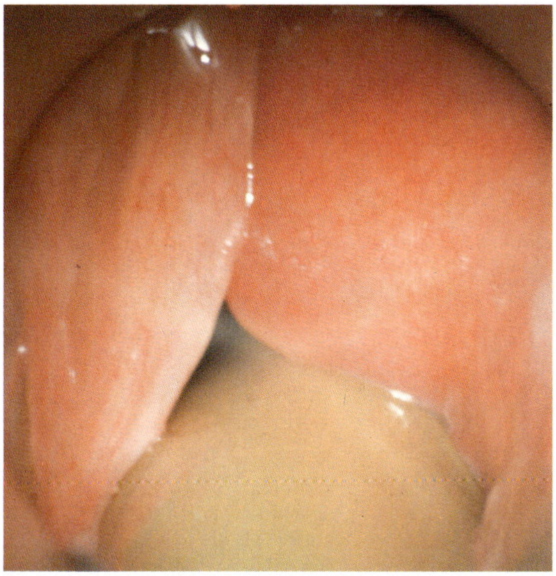

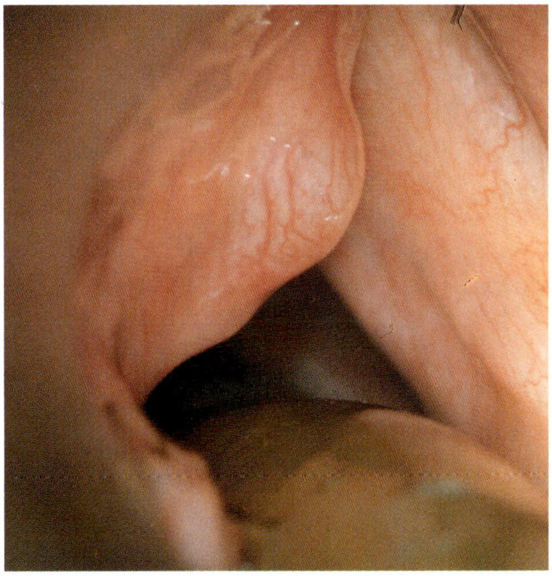

◀ 180
181

4 Fehlbildungen

4.1 Angeborene Synechie (Abb. 182, 183)

Diese sehr seltene Veränderung ist endoskopisch außerordentlich schwierig zu beeinflussen, da meistens nur der hintere Rand des Segels zwischen den Stimmlippen noch dünn und durchscheinend ist, während die Synechie vorne in eine breite Bindegewebsplatte übergeht, die bis zum Ringknorpel hinunter reichen kann und meist auch mit einer Knorpelmißbildung verbunden ist (Abb. 182, 183).

In den wenigen Fällen dieser Art, die ich gesehen habe, ist es mir nur gelungen, den dünneren Abschnitt des Segels endoskopisch zu resezieren, was meist genügte, um eine verbesserte Atmung zu ermöglichen. Um die angeborene Synechie vollständig zu entfernen, wären eine Thyreotomie und plastische Deckung erforderlich, ein Eingriff, der wenig erprobt ist und dessen Erfolg schwer vorherzusagen ist.

4.2 Cleft larynx (Abb. 184, 185)

Das außerordentlich seltene Krankheitsbild des „cleft larynx“ ist dadurch gekennzeichnet, daß in der Larynxhinterwand durch einen Spalt in der Ringknorpelplatte sich eine Schleimhautfalte vorwölbt, die zur Einengung der Glottis führen kann (Abb. 184, 185). Wenn man diese Schleimhautfalte abtastet, fühlt man den Defekt im Ringknorpel. Bei dieser Mißbildung, die ich bei Erwachsenen bisher nur zweimal gesehen habe, ist eine endoskopische Resektion wohl nicht ausführbar. Beide Fälle wurden nach lateraler Pharyngotomie und sorgfältiger Separation der Ösophaguswand von der darüberliegenden intralaryngealen Schleimhaut und Resektion des Schleimhautüberschusses behandelt. Eine Aspiration, wenn auch geringen Grades, ist in diesen Fällen häufig.

4.3 Endolaryngeale Schilddrüsendystopien

Diese seltenen Fehlbildungen finden sich meist als uncharakteristische, graurote, flache Schwellungen laterodorsal in der laryngotrachealen Übergangsregion. Bei Biopsien kann es zu stärkeren Blutungen kommen. Ebenso wie bei Schilddrüsenkarzinomen, die sekundär in den Kehlkopf eingebrochen sind, besteht die Behandlung in einer Thyreoidektomie und einer Resektion des endoluminalen Tumors auf externem Wege (47, 54).

4.5 Sulcus glottidis

Diese mehr oder weniger tiefen, rillenförmigen Einziehungen an einer Stimmlippe habe ich sehr selten gesehen und nicht operiert. *Bouchayer* hält diese Veränderung für kongenitaler Natur (3, 4).

Abb. 182.

Kongenitales Diaphragma laryngis.

Abb. 183.

Ausgedehntes kongenitales Diaphragma laryngis.

Abb. 184.

Dorsale Kehlkopfspalte (cleft larynx). Die Schleimhaut der Interarytaenoidregion wölbt sich nach vorne.

Abb. 185.

Dorsale Kehlkopfspalte (cleft larynx). Die aus Ösophaguswand und Kehlkopfhinterwand bestehende Schleimhaut hängt wie ein Sack in der Interarytaenoidregion.

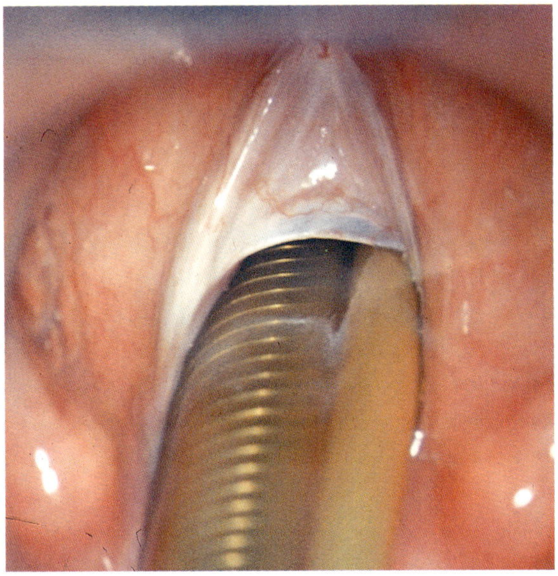

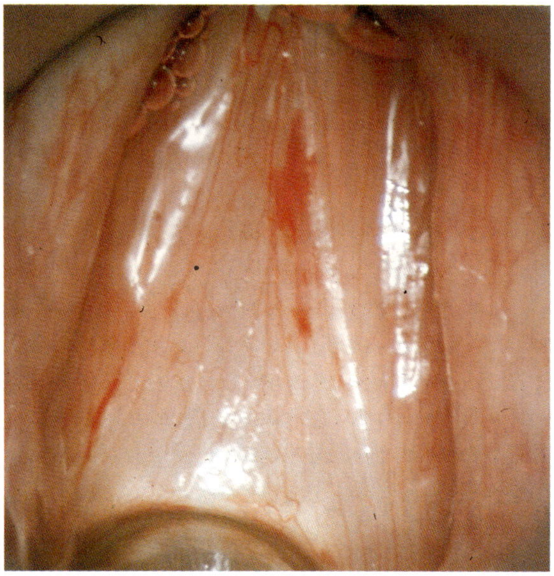

◀ 182
183

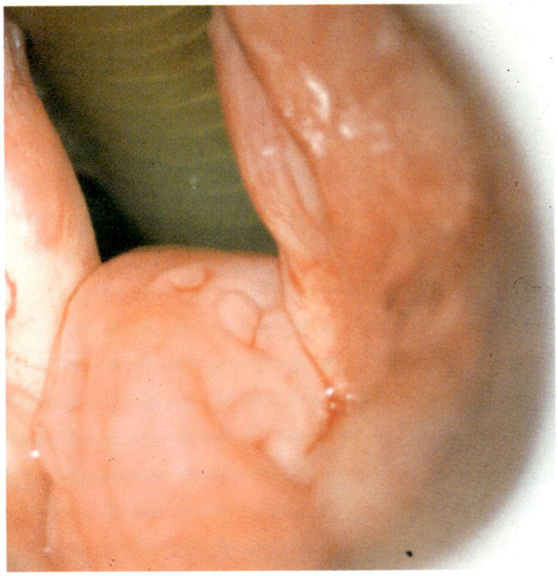

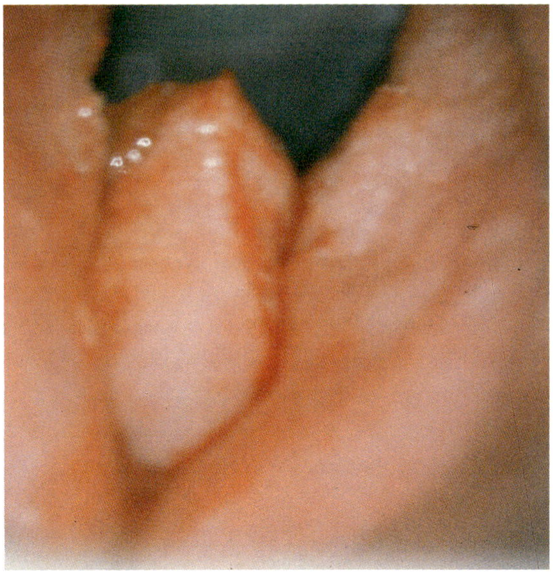

◀ 184
185

5 Endoskopische Chirurgie bei Larynxparesen

Bei beidseitigen Postikusparesen sowie unilateralen Paresen des Larynx bevorzuge ich eine Medianverlagerung der Stimmlippe mittels Türflügelthyreoplastik nach *Peyer* oder eine extraperichondrale Implantation von Knorpel nach *Meurman* (35). Mit der Injektion von Kunststoffen, wie Teflon, Silikon usw. zur Augmentation einer paretischen Stimmlippe habe ich keine persönlichen Erfahrungen und will diese Verfahren im Rahmen dieser Abhandlung auch nicht weiter diskutieren.

Bei doppelseitigen Rekurrensparesen hat bisher keiner der vielen Versuche zur Wiederherstellung der Rekurrensfunktion mittels aller möglichen Anastomosen überzeugende und reproduzierbare Ergebnisse gebracht. Es ist operationstechnisch eben nicht möglich, die in einem Nerv integrierten antagonistisch wirkenden Fasern für die Abduktor- und Adduktormuskulatur in richtiger Ordnung wieder zusammenzufügen. Es verbleiben somit nur die mannigfaltigen Eingriffe am Larynxskelett und an der Larynxmuskulatur mittels externer oder endoskopischer Chirurgie, um die Glottis zu erweitern. Alle diese Eingriffe haben naturgemäß den Nachteil, daß je weiter die Glottis, umso besser die Atmung und umso schlechter die Stimme wird. Die endolaryngeale Arytaenoidektomie zur Erweiterung der Glottis wurde 1948 von William *Thornell* angegeben. Unter den Bedingungen der endolaryngealen Mikrochirurgie wurde dieses Verfahren technisch wesentlich erleichtert und von mir modifiziert, indem die Stimmlippe durch submuköse partielle Entfernung der Muskulatur ausgedünnt wurde und vor allem der Conus elasticus in vertikaler Richtung durchtrennt wurde, was eine zusätzliche deutliche Erweiterung der Glottis bewirkt (36). Dieses Verfahren wurde von einer Reihe von Autoren aufgegriffen und modifiziert, in dem z.B. der dorsale Teil der Stimmlippe an die Taschenfalte hochgenäht wurde oder der Operationsdefekt nicht mit Hilfe von Nähten verkleinert wurde, sondern mit Hilfe von Fibrinkleber oder aber zur Exstirpation des Aryknorpels der Laserstrahl benutzt wurde. Das Verfahren hat sich in nahezu 250 Fällen, die ich bis 1989 persönlich operiert habe, so gut bewährt, daß fast alle Patienten (98 %) dekanüliert werden konnten und eine zufriedenstellende Erweiterung der Glottis bei bilateralen Rekurrensparesen erzielt worden ist. Ein wesentlicher Vorteil dieser zwar technisch nicht ganz einfachen Operation ist, daß man, angepaßt an das Körpergewicht und die Größe des Larynx, die Weite der Glottis durch adäquate Ausdünnung einer Stimmlippe variieren kann. In einigen wenigen Fällen wurde die Glottis zu weit und die Stimmfunktion entsprechend schlecht. Im allgemeinen wurde die Stimmfunktion als besser bezeichnet als sie nach externer Lateralfixation erreicht werden kann.

Bei bilateraler Ankylose der Krikoarytaenoidgelenke nach externen Traumen oder nach langdauernder Intubation, nach Bestrahlung der Schilddrüsen- und Kehlkopfregion oder bei Polyarthritis sind die Ergebnisse der Arytaenoidektomie viel seltener zufriedenstellend. In solchen Fällen ist ein externer Zugang mit Laminotomie der Ringknorpelplatte und Interposition eines Rippenknorpelstückes in die Kehlkopfhinterwand zur Glottiserweiterung vorzuziehen.

Die Indikation zur endolaryngealen Arytaenoidektomie ist die klassische bilaterale Rekurrensparese nach Schilddrüsenoperationen, meist Operationen wegen Strumarezidiven. Etwa 90% der Fälle unseres Krankengutes waren Frauen. Nach der Schilddrüsenoperation sollte man mindestens ein halbes Jahr warten, da es in vielen Fällen noch spontan zu einer vollständigen oder teilweisen Rückkehr der Rekurrensfunktion kommt. In einer kleinen Serie bilateraler Rekurrensparesen, die wir nach einer Grippeepidemie beobachtet haben, haben wir erfolglos 1 Jahr gewartet, ohne daß es zur Restitution kam. Eine sofortige Arytaenoidektomie kann ausgeführt werden, wenn im Rahmen der Operation von Schilddrüsenkarzinomen beide Nervi recurrentes durchtrennt worden sind. Bei einzelnen Fällen sieht man einseitig eine inkomplette Parese, d.h. es besteht eine Restbeweglichkeit einer Stimmlippe. In diesen Fällen sollte an der komplett gelähmten Stimmlippe operiert werden. Bewegungen im Bereich der Aryknorpel können inkomplette Paresen vortäuschen. Sie sind bedingt durch motorische Fasern im Nervus laryngeus cranialis, die den Musculus ventricularis und die kleinen Muskel in der aryepiglottischen Falte versorgen. Vor der Operation ist es zweckmäßig, eine Lungenfunktionsprüfung auszuführen und sich auch mittels Röntgenaufnahmen vom Zustand der Trachea zu überzeugen. Bestehen Trachealstenosen, muß man stets zuerst die Trachealstenose operativ beseitigen und erst später am Kehlkopf operieren. Wenn die Trachealstenose später nicht korrigierbar ist, hat man einen Kanülenträger mit schlechter Stimme infolge einer weiten Glottis. Manche Patienten kommen erst zur Operation, wenn die bilaterale Rekurrensparese schon seit Jahren besteht. Viele dieser Frauen haben sich der chronischen Hypoxie wegen körperlich wenig bewegt, sind stark adipös und haben dabei einen relativ kleinen Kehlkopf. In diesen Fällen ist es immer ratsam, die Patientinnen zu einer Gewichtsreduktion anzuhalten, bevor die Glottis erweitert wird. Das Alter der Patienten ist kein Faktor für die Indikation zur Arytaenoidektomie. Wir haben Jugendliche und über 80 Jahre alte Patienten operiert und konnten praktisch immer erreichen, daß sie dekanüliert wurden. Eine Kontraindikation zur endolaryngealen Arytaenoidektomie ist die Neigung zur Bildung von Keloiden und hypertrophen Narben, die sich immer auch in der Bildung von exzessiven Narben im Schleimhautbereich äußert. In diesen Fällen dürfte es zweckmäßig sein, eine externe Lateralfixation auszuführen, und die Schleimhaut des Kehlkopfes nicht zu eröffnen.

In einer Reihe von Fällen war bereits eine externe Lateralfixation ohne Erfolg ausgeführt worden. Ich habe stets auf der gleichen Seite endoskopisch nachoperiert und fand meist, daß der nach lateral fixierende Faden durchgeschnitten hatte und dadurch die Glottis sich wieder verengt hatte. Eine vollständige Entfernung des Aryknorpels und vor allem eine vertikale Durchtrennung des Conus elasticus führte stets zu einer zufriedenstellenden Erweiterung. Bei einigen anderen, auswärts endolaryngeal operierten Patienten fanden sich Granulationen und Narben im Wundgebiet, deren Ursache abgesplitterte Reste des Aryknorpels waren. In allen diesen Fällen war auch versäumt worden, den Conus elasticus zu durchtrennen.

Mit der endoskopischen Operation von Kleinkindern mit angeborenen Rekurrensparesen habe ich keine Erfahrung.

Die Operation beginnt stets mit einer Tracheotomie, falls die Patienten noch nicht Kanülenträger sind. Die Tracheotomie kann genützt werden, um zur gleichen Zeit evtl. bestehende Strumarezidive zu resezieren oder aber zur Korrektur von Narben nach der Thyreoidektomie. Eine Arytaenoidektomie ohne Tracheotomie ist ein für den Patienten riskantes Verfahren, auch wenn es technisch durchführbar wäre.

Für die Operation benütze man ein großkalibriges Operationslaryngoskop der Größe B. Die Präparation erfolgt mit Zängelchen und Scheren, die Blutstillung mit einem Mikrokoagulator. Zur Naht wird Katgut mit einer Nadel von kleinem Radius benützt. Die Nadeln werden mit einem Nadelhalter gehalten. Da diese Nadeln vielfach rund sind, kann man sie vorher, um sie im Nadelhalter besser halten zu können, mit einem Diamantbohrer flach schleifen. Zur Entfernung des Aryknorpels, der, wenn er freipräpariert worden ist, aus dem Gelenk herausgedreht wird, dient eine etwas kräftigere Zange.

Den Operationsablauf zeigt schematisch die Abb. 186.

Postoperativ erhalten die Patienten eine flexible Kunststoffkanüle mit Abdichtmanschette, um im Falle einer evtl. Nachblutung eine Aspiration zu vermeiden. Die Abdichtmanschette kann meist schon einige Stunden nach der Operation entblockt werden. Eine postoperative Blutung ist sehr selten, kann aber, wenn sie aus der Arteria laryngea cranialis stammt akut bedrohliche Umstände herbeiführen. Die Arterie ist manchmal in der Tiefe des Wundbettes nach der Entfernung des Aryknorpels zu sehen. In solchen Fällen ist es zweckmäßig, sie vorsorglich zu ligieren. Kommt es später zu einer Arrosionsblutung aus dieser Arterie, so wird nach neuerlicher Intubation und Abdichtung der Trachea die Arterie außen am Hals aufgesucht und unterbunden. In einzelnen Fällen treten postoperative Ödeme in der Aryregion auf, die einige Tage oder sogar einige Wochen anhalten können. Stärkere Ödeme haben wir besonders nach etwas intensiverer Anwendung der Elektrokoagulation gesehen.

Bei guten Wundverhältnissen beginnen wir etwa am 6.–8. Tag postoperativ, den Patienten eine Siebkanüle mit einem Ventil anzupassen. Wenn die Patienten damit genügend Luft bekommen, wird die Kanüle zunächst tagsüber, dann auch nachts mit einem Korken verschlossen. Sobald die Patienten in der Lage sind, mit verschlossener Kanüle eine Treppe hochzusteigen, kann die Kanüle entfernt werden. Die meisten Patienten konnten wir 8–14 Tage nach der Operation dekanülieren. Bis zur Entfernung der Kanüle werden täglich Inhalationen durchgeführt. Bei einzelnen Patienten kann ein Decanulement nur protrahiert fraktioniert (mit zunehmend kleineren Kanülen) erfolgen, da sie ängstlich sind und fürchten, zu ersticken, obwohl die Glottis ausreichend weit ist. In manchen Fällen ist es zweckmäßig, die Patienten mit Kanüle nach Hause zu entlassen und erst einige Wochen später das Decanulement durchzuführen. Größere Granulome im Wundgebiet sollten abgetragen werden, man kann aber damit zuwarten, da viele dieser Granulome sich von selbst abstoßen und abgehustet werden.

Bei einzelnen Patienten kann es oft Jahre später noch zu einem submukösen Ödem der gegenseitigen, nicht operierten Stimmlippe kommen, das einem Reinke Ödem ähnlich ist. In allen diesen Fällen genügte eine Streifenexzision, um wieder eine ausreichende Weite der Glottis herzustellen. Mit Hilfe einer Stimmübungsbehandlung, die erst nach vollständiger Abheilung beginnen sollte, läßt sich die Stimme oft noch deutlich verbessern.

186 ▶

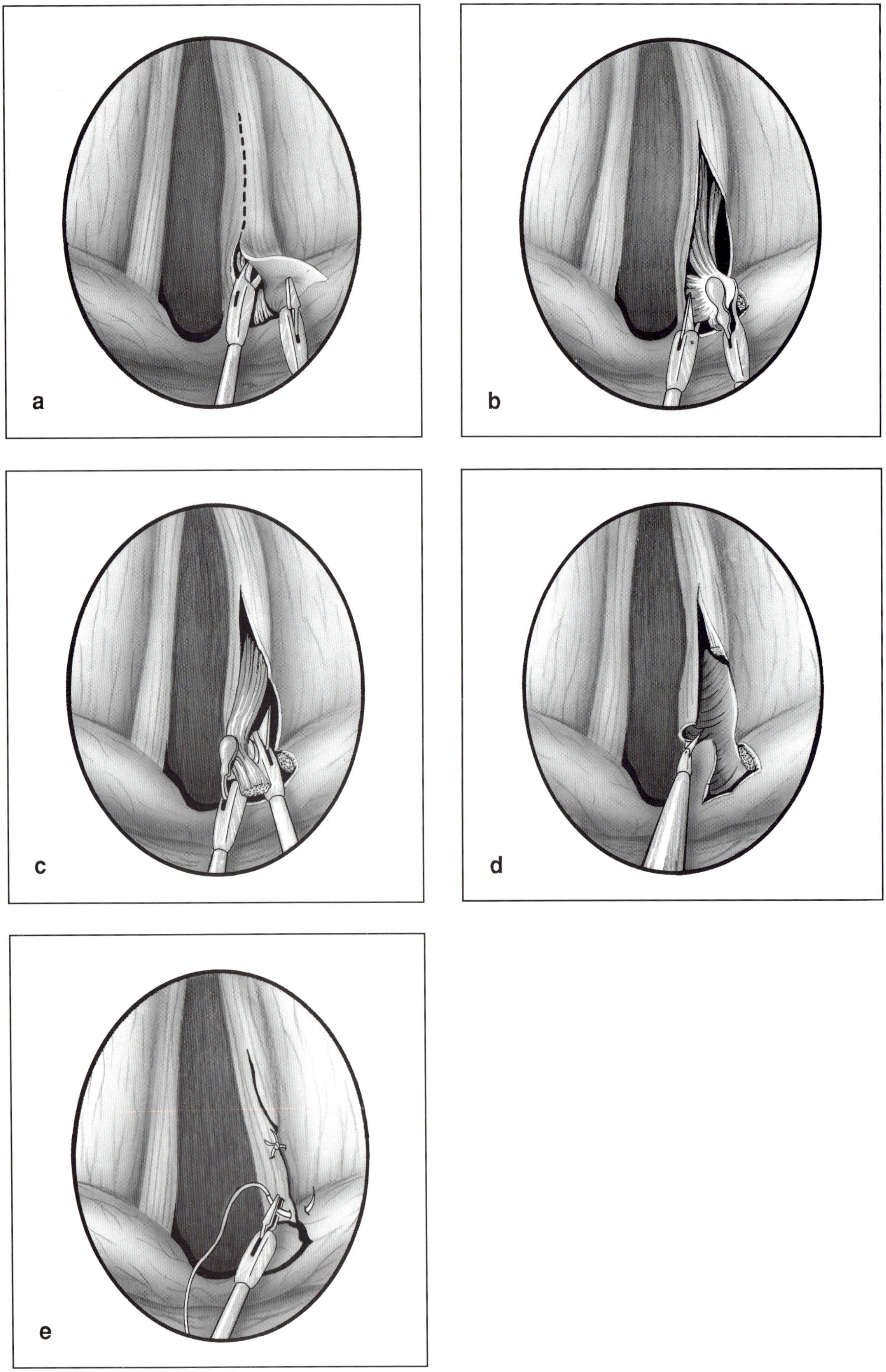

6 Tumoren des Kehlkopfes

6.1 Plattenepithelkarzinome und deren Präkanzerosen

Die Entwicklung der Mikrolaryngoskopie ging auf den Wunsch zurück, das Innere des Kehlkopfes unter Vergrößerung zu betrachten und vor allem Präkanzerosen und Karzinome früher und sicherer zu erkennen. Dank einer besseren Gesundheitserziehung der Bevölkerung, sicherlich auch Dank einer zunehmend höheren Aufmerksamkeit der Ärzte, aber ohne Zweifel auch durch eine konsequente Durchführung einer mikrolaryngoskopischen Untersuchung bei jedem, auch nur im geringsten verdächtigen Fall, haben wir erreicht, daß an der Marburger Klinik innerhalb der letzten 15 Jahre 63,3% aller Stimmlippenkarzinome im Stadium des Carcinoma in situ und im Stadium des mikroinvasiven Karzinoms (T 1) diagnostiziert wurden (12). Dazu kommen die zahlreichen Fälle von Keratosen, die als gutartige Tumoren, aber doch als fakultative Präkanzerosen eine Sonderstellung einnehmen. Supraglottische Karzinome und Hypopharynxkarzinome, bei denen das signifikante Symptom Heiserkeit fehlt, kommen nach wie vor in der Mehrzahl in einem oft weit fortgeschrittenen Stadium mit regionären Metastasen zur Diagnose.

Nachdem nun 30 Jahre verstrichen sind, in denen die Mikrolaryngoskopie routinemäßig und konsequent angewendet wird, haben wir die große Variabilität der mikrolaryngoskopischen Erscheinungsformen der Präkanzerosen und Plattenepithelkarzinome besser kennengelernt. Zu diesem primär frühdiagnostisch-diagnostischen Aufgabengebiet kam als weiteres wichtiges Anwendungsgebiet der Mikrolaryngoskopie die posttherapeutische Kontrolle nach Teilresektionen des Kehlkopfes und nach Bestrahlung von Kehlkopfkarzinomen.

Auch wenn die mikrolaryngoskopischen Bilder oft sehr charakteristisch sind, bedarf es zu einer genauen Klassifizierung der Veränderungen stets der histologischen Untersuchung, denn nur mit deren Hilfe ist mit Sicherheit festzustellen, ob es sich um eine einfache Keratose, ein Carcinoma in situ, ein mikroinvasives oder makroinvasives Karzinom handelt. Die histologische Subklassifikation der Epithelhyperplasien und Präkanzerosen des Kehlkopfes wurde in den ersten Jahren der Mikrolaryngoskopie erarbeitet. Neben diese diagnostischen Aufgaben traten mehr und mehr therapeutische Absichten. Die parallel mit der Mikrolaryngoskopie entwickelte endolaryngeale Mikrochirurgie machte es im Sektor der malignen Tumoren zunächst möglich, Biopsien genau gezielt aus einer Veränderung zu entfernen. Der nächste Schritt war die funktionell schonende, mikrochirurgische, endoskopische Resektion von gutartigen Keratosen und sogenannten senilen Papillomen. Nur mit Zögern bin ich schließlich an die systematische, endoskopische Resektion von Präkanzerosen und Stimmlippenkarzinomen herangegangen, die erst bei ausgesuchten Fällen im letzten Jahrzehnt häufig und erfolgreich angewendet wurde (33).

Definitionen und Terminologie der Epithelveränderungen (26, 42). Leider hat sich in der Laryngologie bis heute keine einheitliche Terminologie für Epithelveränderungen durchgesetzt, so daß teils gleiche, teils unterschiedliche Veränderungen mit einer Vielzahl von Bezeichnungen belegt werden. Viele Namen bringen nur den äußeren Aspekt zum Ausdruck, wie z.B. Leukoplakie, Erythroplakie, Hyperkeratose, Pachydermie, Verruca, Papillom usw. Da diese makroskopisch-deskriptiven Bezeichnungen nichts über die Dignität und die Prognose aussagen, ist es zweckmäßig, Bezeichnungen zu wählen, die auf die mikroskopische Struktur Rücksicht nehmen. Ich habe daher folgende Definitionen und Termini vorgeschlagen:

Grad I (Abb. 187). Das Plattenepithel ist meist hyperplastisch verdickt, zeigt eine Akanthose und kann an der Oberfläche eine mehr oder weniger dicke Hornschicht tragen. Das verdickte Epithel, dessen gesteigertes Wachstum sich oft durch die Entwicklung von Buckeln, warzenartigen und zottigen Auswüchsen manifestiert, zeigt eine regelmäßige Schichtung und Zelldifferenzierung in allen seinen Lagen und ist frei von Kernatypien und meist auch von Mitosen. (Synonyme Bezeichnungen sind einfache Atypie oder Dysplasie des Epithels).

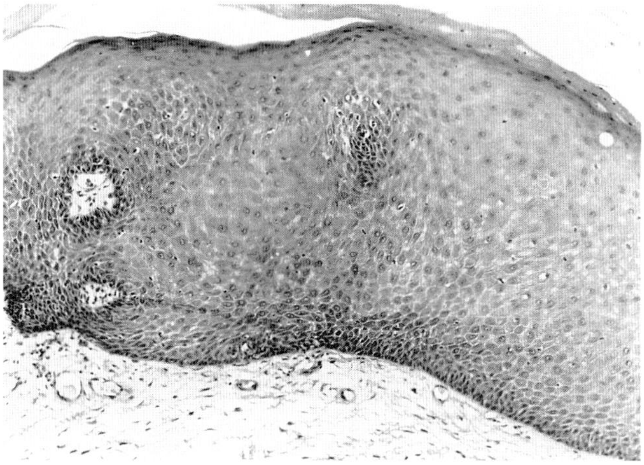

Abb. 187.

Plattenepithelhyperplasie Grad I in Form einer sogenannten Keratose. Das Plattenepithel zeigt eine Akanthose und warzige Wucherungen, die von Hornschichten bedeckt sind. Innerhalb des Epithels aber regelrechte Differenzierung, keine Schichtungsstörungen und keine Kernatypien.

Epithelverdickungen des Grades I finden sich meist als Ausdruck einer Entzündung bei chronisch-hyperplastischer Laryngitis oder Kontaktgranulomen. Eine andere Form stellen Epithelverdickungen dar, die inmitten eines gesunden, dünnen Epithels entstehen und sich durch flachbuckelige, warzige oder zottige Oberflächen auszeichnen und Keratose oder bei entsprechender Gestalt auch senile Papillome genannt werden. Es handelt sich hier um echte, gutartige Tumoren, um Gegenstücke zu den Plattenepithelkarzinomen („Benigne Keratome"). Keratosen vom histologischen Grad I sind in den meisten Fällen vermutlich gutartiger Natur und bleiben dies auch. Da man ohne Biopsie diese Fälle nicht klassifizieren kann und jeder Eingriff, wie etwa eine Exzisionsbiospie, den natürlichen Verlauf verändert, ist es bis heute unmöglich, die Häufigkeit einer Progredienz zum Karzinom abzuschätzen. In einigen wenigen Fällen ist, wie eine Studie seniler Papillome zeigte aber doch zu vermuten, daß sich im Laufe der Zeit ein Karzinom entwickelt. Man sollte diese Veränderungen daher zu den fakultativen Präkanzerosen rechnen.

Grad II (Abb. 188). Der Unterschied zwischen Grad I, II und III ist nur durch mikroskopische Untersuchungen festzustellen. Beim Grad II finden sich vereinzelte Kernatypien und örtlich begrenzte Differenzierungsstörungen im Epithel. Diese Veränderungen sind aber nicht genügend ausgeprägt, um sie als sicher präkanzerös oder aber als noch gutartig (Grad I) einzuordnen. Diese Fälle kommen daher in die kleine „Warte- und Beobachte-Gruppe" des Grades II. Auch der erfahrene Pathologe begegnet immer wieder Fällen, die er nicht mit Sicherheit als noch gutartig oder als schon präkanzerös einordnen kann und die man am besten in einer Zwischengruppe sammelt. Für den Kliniker bedeutet die Diagnose Grad II eine Aufforderung zu besonders genauer Beobachtung des Patienten.

Grad III (Abb. 189). Für diese Fälle bevorzuge ich die Bezeichnung Carcinoma in situ, auch wenn die Reifungsstörung des Epithels und die Dysplasien der Kerne sich nicht über alle Schichten des Epithels ausdehnen. Unter den Carcinomata in situ finden sich ebensolche Differenzierungsvarianten wie unter den fertigen Karzinomen, also hochdifferenzierte stachelzellige und undifferenzierte basalzellige neben mittelreifen Übergangsformen. Grad III ist eine Sammelbezeichnung für Veränderungen, die von anderen als gesteigert atypisches Epithel, schwere Dysplasie, Carcinoma in situ, Karzinom Stadium 0, intraepitheliales Karzinom usw. genannt werden. Eine Trennung zwischen dem klassischen Carcinoma in situ, das durch Zellatypien in sämtlichen Lagen des Epithels gekennzeichnet ist und der hochgradigen Atypie oder Dysplasie mit Differenzierung in den oberen Epithelschichten ist meines Erachtens nicht zweckmäßig. Bisher ist ja keinerlei Unterschied im Verlauf dieser mikroskopisch nur graduell unterschiedlichen Veränderungen nachgewiesen worden. In allen Fällen des Grades III handelt es sich letztendlich um obligate Präkanzerosen, also Veränderungen, aus denen mit hoher Wahrscheinlichkeit ein infiltrierendes Karzinom entsteht. Da niemand weiß, *wann* der „Durchbruch durch die Basalmembran" erfolgt, ob schon morgen oder erst in einigen Jahren ein infiltrierendes Wachstum eintreten wird, ist man gezwungen, alle diese Veränderungen sofort wie ein junges Karzinom zu behandeln.

Mikrokarzinome und mikroinvasive Karzinome. Die Stimmlippen sind eines der wenigen Organe im Körper, an denen relativ häufig kleinste Karzinome beobachtet werden. Die Bezeichnung Mikrokarzinom für oberflächlich nur wenig ausgedehnte Karzinome von bis zu 10 : 10 : 3 Millimetern Durchmesser und von mikroinvasiven Karzinomen, die den

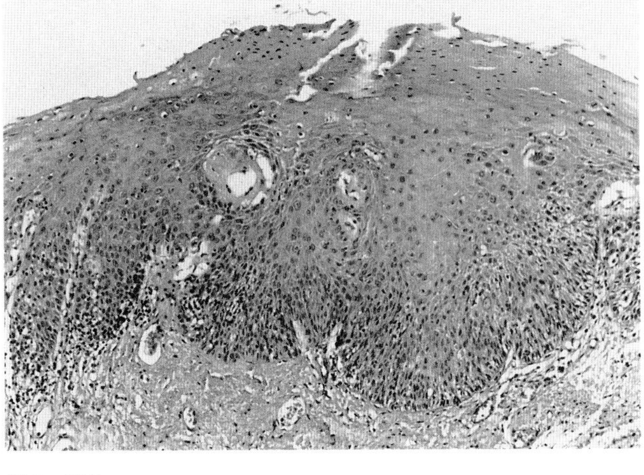

Abb. 188.

Plattenepithelhyperplasie Grad II. Verdicktes Plattenepithel mit geringgradigen Schichtungsstörungen und vereinzelt verstreuten atypischen Kernen.

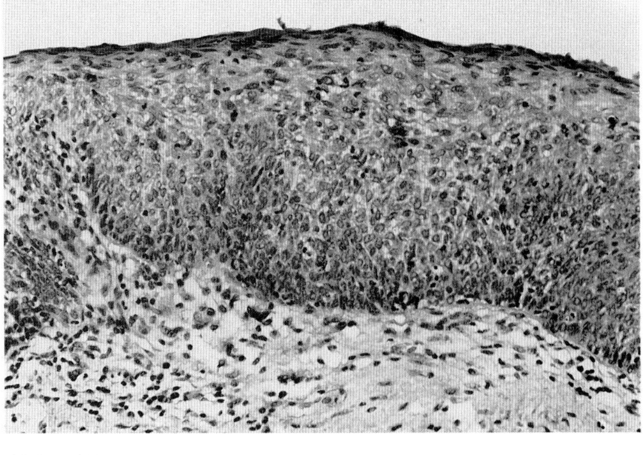

Abb. 189.

Plattenepithelhyperplasie Grad III oder Carcinoma in situ. Grobe Differenzierungsstörungen, Schichtungsstörungen und Kernatypien in fast allen Lagen des Epithels.

Muskelkörper der Stimmlippe noch nicht infiltriert haben, haben wir aus der Gynäkopathologie übernommen (31). Natürlich sind diese kleinen Krebse relativ einfach zu behandeln und mit hoher Wahrscheinlichkeit zu heilen. Dies ist aber nur aufgrund ihrer geringen Ausdehnung und der noch nicht erfolgten Metastasierung der Fall, nicht wegen einer prinzipiell geringeren Malignität im Vergleich zu den makroinvasiven Krebsen.

Wichtig ist es für den Laryngologen auch zu wissen, daß die früher oft vertretene These, jedes Plattenepithelkarzinom entstünde aus einer Präkanzerose, nicht aufrechterhalten werden kann. Ich habe verschiedentlich Karzinome gesehen, besonders, wenn sie auf dem Boden einer chronischen Laryngitis entstanden waren, die unmittelbar aus den basalen Epithelschichten in die Tiefe infiltrierten. Die darüberliegenden oberen Epithelschichten waren hingegen noch völlig normal ausgereift und geschichtet und verbargen den bedrohlichen Prozeß in der Tiefe. Wieviele Karzinome unmittelbar aus den Basalschichten des Epithels entstehen, und somit mit heutigen Mitteln nicht früh diagnostizierbar sind, und wieviele über den Umweg eines mehr oder weniger lange existierenden Carcinoma in situ, kann man noch nicht mit Sicherheit sagen.

6.1.1 Mikrolaryngoskopische Aspekte der Präkanzerosen und Karzinome (Abb. 190 – 242)

Keratosen des Grades I und auch des Grades II finden sich fast nur an den membranösen Abschnitten der Stimmlippen (Abb. 190 – 200). Sie weisen eine unebene, manchmal ausgesprochen höckerige oder warzige, stets mehr oder weniger stark von Horn bedeckte Oberfläche auf. Tumoren mit einer stachelig zottigen Oberfläche und sehr starker Verhornung werden auch als senile oder adulte Papillome bezeichnet. Das umgebende Epithel ist dünn, durchscheinend und läßt deutlich die darunterliegenden Kapillaren erkennen. Die Ausdehnung der Keratosen wechselt von 2 – 3 mm Durchmesser bis zu großen Tumoren, die eine ganze Stimmlippe bedecken. Die Größe des Tumors korreliert nicht unbedingt mit seiner Benignität oder Malignität. Bei Betastung von Keratosen ist stets deutlich zu fühlen, daß sie zusammen mit der umgebenden Stimmlippenschleimhaut über dem Muskelkörper der Stimmlippe verschieblich sind. Dementsprechend sind sie bei der Operation auch ohne Schwierigkeit vom Ligamentum vocale in der Schicht des Reinkeschen Raumes abzulösen.

Abb. 190.

Keratose an der Mitte der linken Stimmlippe. Kleiner höckerig-warziger, verhornter Tumor. Histologisch Grad I.

Abb. 191.

Keratose der linken Stimmlippe mit Kontaktreaktion rechts. Kleiner, verhornter, warziger Tumor („benignes Keratom“). Histologisch Grad I.

Abb. 192.

Keratose. Histologisch Grad I, nahe der vorderen Kommissur rechts.

Abb. 193.

Über die Hälfte der rechten Stimmlippe am subglottischen Abhang sich ausdehnende Keratose. Histologisch Grad II.

Abb. 194.

Keratose der linken Stimmlippe. Milchglasähnliche, aber relativ scharf begrenzte Verdickung des Epithels mit warziger Wucherung im Zentrum. Histologisch Keratose Grad I.

Abb. 195.

Keratose Grad I mit kleinem Tumor im Zentrum und scharf abgegrenzter Verdickung des umgebenden Epithels. Kontaktreaktion an der rechten Stimmlippe.

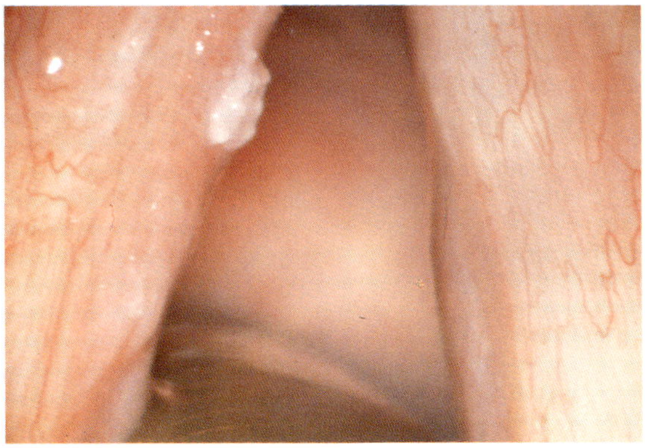

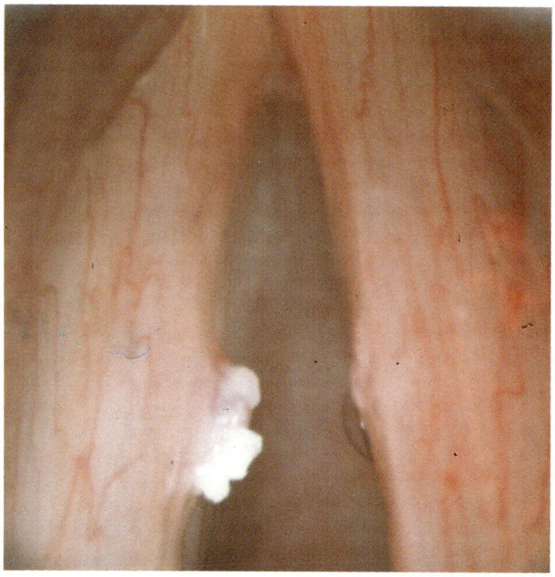

◀ 190
191

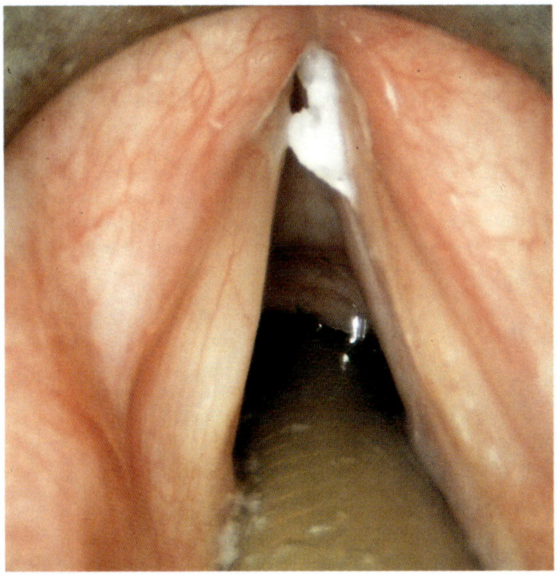

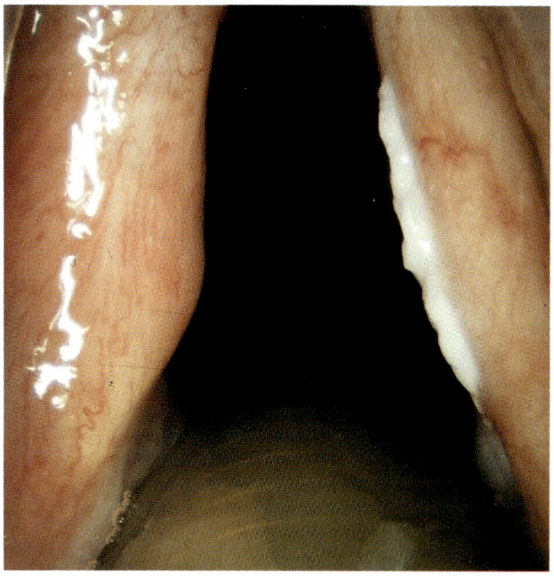

◀ 192
193

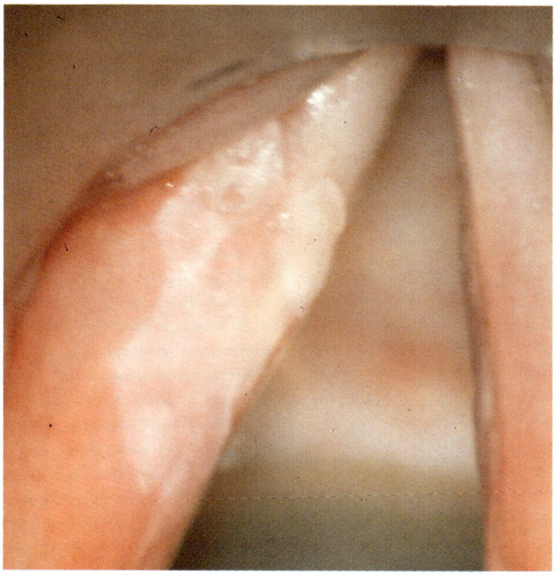

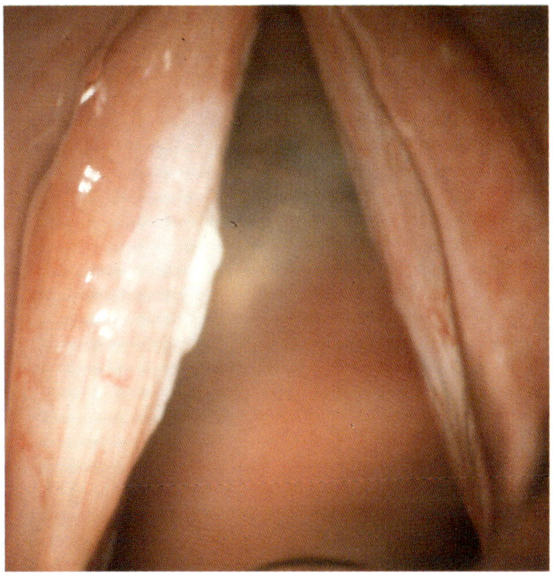

◀ 194
195

Differentialdiagnostisch sind ausgedehnte warzige Keratosen oft schwierig von der verrukösen Akanthose abzugrenzen. Carcinomata in situ zeigen in etwa zwei Drittel der Fälle eine Verhornung der Oberfläche (Abb. 201 – 206). Das Ausmaß der Verhornung ist unterschiedlich: Manchmal finden sich nur einzelne Hornschollen verschiedener Größe auf dem rötlichkörnigen Tumorepithel verstreut. In anderen Fällen bestehen dicke, alles bedeckende Hornlagen.

In etwa einem Drittel der Fälle verhornt der Tumor nicht und zeigt eine feinkörnige oder blumenkohlartige, rötliche Oberfläche (Abb. 207 – 210). Bemerkenswert ist, daß solche „Erythroplakien" bei den gutartigen Veränderungen vom Grad I offenbar nicht vorkommen. Ein wichtiger Hinweis auf das Vorliegen eines präkanzerösen oder karzinomatösen Prozesses sind atypische Kapillaren in Form von Hakenkapillaren, U-förmigen Kapillaren und korkzieherförmigen Kapillaren mit Kaliberschwankungen, die an der nicht von Horn bedeckten Tumoroberfläche zu sehen sind (Abb. 207 – 213).

Abb. 196.

Warzig papilläre Keratose der linken Stimmlippe. Histologisch Grad II.

Abb. 197.

Sogenanntes seniles Papillom der linken Stimmlippe. Scharf begrenzte, feinzottige verhornende Oberfläche Histologisch Grad I.

Abb. 198.

Großes hyperkeratotisches Papillom der rechten Stimmlippe. Histologisch Grad I.

Abb. 199.

Sogenanntes seniles Papillom der linken Stimmlippe mit verhornender Oberfläche. Nur durch histologische Untersuchung kann dieser Tumor von einem Karzinom abgegrenzt werden.

Abb. 200.

Großes, sogenanntes seniles Papillom der rechten Stimmlippe. Histologisch Grad I.

Abb. 201.

Warzig vorspringendes kleines Carcinoma in situ der rechten Stimmlippe.

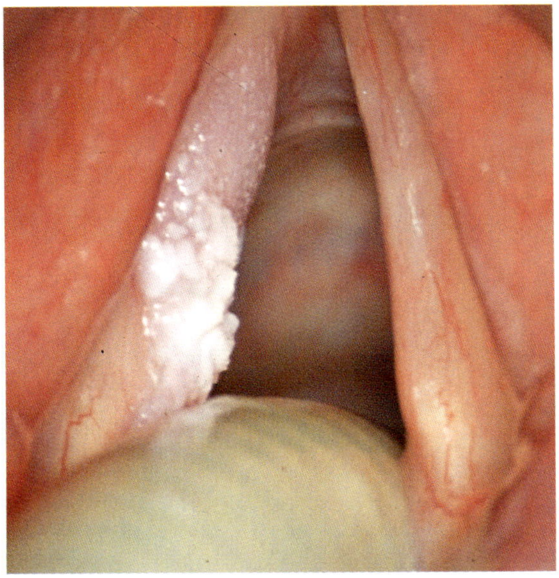

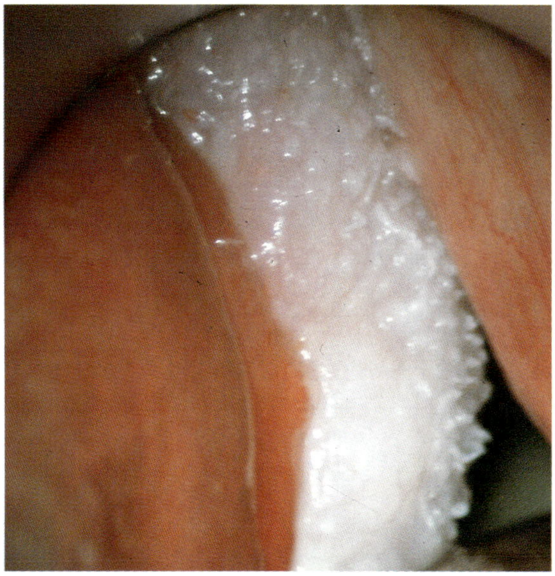

◀ 196
197

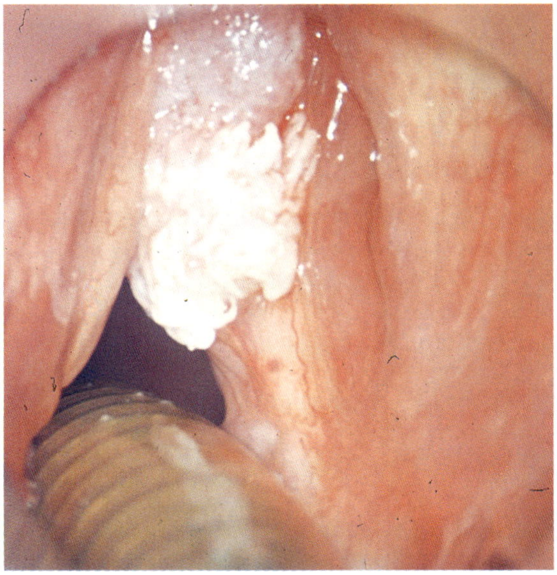

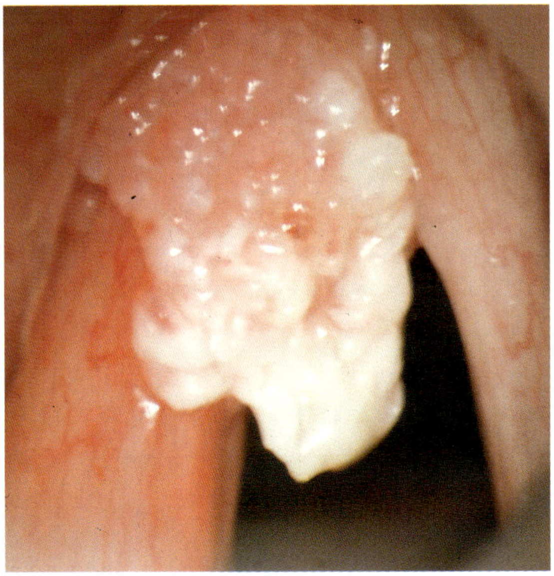

◀ 198
199

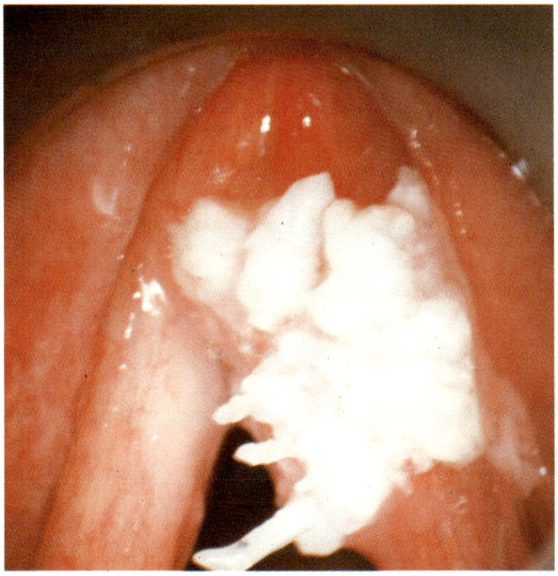

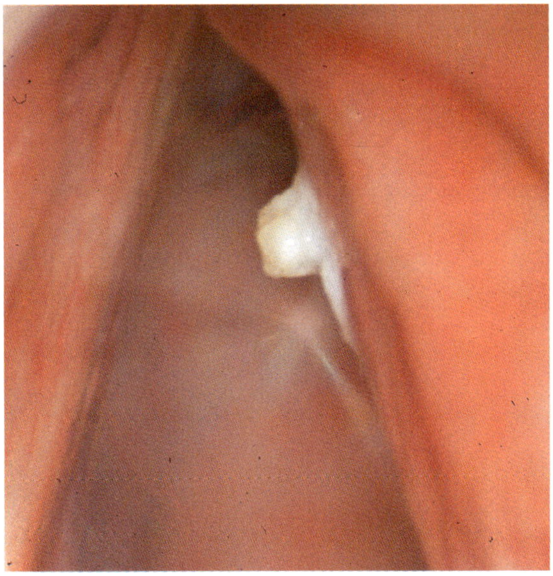

◀ 200
201

Abb. 202.

Carcinoma in situ der linken Stimmlippe mit einem kleinen satellitären Herd.

Abb. 203.

Carcinoma in situ der linken Stimmlippe. Exophytisch wachsende, aber noch nicht infiltrierende Tumorform.

Abb. 204.

Dieses Carcinoma in situ ist hauptsächlich am subglottischen Abhang der Stimmlippe entstanden. Es dehnt sich fast über den gesamten membranösen Teil der Stimmlippe aus.

Abb. 205.

Gleicher Fall wie Abbildung 204. Nach Rotation der Stimmlippe erkennt man das warzig gewachsene, verhornende Carcinoma in situ.

Abb. 206.

Sehr großes Carcinoma in situ der linken Stimmlippe. Trotz der Tumorausdehnung zeigte die Schnittserienuntersuchung noch kein infiltrierendes Wachstum.

Abb. 207.

Carcinoma in situ der linken Stimmlippe mit ausgesprochen polypenähnlichem Aussehen. Einzelne atypische Kapillaren an der Oberfläche.

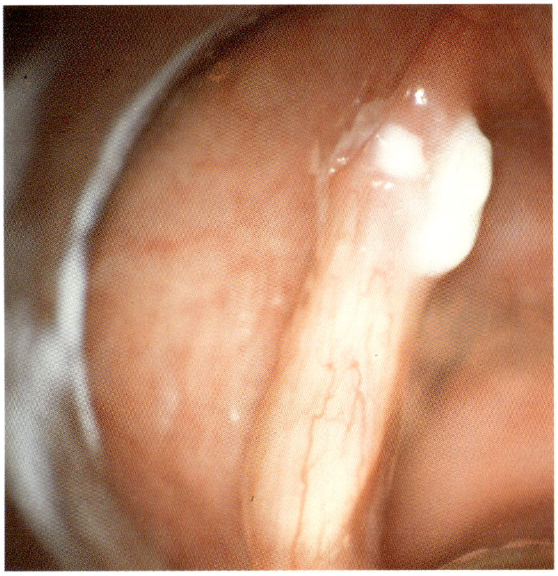
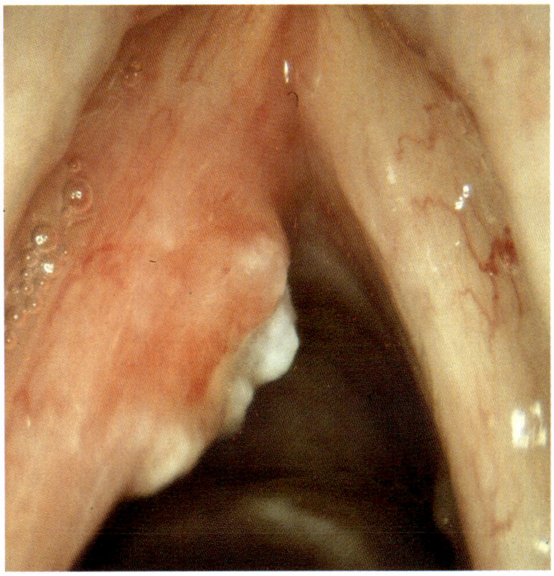

◀ 202
203

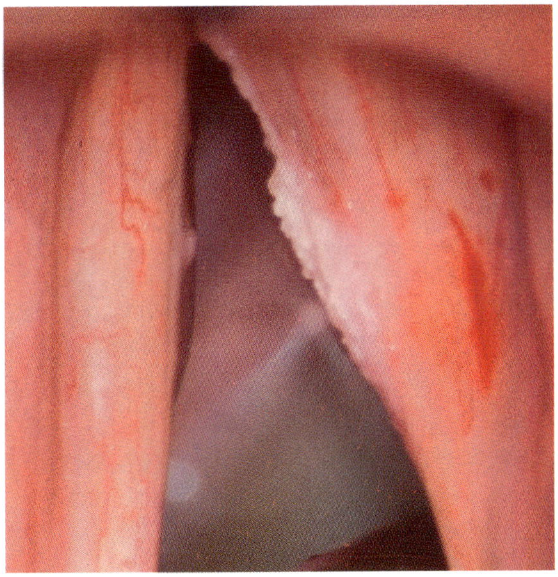
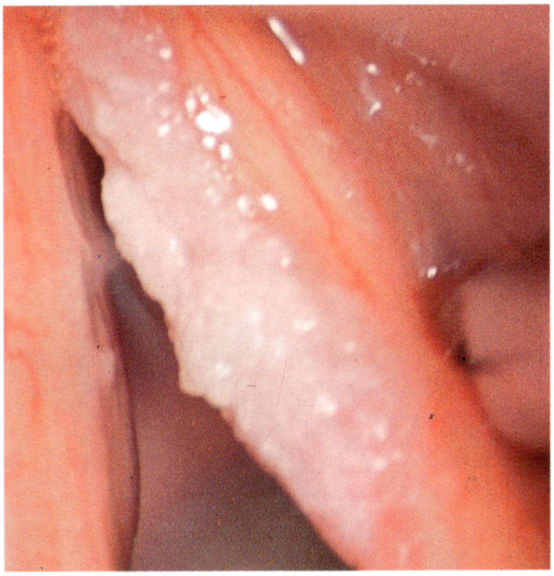

◀ 204
205

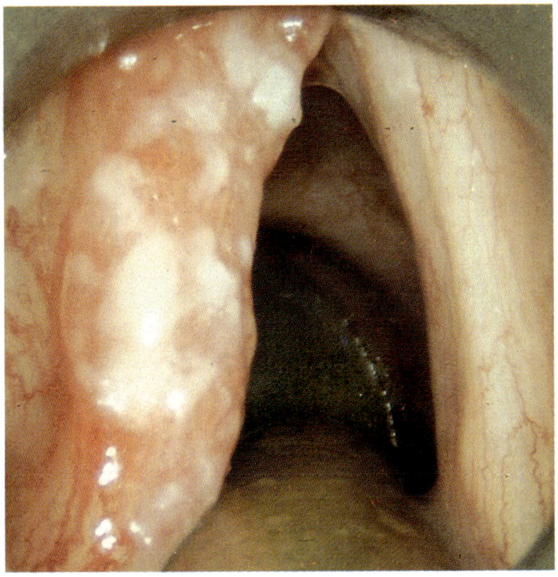
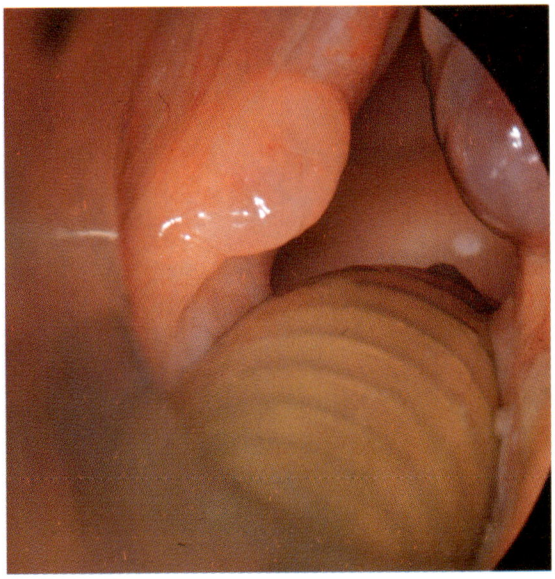

◀ 206
207

Abb. 208.

Carcinoma in situ der rechten Stimmlippe. Ungewöhnlicher Sitz am Übergang des Plattenepithels zum respiratorischen Epithel am Ventrikelboden. Zahlreiche Kapillaratypien an der Oberfläche des Tumors.

Abb. 209.

Carcinoma in situ des vorderen Drittels der linken Stimmlippe. Man erkennt lediglich eine geringgradige Verdickung des Epithels und eine feine Körnelung. Keinerlei Verhornung.

Abb. 210.

Kleines Carcinoma in situ der linken Stimmlippe ohne Verhornung. Reaktives Ödem an der rechten Stimmlippe.

Abb. 211.

Carcinoma in situ der linken Stimmlippe. Kleine umschriebene Veränderung ähnlich einem Polypen.

Abb. 212.

Kleines Carcinoma in situ nahe der vorderen Kommissur links. Es ist lediglich eine geringe Rötung und Verdickung des Epithels zu erkennen.

Abb. 213.

Carcinoma in situ der gesamten rechten Stimmlippe. Die Epitheloberfläche ist relativ glatt, das Epithel ist lediglich verdickt und durch eine stärkere Kapillarisierung gerötet.

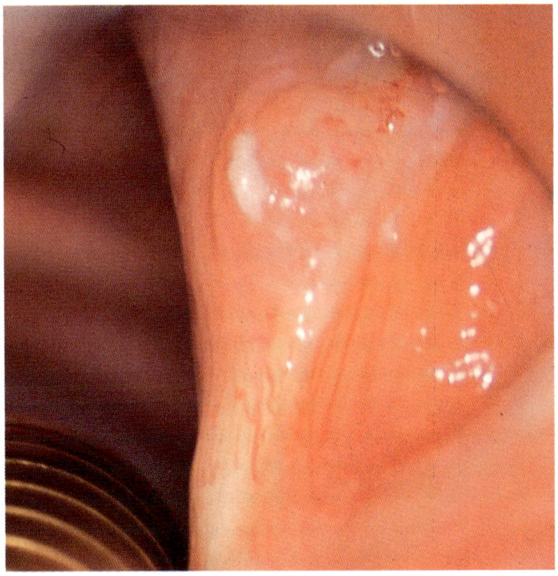

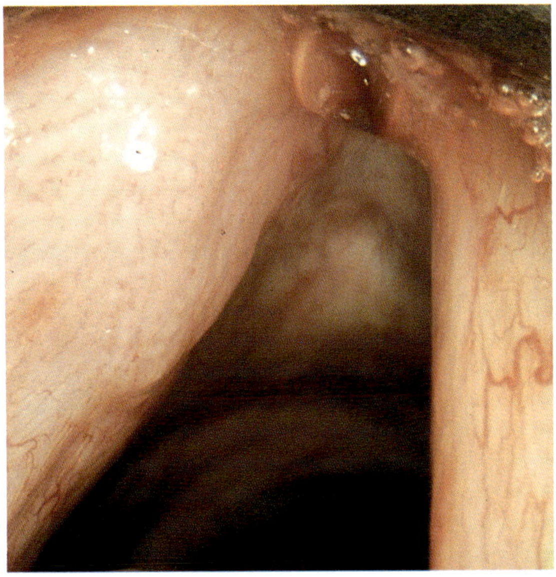

◄ 208
209

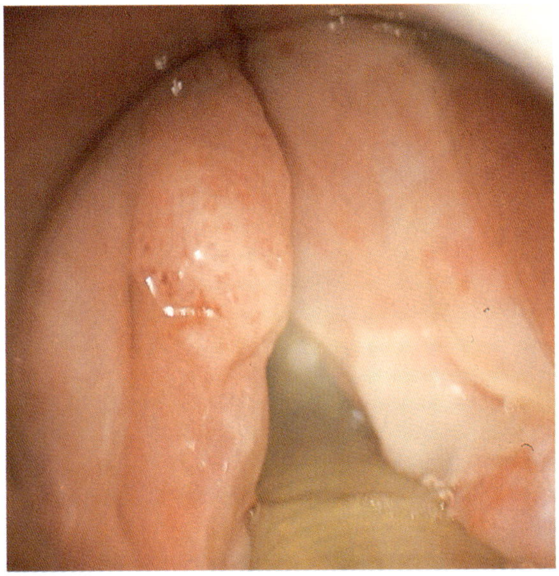

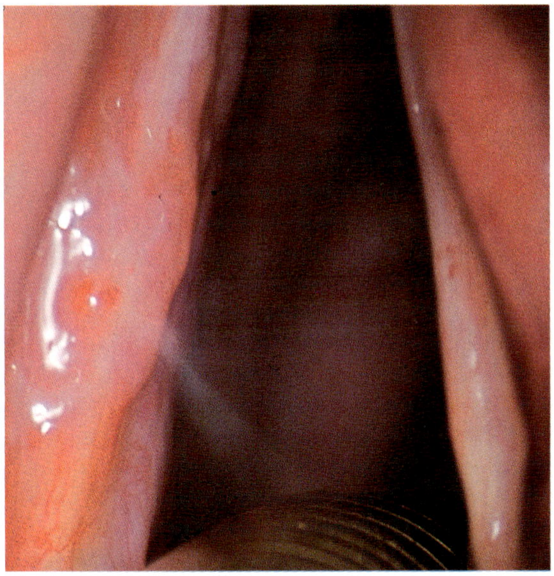

◄ 210
211

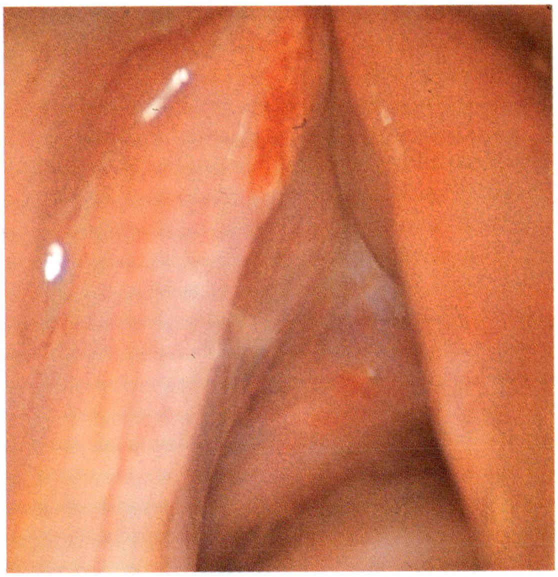

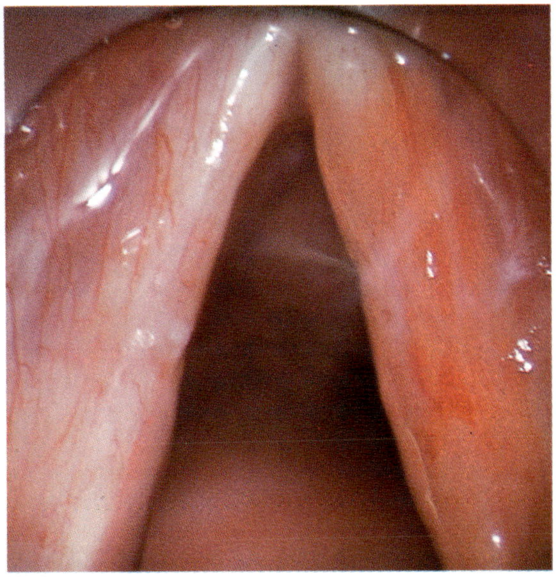

◄ 212
213

Carcinomata in situ sind ebenso wie Karzinome der Stimmlippen relativ häufig primär doppelseitig angelegt (Abb. 214, 215) und entspringen einem größeren Krebsfeld, das sich über beide Stimmlippen ausdehnt (Abb. 216, 217). Neben diesen Tapetenkarzinomen oder „superficial spreading carcinomata" gibt es im Kehlkopf nicht selten auch multiple, voneinander getrennte Krebsherde, die erst später miteinander konfluieren (Abb. 218, 219).

Abb. 214.

Primär bilaterales Carcinoma in situ. Links ist die ganze Stimmlippe von dem Tumor bedeckt, rechts das vordere Drittel der Stimmlippe. Links größeres flaches Ulkus an der Tumoroberfläche.

Abb. 215.

Ausgedehntes Carcinoma in situ der linken Stimmlippe. Epithelveränderung Grad II an der rechten Stimmlippe.

Abb. 216.

Ausgedehnte Kanzerisierung beider Stimmlippen in Form eines Tapetenkarzinoms. Der Tumor war an allen Stellen noch im In-situ-Stadium.

Abb. 217.

Bilaterale Kanzerisierung beider Stimmlippen. An einzelnen Stellen bereits mikroinvasives Wachstum, sonst In-situ-Stadium des Tumors.

Abb. 218.

Multizentrische Entstehung eines Carcinoma in situ. Tumor an der linken Stimmlippe in gering verhornender Form. An der rechten Stimmlippe, getrennt durch einen Streifen noch nicht verdickten Epithels, ein zweites Carcinoma in situ.

Abb. 219.

Multizentrisch entstehendes Carcinoma in situ. Links kleines Carcinoma in situ, an der Mitte der rechten Stimmlippe ein zweiter isolierter Herd eines Carcinoma in situ.

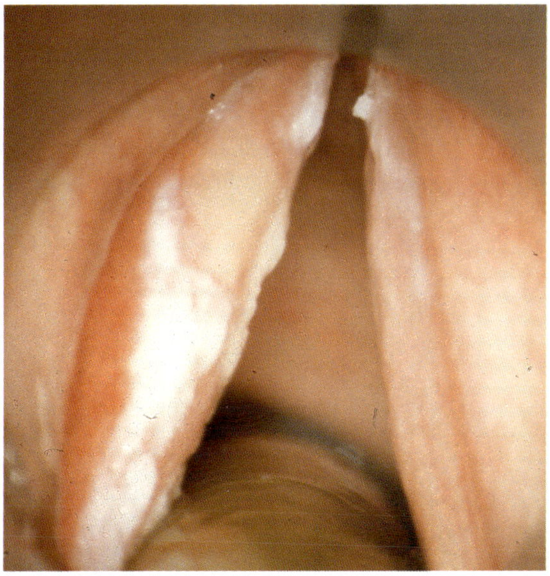

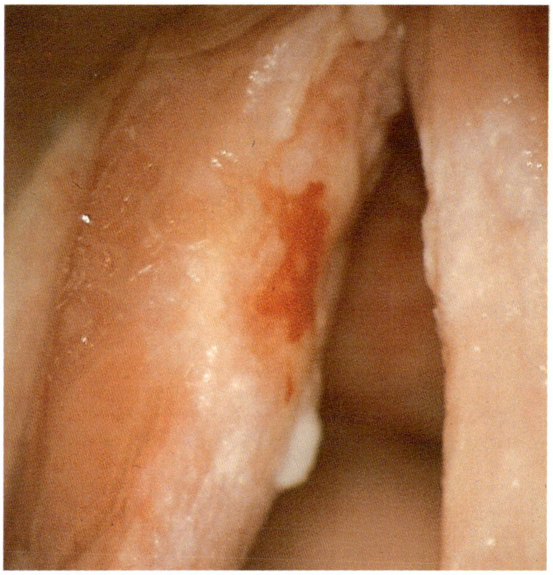

◀ 214
215

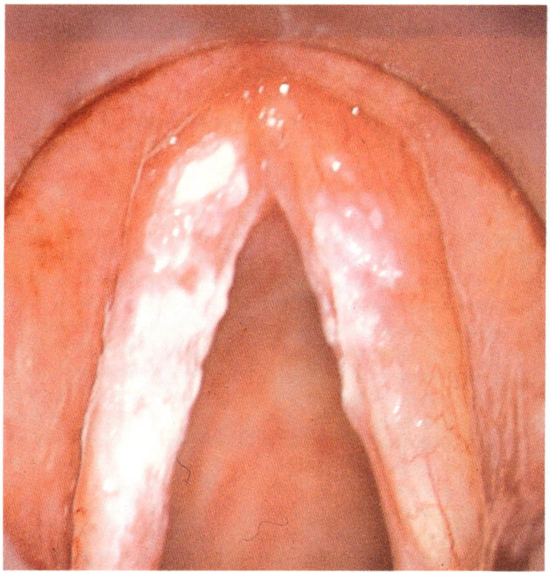

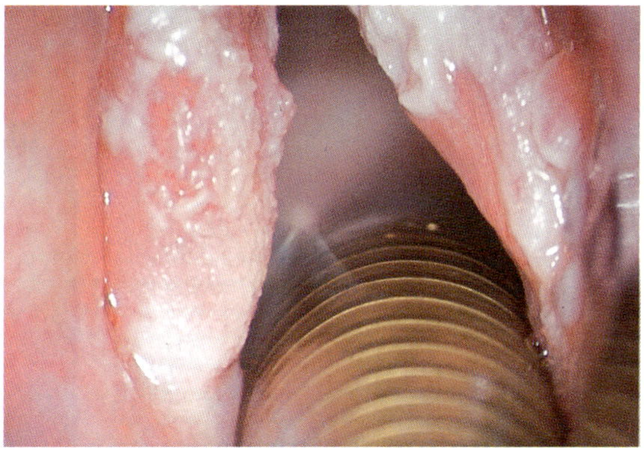

◀ 216
217

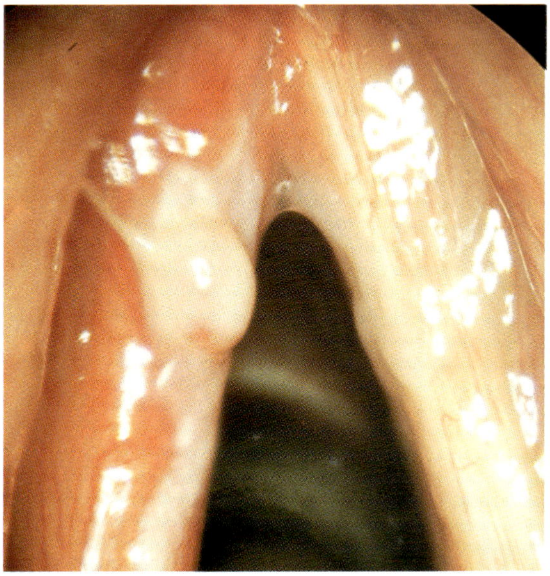

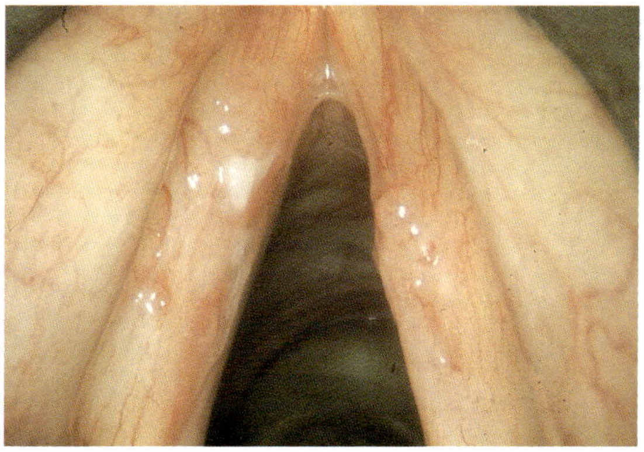

◀ 218
219

Carcinomata in situ und mikroinvasive Karzinome sind über dem weichen Muskelkörper der Stimmlippe gut verschieblich. Schwer verschiebliche Tumorabschnitte, harte Stellen in der Stimmlippe oder kolbige Auftreibungen, sind wichtige Zeichen eines tiefer invasiven Prozesses. Eine oberflächliche Exulzeration des Tumors ist auch bei kleinen Tumoren ein sicherer Hinweis dafür, daß bereits ein infiltrierendes Wachstum besteht. Wo der Tumor in die Tiefe wächst leidet die oberflächliche Blutversorgung und es entstehen Nekrosen (Abb. 220 – 223).

Bei Karzinomen ist es vor allem wichtig, die oberflächliche Ausdehnung des Tumors genau zu erkennen, um die Frage einer Teilresektion des Kehlkopfes zu prüfen. Man wird daher auch die infraglottischen Abschnitte des Kehlkopfes, den Eingang des Ventrikels und die Taschenfalten mit einer 30° bzw 70° Grad Endoskopoptik (vgl. S. 9) prüfen.

Abb. 220.

Mikrokarzinom der linken Stimmlippe mit zentraler, nabelartiger Einziehung als Zeichen des infiltrierenden Wachstums.

Abb. 221.

Mikrokarzinom der rechten Stimmlippe. Die Stimmlippe ist etwas rotiert, so daß der am subglottischen Abhang entstandene, warzige, scharf umschriebene Tumor besser zur Darstellung kommt.

Abb. 222.

Mikrokarzinom der linken Stimmlippe. Oberflächlich Kapillaratypien.

Abb. 223.

Polypenähnliches Mikrokarzinom der rechten Stimmlippe mit zentralem kleinen Ulkus.

Abb. 224.

Stimmlippenkarzinom im Stadium pT 1 mit oberflächlicher Infiltration an der vorderen Hälfte der rechten Stimmlippe.

Abb. 225.

Stimmlippenkarzinom. Histologisch Stadium pT 2, Infiltration des Muskelkörpers.

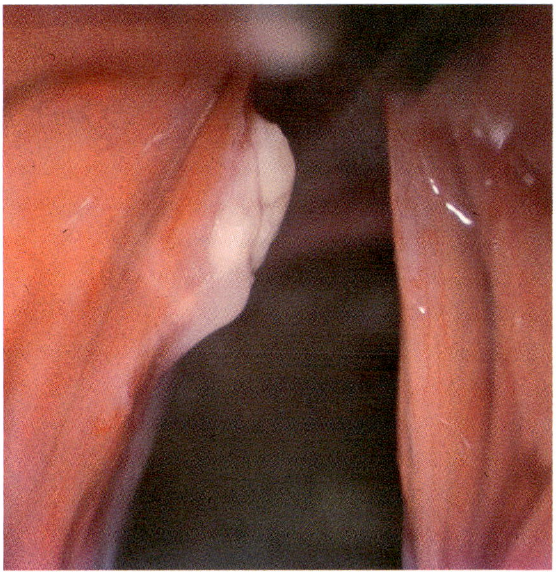

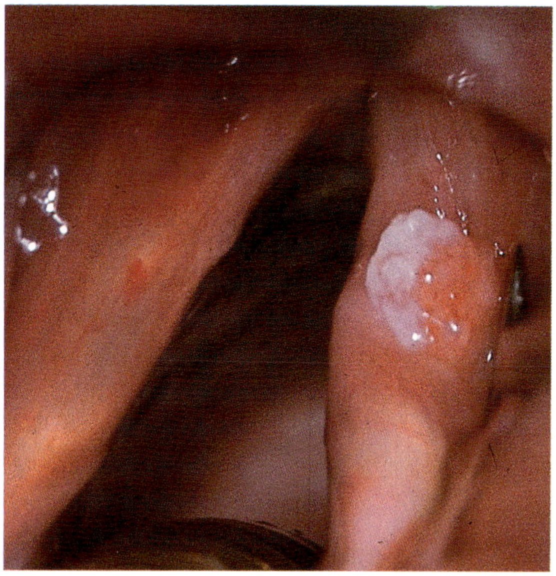

◄ 220
221

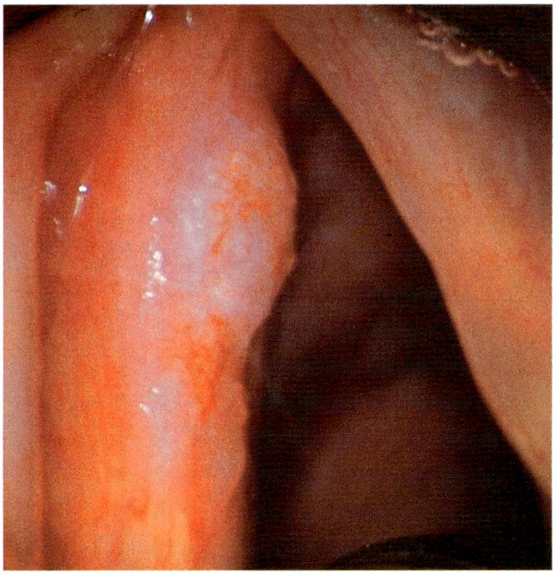

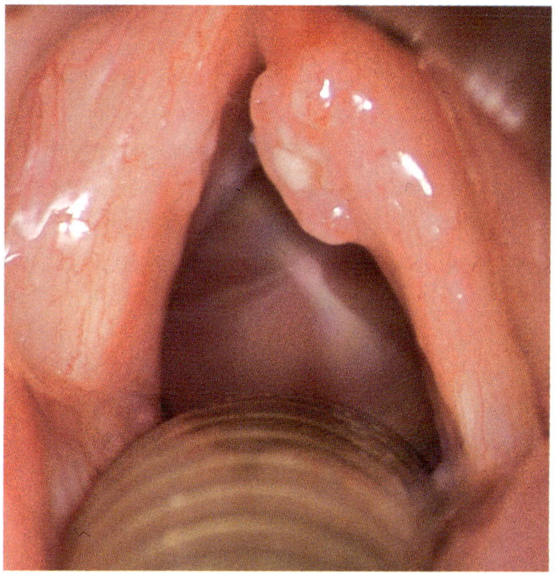

◄ 222
223

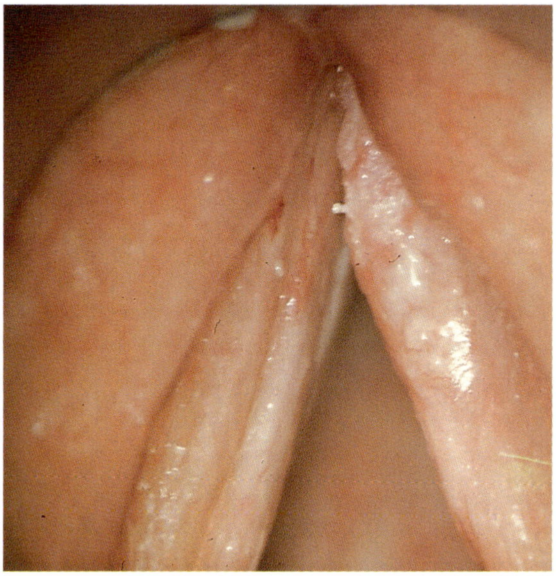

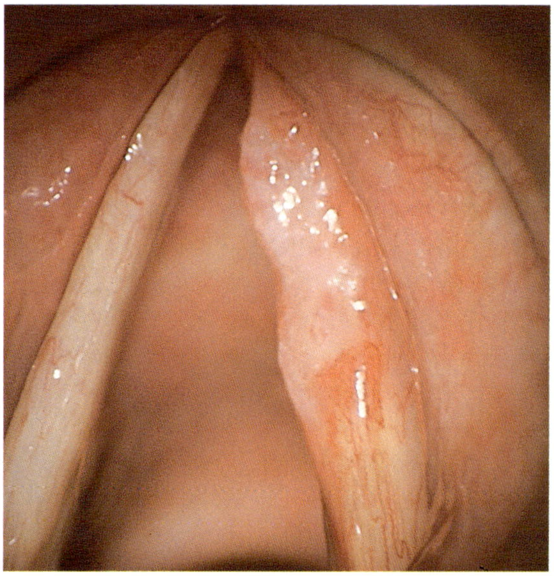

◄ 224
225

Die Bilder von größeren Karzinomen sind meist so eindeutig, daß die Diagnose schon mit großer Sicherheit vor der mikroskopischen Untersuchung zu stellen ist (Abb. 224 – 232). Man sollte allerdings nicht vergessen, daß auch einmal eine Tuberkulose ein Kehlkopfkarzinom imitieren kann. Es muß auch darauf hingewiesen werden, daß es größere Karzinome gibt, die oft schon tief infiltrieren und an der Oberfläche der Stimmlippe nur schwer erkennbare Veränderungen aufweisen. In diesen seltenen Fällen fällt das Stimmlippenepithel nur durch eine rötliche oder gelbliche Verfärbung und einzelne atypische Kapillaren auf, so daß diese Tumoren sehr leicht übersehen werden können (Abb. 234). Relativ selten sind auch stark polypös-exophytisch wachsende Karzinome, die laryngoskopisch wie Polypen oder Granulome aussehen (Abb. 235, 236) und histologisch in vielen Fällen den sogenannten Pseudosarkomen oder Karzinosarkomen entsprechen (29).

Abb. 226.

Stimmlippenkarzinom Stadium pT 2, ganze linke Stimmlippe bis zum Processus vocalis erfaßt.

Abb. 227.

Stimmlippenkarzinom, subglottisch an der vorderen Kommissur. Der Tumor kommt erst zur Darstellung nachdem die Stimmlippen auseinandergedrängt sind. Histologie pT 2.

Abb. 228.

Primär bilaterales Stimmlippenkarzinom in der vorderen Kommissur.

Abb. 229.

Karzinom der vorderen Kommissur, das nach oben zwischen den Taschenfalten im Bereich des Petiolus in Erscheinung tritt.

Abb. 230.

Bilaterales verhornendes Stimmlippenkarzinom. Rechts vorne tiefes Ulkus. Histologisch pT 3.

Abb. 231.

Ausgedehntes endolaryngeales, sogenanntes transglottisches Karzinom mit Befall der Taschenfalten und Stimmlippen.

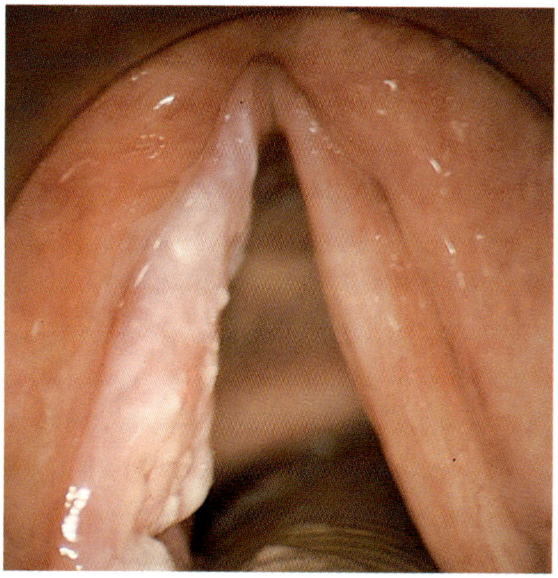

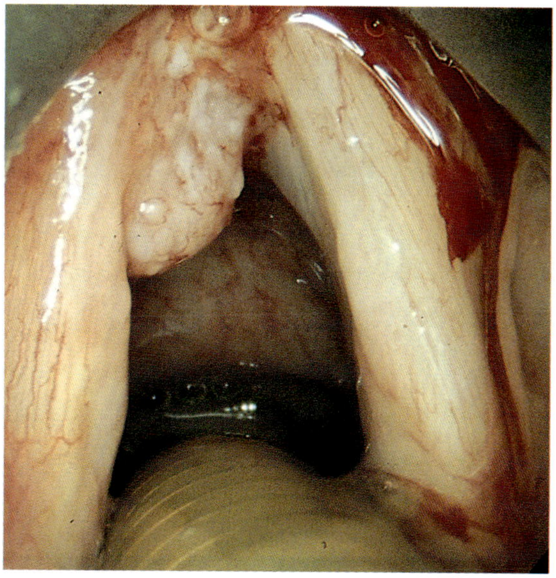

◀ 226
227

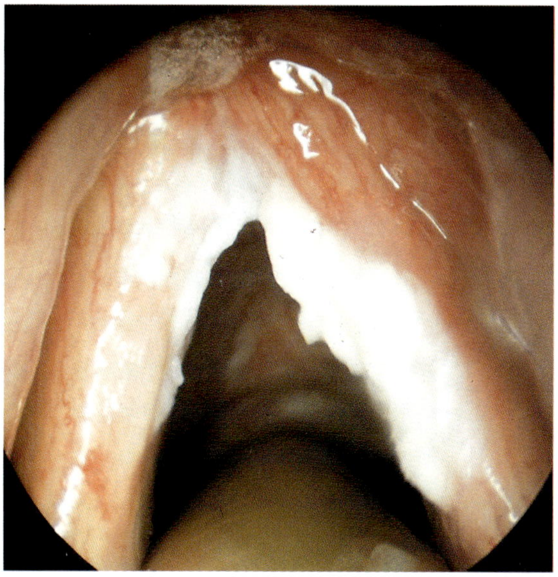

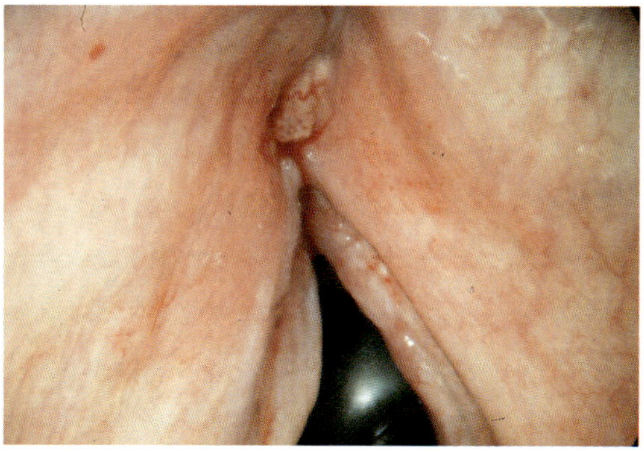

◀ 228
229

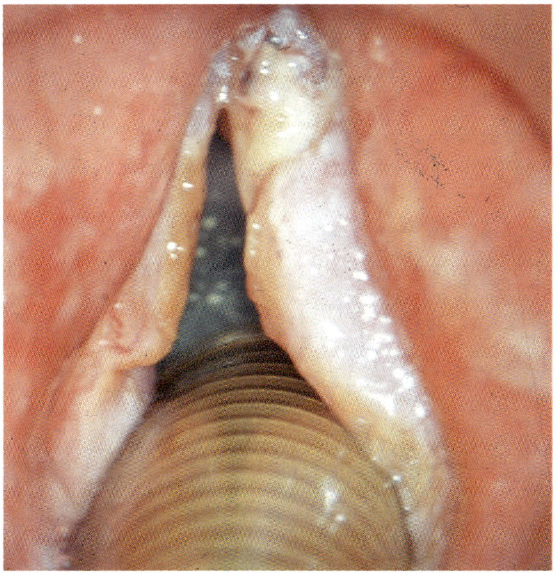

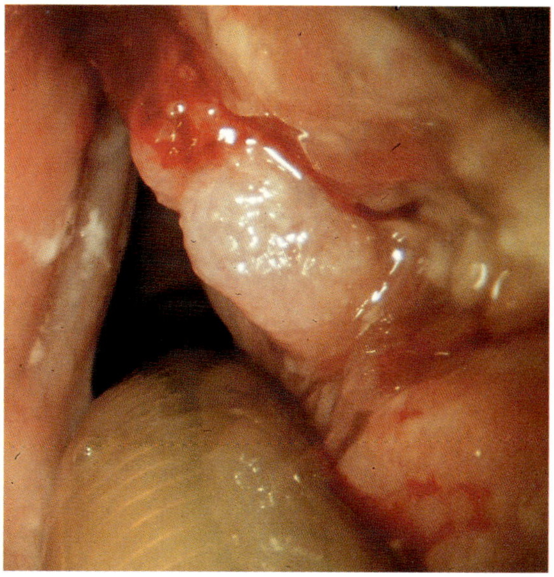

◀ 230
231

Schwieriger ist die Abschätzung der genauen Oberflächenausdehnung supraglottischer Karzinome, die bei der Mikrolaryngoskopie weitgehend tangential gesehen werden (Abb. 237 – 239). Besonders an der laryngealen Epiglottisfläche können Karzinome, vom Rohr des Laryngoskops verdeckt, unbemerkt bleiben. Supraglottische Karzinome macht man sich am besten zugänglich, wenn man das Laryngoskop langsam zurückzieht – evtl. sogar in die Vallecula glossoepiglottica einsetzt – und von außen mit der Hand die Epiglottis bzw. den Kehlkopf nach dorsal drückt, damit der Tumor stärker in das Laryngoskop hineingepreßt und sichtbar wird. Mittels eines kleinen Spiegels oder besser mit Hilfe eines 70° Endoskopes kann man dann den Tumor meist gut übersichtlich darstellen und seine Ausdehnung feststellen und messen.

Hypopharynxkarzinome sind hingegen im Operationslaryngoskop leicht einstellbar und überblickbar (Abb. 240, 241). Man kann meist ein großes Operationslaryngoskop verwenden und muß evtl. ein überlanges Rohr anwenden, um die kaudale Ausdehnung eines Sinus-piriformis-Karzinoms oder Postkrikoidkarzinoms (Abb. 242) in den zervikalen Ösophagus hinein genauer darzustellen.

Abb. 232.

Stimmlippenkarzinom der Kategorie T 3, in den Ventrikel eingewachsen.

Abb. 233.

Großes Stimmlippenkarzinom, das sich vorwiegend subglottisch ausdehnt. Nicht verhornender, papillär wachsender Tumor.

Abb. 234.

Weitgehend glatte Oberfläche der etwas verdickten Stimmlippe. Vermehrt Kapillaratypien. Tief in die Stimmlippenmuskulatur infiltrierender Tumor.

Abb. 235.

Vom linken Ventrikel und der linken Taschenfalte polypös vorspringendes Karzinom. Histologisch sogenanntes Karzinosarkom oder Pseudosarkom.

Abb. 236.

Ausgesprochen polypöser, nicht verhornender Tumor der rechten Stimmlippe und Taschenfalte. Histologisch sogenanntes Karzinosarkom.

Abb. 237.

Karzinom des Taschenfalten-Epiglottiswinkels links mit starker Verhornung.

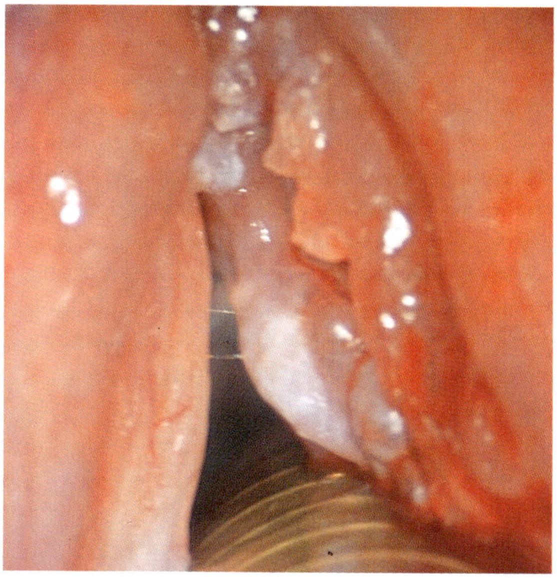

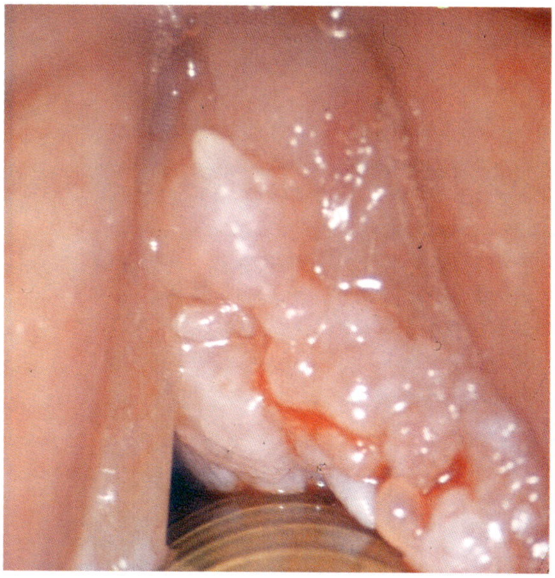

◄ 232
233

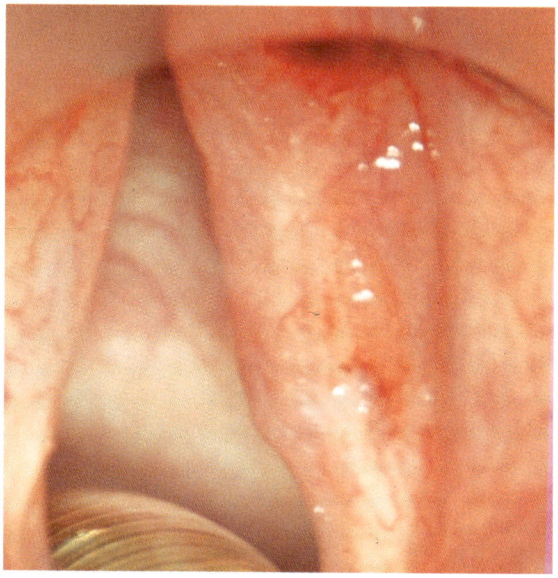

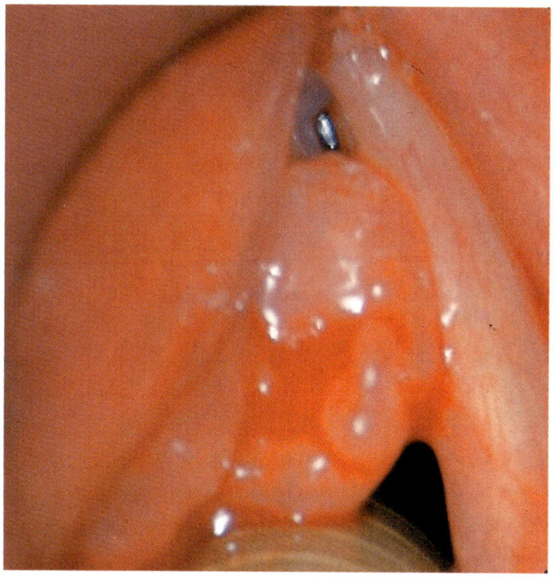

◄ 234
235

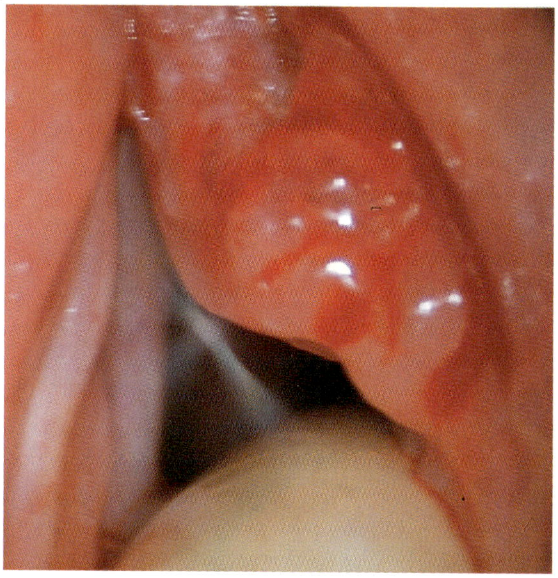

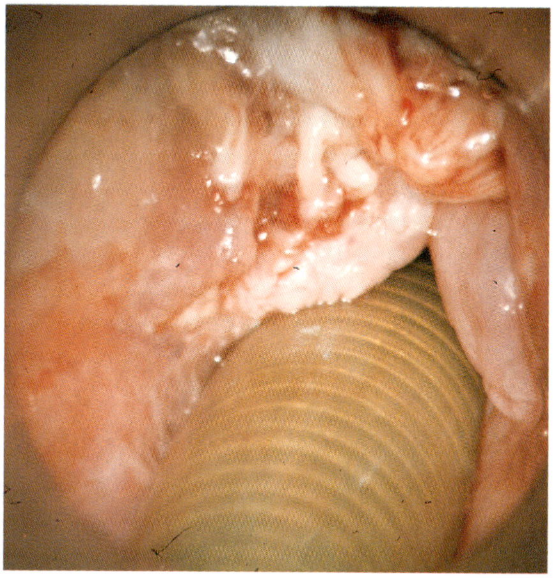

◄ 236
237

6.2 Endoskopische Chirurgie bei Präkanzerosen und Larynxkarzinomen

Ein großer Vorteil der endolaryngealen Mikrochirurgie ist, daß man Biopsien von einer beliebigen Stelle entnehmen kann und ein Gewebestück, ohne es zu quetschen, ausschneiden kann. Es kann sich dabei um Gewebe mitten aus dem Tumor handeln oder aus Randgebieten, von denen nicht sicher ist, ob der Tumor bis dahin vorgedrungen ist. Auch bei Biopsien sollte man darauf achten, daß nicht unnötig größere Teile der Kehlkopfmuskulatur oder des Ligamentum vocale entfernt werden. In einzelnen Fällen kann es sehr schwierig sein, Tumorgewebe zu finden, z.B. nach einer Bestrahlung mit persistierenden Ödemen und entzündlichen Veränderungen. In solchen Fällen finden sich manchmal Karzinomreste im tiefer gelegenen Gewebe, das erst dann erreicht werden kann, wenn die Schleimhaut inzidiert wird und ein Zugang durch Spreizen der Inzision geschaffen wird. In solchen Fällen kann eine Grobnadelbiopsie von Vorteil sein, wenn man z.B. Tumorgewebe in der Vallecula, in der Zungenwurzel oder in der Tiefe der Taschenfalten sucht. Es braucht hier nicht betont zu werden, daß mittels einer Grobnadelbiopsie ein Tumor wohl gefunden werden, aber das Vorhandensein eines Tumors nicht ausgeschlossen werden kann.

Aus palliativen Gründen oder aber um vorerst eine Tracheotomie zu umgehen, kann es notwendg sein, Kehlkopfkarzinome so weit zu verkleinern („Debulking"), daß der Patient wieder genügend Luft bekommt. Dies geschieht vor allem mit Hilfe des Hochfrequenz-Elektrochirurgiegerätes, mit dem man größere Tumorteile fast scheibenweise entfernen kann, ohne daß es zu stärkeren Blutungen kommt.

Kleinere Tumoren der Stimmlippen und die seltenen kleinen Tumoren der supraglottischen Region versuche ich, wenn immer dies technisch möglich ist, sofort vollständig und in einem Stück zu entfernen („Exzisionsbiopsie"). Der Tumor wird umschnitten und von der Unterlage abpräpariert, wobei immer darauf zu achten ist, daß man das Ligamentum vocale oder die Kehlkopfmuskulatur unbeschädigt läßt. Zeigt die histologische Untersuchung, daß es sich um eine Keratose oder ein seniles Papillom vom Grad I oder II handelt, so ist die Exzisionsbiopsie auch bereits die endgültige Therapie gewesen. Wenn ein Carcinoma in situ oder ein kleines Karzinom vorliegt und die histologische Untersuchung zeigt, daß der Tumor vollständig entfernt worden ist, ist mit der diagnostischen Maßnahme auch bereits die endgültige Behandlung erfolgt.

Die alte Diskussion, ob man Stimmlippenkarzinome endoskopisch resezieren dürfe, oder ob dieses Vorgehen zu einer unnötigen Gefährdung des Patienten führe, wurde erneut aktuell, seit die Mikrolaryngoskopie die technischen Voraussetzungen schuf, einen Tumor präzise von den Stimmlippen zu entfernen (33). Seit der Einführung des Lasers in die endoskopische Chirurgie haben sich eine Reihe von Laryngologen gefunden, die auch ausgedehntere endolaryngeale Resektionen von Tumoren ausführen.

Die wichtigste Voraussetzung für den Erfolg der endoskopischen Resektion von Stimmlippenkarzinomen ist die vorsichtige und zurückhaltende Indikationsstellung. Bei diesen Eingriffen stehen das Leben und die Stimmfunktion des Patienten auf dem Spiel. Sie sollten daher nur von einem in der mikrolaryngoskopischen Diagnostik und der endolaryngealen Mikrochirurgie erfahrenen Laryngologen indiziert und ausgeführt werden.

Abb. 238.

Ausgedehntes, nicht verhornendes Epiglottiskarzinom.

Abb. 239.

Warziges, nicht verhornendes Karzinom der Epiglottis. Die Epiglottis ist mit der Spitze des Laryngoskopes angehoben, um den Tumor besser zur Darstellung zu bringen.

Abb. 240.

Kleines Karzinom im Sinus piriformis mit zahlreichen atypischen Kapillaren.

Abb. 241.

Ausgedehntes Hypopharynxkarzinom vom Sinus piriformis auf die Pharynxhinterwand übergreifend.

Abb. 242.

Karzinom der Postkrikoidregion. Blick in den Eingang des Ösophagus.

Abb. 243.

Erythem und Ödem der Stimmlippen nach Strahlenbehandlung. Die geschwollenen Taschenfalten sind durch den Druck des Laryngoskopes etwas abgeblaßt.

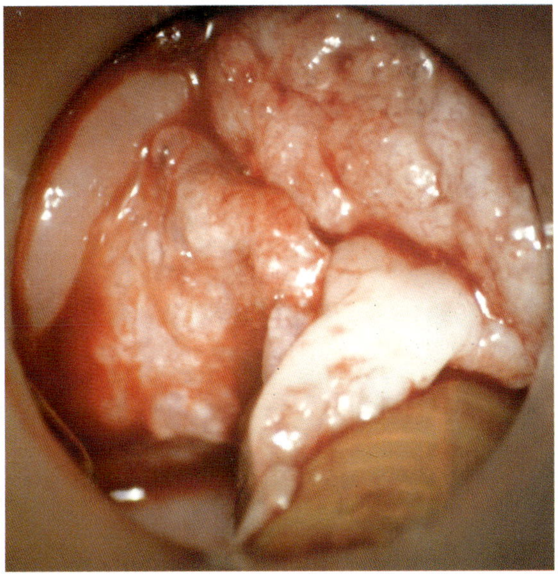

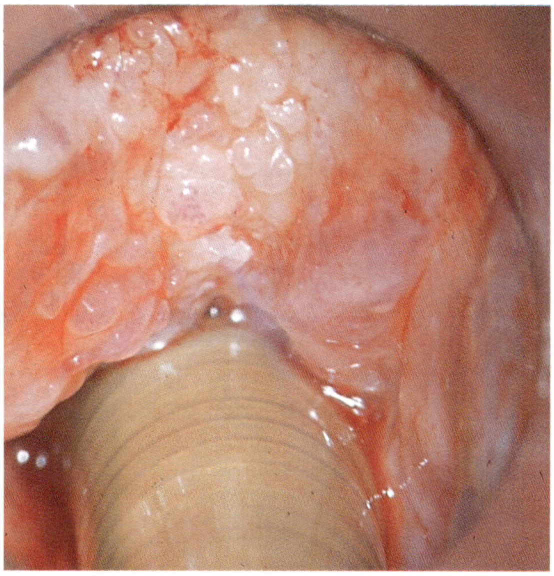

◄ 238
239

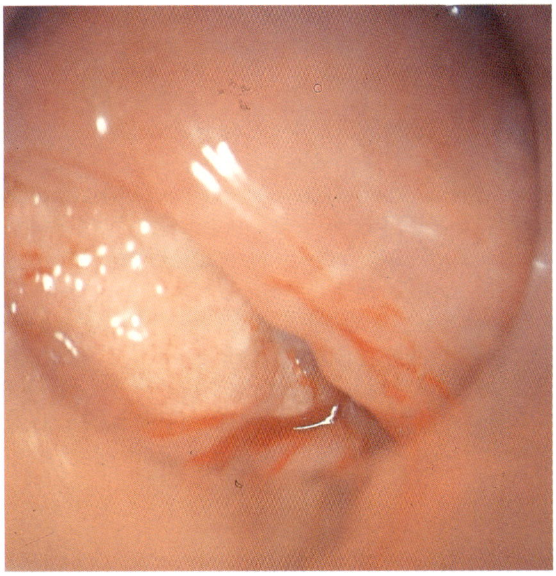

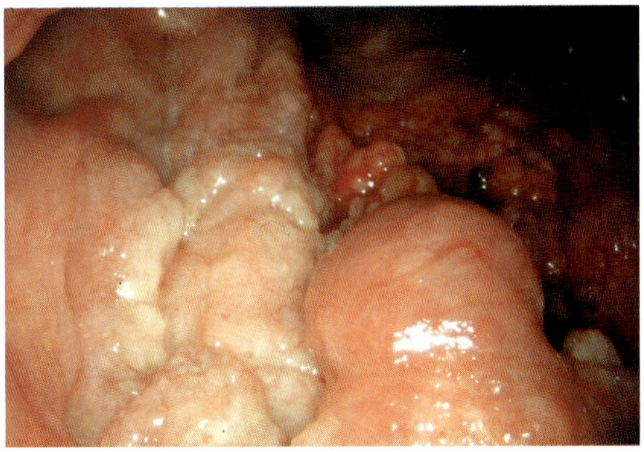

◄ 240
241

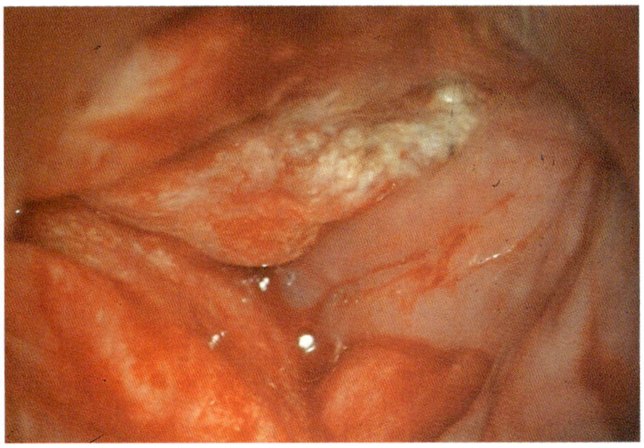

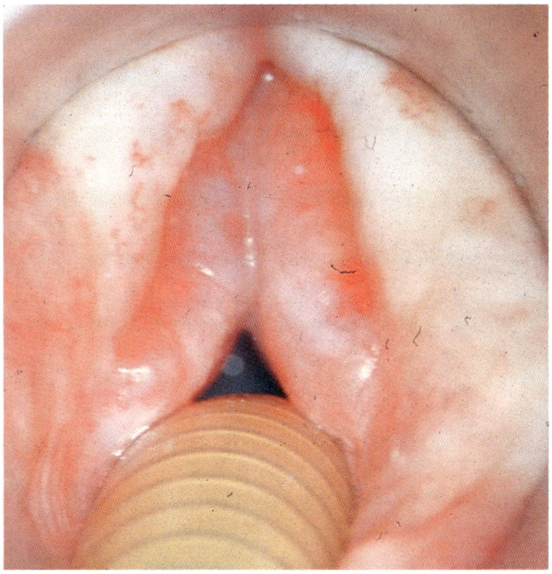

◄ 242
243

Endoskopisch resezieren darf man nur, wenn sich der gesamte Tumor bis über seine Grenzen hinweg im Operationslaryngoskop gut übersichtlich einstellen läßt. Bei schlecht und nur mit dünnen Laryngoskopen zu überblickenden Tumoren soll man unbedingt der externen Operation den Vorzug geben, die immer eine saubere Exzision in einem Stück ermöglicht.

Endoskopisch werden von mir grundsätzlich nur Karzinome oder Carcinomata in situ auf frei beweglichen Stimmlippen operiert. Die Tumoren sollten sich nicht mehr als 5 mm in die infraglottische Region erstrecken, dorsal die Pars cartilaginea der Stimmlippen nicht ergreifen und nach lateral im Ventrikel gut abgrenzbar sein. Eine Ausdehnung über die vordere Kommissur hinweg ist keine Kontraindikation für eine endoskopische Resektion. Auch Tumoren vom Typ des „superficial spreading carcinoma", die sich auf beide Stimmlippen in größerer Fläche ausdehnen, können endoskopisch gegebenenfalls in mehreren Sitzungen reseziert werden.

Ich operiere nicht endoskopisch, wenn bei der Betastung des Tumors zu fühlen oder bei der Resektion zu sehen ist, daß das Karzinom schon tiefer in die Stimmlippenmuskulatur eingedrungen ist. Die freie Stimmlippenbeweglickeit ist allein kein sicheres Kriterium eines noch oberflächlich wachsenden Tumors. Tiefer infiltrierende Tumoren, die zur Einschränkung der Stimmlippenbeweglichkeit geführt haben, halte ich von vorneherein für ungeeignet für eine endoskopische Resektion. Technisch sind zwar sehr ausgedehnte endoskopische Stimmlippenresektionen möglich, wie z.B. die Entfernung der gesamten Muskulatur bis an das Perichondrium des Schildknorpels und großer Teile der Taschenfalte und des Aryknorpels. Ich habe mehrere endoskopisch mit Lasergeräten behandelte Fälle gesehen, bei denen der Kehlkopf einer ausgebrannten Röhre oder einem Narbenkanal glich und die Patienten weitgehend aphonisch waren.

Die endoskopische Resektion bietet bei größeren Tumoren keinen Vorteil, denn man operiert in den lateralen Abschnitten der Kehlkopfweichteile letztendes doch tangential und mit zunehmend geringerer Übersicht. Der verbleibende Defekt führt unweigerlich zu größeren Narben, zur Glottisinsuffizienz und damit zu einer Beeinträchtigung der Stimmfunktion. Der externe Zugang bietet in solchen Fällen dagegen die Vorzüge einer guten Übersichtlichkeit des Operationsfeldes und die Möglichkeit, die Ausdehnung der Resektion der Tumorgröße genau anzupassen. Vor allem aber besteht zur Funktionsverbesserung nach externer Operation noch die Möglichkeit der sofortigen Rekonstruktion der Glottis, die bei einem endoskopischen Vorgehen technisch nicht ausführbar ist.

Andernorts ausgeführte Biopsien können das endoskopische Vorgehen auch bei ursprünglich geeigneten Fällen außerordentlich erschweren, wenn nicht ganz unmöglich machen, da die Tumorgrenzen nicht mehr klar erkennbar sind.

Ich führe etwa 90% der endoskopischen Resektionen von Präkanzerosen und Karzinomen der Stimmlippe ohne vorangehende Biopsie in einer Sitzung durch. Das mikrolaryngoskopische Erscheinungsbild der Karzinome ist so charakteristisch, daß man Biopsie und endgültige Behandlung in der Regel zusammenfassen kann. Sollte die histologische Untersuchung zeigen, daß es sich doch um eine gutartige Keratose oder ein sogenanntes seniles Papillom handelt, sind ebenfalls Diagnostik und Therapie in einem Vorgang verbunden, ohne daß der Eingriff unnötig ausgedehnt worden wäre.

Bei Beginn der Resektion wird lateral bzw. kaudal vom Tumorrand der Tumor umschnitten, dann wird er von der Unterlage abpräpariert, wobei man sich auf dem Ligamentum vocale hält. Wenn der Tumor sich nicht glatt vom Muskelkörper abheben läßt oder harte Stellen in der Muskulatur vorliegen, wird entsprechend tiefer in die Stimmlippe eingegangen. Stellt sich erst während der Operation heraus, daß der Tumor tiefer infiltriert, wird der endoskopische Eingriff abgebrochen und der übersichtliche externe Zugang gewählt (33).

Bei doppelseitigen Tumoren kann man durchaus über die vordere Kommissur hinweg den gesamten Tumor in einem Stück entfernen. Man kann aber auch, und dies ist hinsichtlich des funktionellen Resultats manchmal günstiger, die kleinere Tumorhälfte vorerst zurücklassen und erst später den zweiten Teil des Tumors resezieren. Bei geringer kontralateraler Ausdehnung operiere ich in der Regel einzeitig, bei größerer Ausdehnung zweizeitig, im Abstand von etwa 4 Wochen. Postoperative Synechien im Bereich der vorderen Kommissur sind nach endoskopischer Resektion erstaunlich selten. Man muß die Patienten allerdings postoperativ in Kontrolle halten und wenn nötig, sich bildende größere Fibrinbeläge oder Granulome rechtzeitig entfernen.

Die sorgfältige histologische Kontrolle des Exzidates ist eine weitere unabdingbare Voraussetzung jeder endoskopischen Resektion eines Stimmlippenkarzinoms (und jeder Kehlkopfteilresektion) (vgl. S. 29). Sind die Voraussetzungen dieser aufwendigen und zeitraubenden mikroskopischen Kontrolle nicht gegeben, so muß man auf die Teilresektion verzichten und sollte besser bestrahlen.

Zeigt die histologische Untersuchung, daß der Tumor nicht oder nicht sicher vollständig entfernt worden ist, so ziehe ich es vor, sofort nachzuoperieren. Auch bei sorgfältiger histologischer Aufarbeitung kann man manchmal nicht sicher sagen, ob der chirurgische Schnitt nun genau am Tumorrand gelegen hat oder nicht vielleicht doch jenseits des Schnittes Tumorgewebe zurückgeblieben ist. Im Interesse des Patienten sollte man diese Frage nicht durch Abwarten und Beobachten klären, sondern sofort nachoperieren. Hat die histologische Untersuchung gezeigt, daß es sich um einen oberflächlichen

Tumorausläufer handelt, so kann man nochmals endoskopisch operieren. Ist aber der Tumor gegen die Tiefe der Stimmlippenmuskulatur hin nicht sicher vollständig entfernt, ziehe ich es vor, nach Laryngotomie eine Chordektomie auf externem Wege durchzuführen.

In einer Serie von 76 kleinen Stimmlippenkarzinomen und Carcinomata in situ, die von 1980 bis 1987 endoskopisch operiert wurden, hat kein einziger Patient sein Leben, seinen Kehlkopf oder seine Stimme verloren. Kein einziger Patient mußte nachbestrahlt werden oder nach Eröffnung des Kehlkopfes von außen nachoperiert werden (33). Drei kleinere Lokalrezidive konnten alle wieder endoskopisch entfernt werden.

Diese guten Ergebnisse, die sich auch in Hinblick auf die Stimmfunktion durchaus an der Seite der strahlentherapeutischen Ergebnisse sehen lassen können und in Hinblick auf die Heilung die strahlentherapeutischen Ergebnisse noch deutlich übertreffen, sind allerdings nur dann zu erzielen, wenn eine sehr sorgfältige Auslese der für die endoskopische Resektion gewählten Fälle durchgeführt wird. Die Ergebnisse der endolaryngealen mikrochirurgischen Resektion von kleinen Stimmlippenkarzinomen werden mit dem geringstmöglichen zeitlichen und ökonomischen Aufwand und der geringsten Belastung des Patienten erzielt.

6.3 Der Kehlkopf nach Bestrahlung (Abb. 243–253)

Die Beurteilung des Effektes einer Bestrahlung ist infolge entzündlicher Veränderungen, Ödemen, Schwellungen und Fibrinablagerungen oft sehr schwierig. Wir führen regelmäßig etwa 6–8 Wochen nach Beendigung einer Bestrahlung eine mikrolaryngoskopische Untersuchung aus und wiederholen diese nach einem halben Jahr und oft nach einem Jahr nochmals (28). In diesem Zeitabschnitt treten am Tumor und am Kehlkopf eine Reihe von Veränderungen auf, die der Laryngologe kennen und differentialdiagnostisch bewerten muß.

Im Verlaufe einer Bestrahlung kommt es zunächst zu einer **Strahlenepithelitis** (Abb. 243–245), die durch eine allgemeine Schwellung und Rötung der Kehlkopfschleimhäute gekennzeichnet ist. In stärker ausgeprägten Fällen bildet sich ein zäh haftender, gelblicher Fibrinbelag, den man manchmal mechanisch mit Hilfe von Saugern entfernen muß, um die Schleimhaut beurteilen zu können. Erythem und Ödem sind individuell sehr unterschiedlich ausgeprägt, wobei auch bestrahlungstechnische Komponenten, wie Dosis, Strahlenart und Fraktionierung eine Rolle spielen. Selten entwickelt sich eine **„Chorditis fibrinosa“**, die bis zu einem Jahr lang anhalten kann und durch eine dicke Schwellung und einen zäh haftenden Fibrinbelag auf einer Stimmlippe gekennzeichnet ist.

Die **Tumornekrose** setzt meist erst ein, wenn eine Herddosis von 40–60 Gy erreicht worden ist und zieht sich dann oft noch über 4–8 Wochen hin. An Stelle des wegbestrahlten Tumors entwicklen sich oft mehr oder weniger tiefere Exulzerationen, die sich erst langsam reinigen und wieder epithelisieren. Wenn etwa 8 Wochen nach Ende der Bestrahlung immer noch Tumorgewebe zu erkennen ist, handelt es sich meist um ein Residualkarzinom, aus dem eine Biopsie zu entnehmen ist, um über das weitere Vorgehen zu entscheiden (Abb. 246, 247).

Besonders schwierig wird die Beurteilung, wenn im Kehlkopfinneren kein Tumor mehr zu sehen ist, aber eine persistierende Schwellung besteht oder eine Stimmlippe fixiert bleibt. Auch bei mikrolaryngoskopischer Untersuchung kann man häufig nicht sagen, ob dieser Zustand durch Tumorreste, persistierende entzündliche Prozesse oder eine Radiochondritis bedingt ist. In solchen Fällen hilft manchmal eine Grobnadelbiopsie weiter, mit der man einen Tumor zwar nachweisen, aber nicht ausschließen kann.

Die **radiogene Atrophie des Epithels** (Abb. 248, 249) wird etwa 3 Monate nach der Bestrahlung nach dem Abklingen der Epithelitis deutlich. Das Epithel wird zunehmend dünner, zigarettenpapierähnlich weißlich und ist über der Unterlage, dem Reinkeschen Raum, schlecht verschieblich. Vermehrte, oft geschlängelte, zum Teil auch erweiterte Kapillaren entwikkeln sich an den Stimmlippen. In manchen Fällen wirkt auch die gesamte Stimmlippe hart und fibrosiert, ein Zustand, der sich im Laufe der Zeit sogar verstärken kann und zu einer zunehmend schlechteren Stimmfunktion führt. Während die bekannten Atrophien der äußeren Haut am Hals selten geworden sind, seitdem an die Stelle der konventionellen Röntgenbestrahlung die Kobaltbestrahlung getreten ist, wird die endolaryngeale Atrophie des Epithels immer öfter gesehen.

Eine **Radiochondritis** kann eine frühe oder eine späte Komplikation einer Bestrahlung sein (Abb. 250). Chronische Ödeme im Kehlkopf, Schmerzen bei Berührung des Larynx, zum Ohr ausstrahlende Schmerzen, Fisteln im Kehlkopfinneren oder nach außen durch die Haut durchbrechende Fisteln deuten auf radiochondritische Prozesse hin. Leider liegt der Radiochondritis auch sehr häufig ein Residualkarzinom, das nun wieder zu wachsen begonnen hat, zugrunde. In einzelnen Fällen können endoskopisch Fistelkanäle eröffnet werden und Knorpelsequester entfernt werden.

Radiogene Karzinome können sich viele Jahre nach einer Bestrahlung – ich habe sie nach 8–15 Jahren gesehen – im ehemaligen Strahlenfeld (im Inneren des Kehlkopfes), meist wieder an den Stimmlippen entwickeln. Charakteristisch ist, daß neben dem neu aufschießenden Tumor die radiogenen Atrophien der Kehlkopfschleimhaut zu beobachten sind (Abb. 251–253). Die histologische Untersuchung zeigt, daß der Tumor stets wieder vom oberlächlichen Plattenepithel seinen Ausgang nimmt und nicht aus der Tiefe des Gewebes, aus mittlerweile „schlummernden“ Tumorresten entstanden ist (13, 16, 41).

6.4 Verschiedene Tumoren

Neben den Plattenepithelkarzinomen gibt es eine Vielzahl gutartiger und bösartiger Tumoren, die im Kehlkopf aber alle so selten sind, daß man sie auch im Laufe eines langen Berufslebens als Laryngologe nur einige wenige Male oder überhaupt nicht zu sehen bekommt. Eine zusammenfassende Darstellung dieser Tumoren habe ich an anderer Stelle gegeben (26, 27), so daß ich mich hier auf eine Schilderung der etwas bekannteren Tumortypen beschränken kann.

Tumoren der Schleimdrüsen des Kehlkopfes. Unter den Adenomen und Karzinomen der Schleimdrüsen spielt nur das adenoid-zystische Karzinom eine etwas größere Rolle. Die meisten Patienten sind zwischen 40 und 70 Jahre alt, Männer sind etwas häufiger als Frauen betroffen. Etwa 80% dieser Tumoren entstehen in der laryngotrachealen Übergangsregion zwischen dem infraglottischen Abhang der Stimmlippe und den oberen Trachealringen. Adenoid-zystische Karzinome an der Epiglottis und den Taschenfalten sind Raritäten. Die Tumoren wachsen flach, höckerig oder knollig unter intakter, etwas vermehrt kapillarisierter Schleimhaut nur wenig in das Larynxlumen vor. In der laryngotrachealen Übergangsregion liegen sie meistens dorsal, selten an der Seitenwand von Larynx und Trachea. Die wahre Ausdehnung des Tumors ist meist um ein Vielfaches größer als man dies aufgrund des endolaryngealen Aspektes annehmen könnte. Die Diagnose ist nur nach Biopsie möglich.

Pleomorphe Adenome, Mukoepidermoidtumoren und verschiedene weitere Formen von Adenomen oder Adenokarzinomen sind außerordentlich selten und bieten keine charakteristischen Bilder.

Abb. 244.

Erhebliches Ödem der gesamten Larynxweichteile. Demarkation und Nekrose des Tumors. Das Tumorgebiet ist von Fibrin bedeckt.

Abb. 245.

Zustand nach Abschluß der Bestrahlung. Die Schwellung der Stimmlippen nimmt ab. Links noch Fibrinbelag, rechts ein Ulkus an Stelle des Tumors.

Abb. 246.

Residualkarzinom ein Monat nach Abschluß der Bestrahlung. Abklingende Strahlenepithelitis im Endolarynx.

Abb. 247.

Residual- oder Rezidivtumor binnen einem Jahr nach Abschluß der Bestrahlung, bereits deutlich ausgeprägte Atrophie des Stimmlippenepithels.

Abb. 248.

Radiogene Atrophie des Epithels, persistierendes submuköses Ödem, sehr starke Kapillarhyperplasien.

Abb. 249.

Ausgeprägte, einseitige Epithelatrophie im Stimmlippenbereich 10 Jahre nach Radiumkontaktbestrahlung.

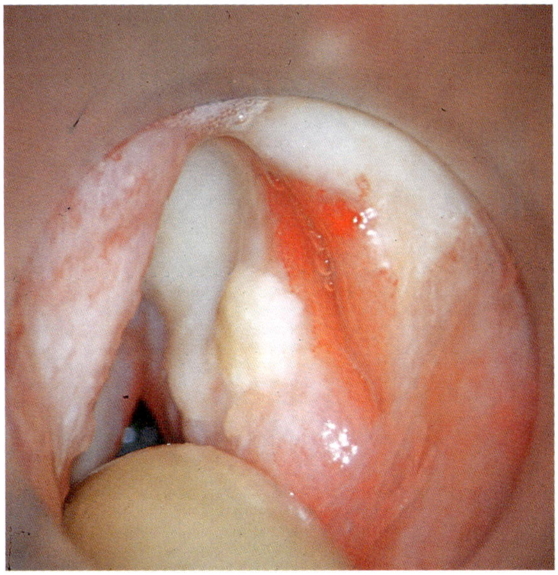

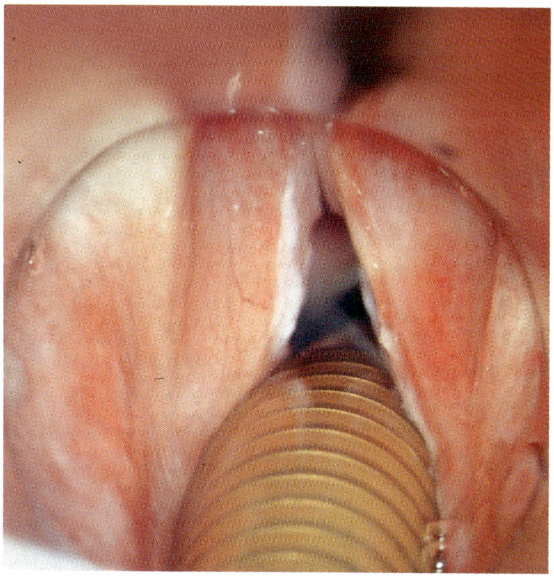

◀ 244
245

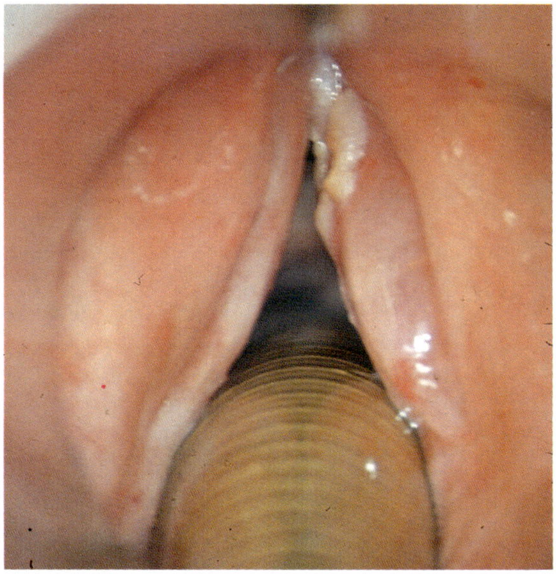

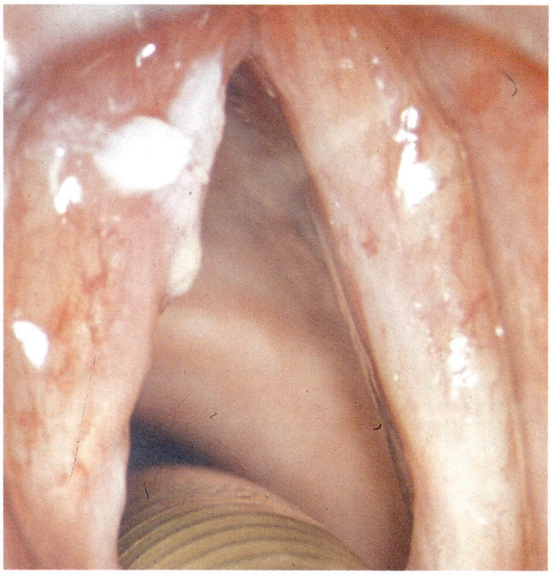

◀ 246
247

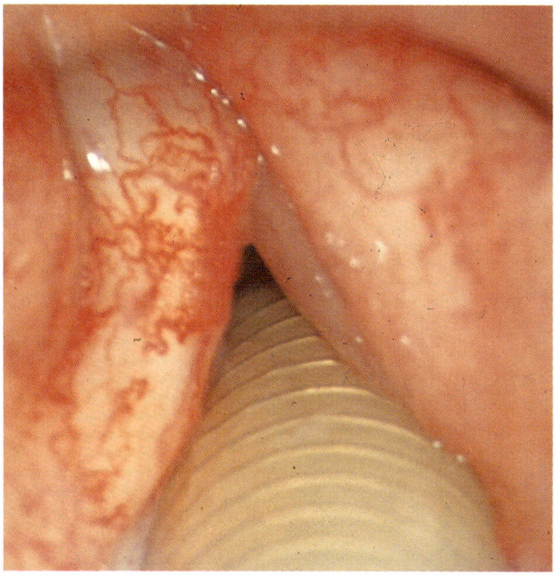

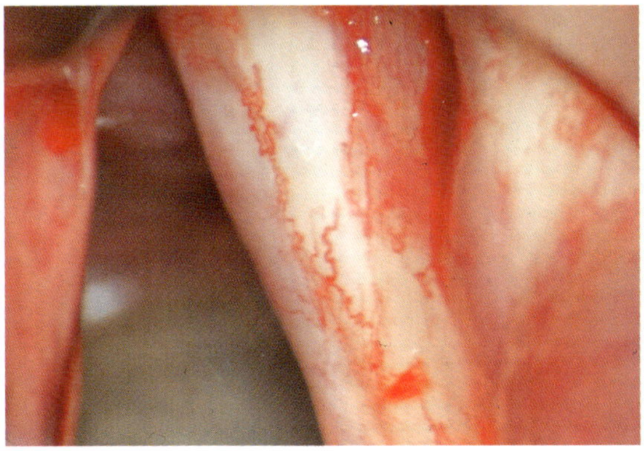

◀ 248
249

Neuroendokrine Tumoren: Karzinoide des Larynx entstehen überwiegend bei Männern im höheren Lebensalter, meist in der aryepiglottischen Falte und in der Taschenfalte bis hinauf zur Plica pharyngoepiglottica (26). Mikrolaryngoskopisch erkennt man rötlich höckerige Tumoren, die von glatter, intakter Schleimhaut bedeckt sind und meist nur einen Durchmesser von 1 – 2 cm haben. Die Diagnose erfolgt aufgrund des Biopsiebefundes.

Haferzellkarzinome sind im Larynx bei Männern etwa dreimal so häufig wie bei Frauen. Die Männer sind fast immer Raucher und zwischen 50 und 60 Jahre alt. Haferzellkarzinome entwickeln sich ganz überwiegend in der infraglottischen Region. Zur Zeit der Diagnose bestehen sehr häufig bereits regionäre, vielfach auch hämatogene Metastasen.

Bei der mikrolaryngoskopischen Untersuchung sieht man oft bilaterale, diffuse subglottische Schwellungen, manchmal verbunden mit einer ein- oder doppelseitigen Rekurrensparese. Die Schleimhaut über dem Tumor ist in der Regel intakt und glatt. Eine Diagnose ist nur mit Hilfe einer Biopsie zu stellen.

Paragangliome. Die nicht chromaffinen Paragangliome, (Glomustumoren oder Chemodektome) des Larynx gehen in der Mehrzahl aller Fälle vom Glomus laryngicum superius am dorsalen Abschnitt der Taschenfalte aus (Abb. 254). Sehr selten entstehen sie extralaryngeal in der Furche zwischen Schildknorpel und Ringknorpel und wachsen sekundär in den Kehlkopf ein. Die meisten Patienten sind zwischen 50 und 70 Jahre alt. Männliche Patienten sind etwas häufiger betroffen als weibliche. Bei der Mikrolaryngoskopie erkennt man einen rötlichen, manchmal pulsierenden Tumor, der von einer glatten dünnen Schleimhaut überzogen ist. Der Tumor erinnert auf den ersten Blick an ein Hämangiom. Dieser Aspekt sollte vor einer vorschnellen Biopsie warnen. Es können bei Biopsien aus einem Glomustumor des Larynx massive Blutungen auftreten (26).

Kleinere, nicht chromaffine Paragangliome können endoskopisch reseziert werden. Bei größeren Tumoren ist es allerdings zweckmäßig, nach vorangehender Angiographie von außen an den Tumor heranzugehen. Maligne Verlaufsformen, vor allem mit multiplen Haut- und Kopfschwartenmetastasen kommen vereinzelt vor (Abb. 255).

Abb. 250.

Radiochondritis. In einen tiefen Defekt in der linken Stimmlippe ragt der nekrotische Aryknorpel vor.

Abb. 251.

Carcinoma in situ der rechten Stimmlippe. 15 Jahre nach Thyreotomie und Röntgenbestrahlung.

Abb. 252.

Radiogenes Karzinom der rechten Stimmlippe 8 Jahre nach Abschluß der Bestrahlung, deutliche Atrophie des Stimmlippenepithels.

Abb. 253.

Radiogenes Karzinom 10 Jahre nach Bestrahlung eines Stimmlippenkarzinoms. Atrophie der Larynxschleimhaut an der rechten Stimmlippe noch deutlich erkennbar.

Abb. 254.

Kleines, nicht chromaffines Paragangliom (Glomustumor) an typischer Stelle dorsal im Bereich der Taschenfalte und aryepiglottischen Falte. Dieser Tumor konnte endoskopisch exstirpiert werden.

Abb. 255.

Metastasierendes Paragangliom im supraglottischen Kehlkopf.

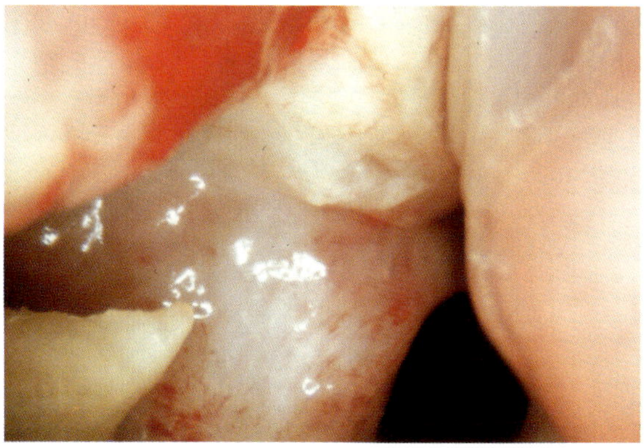

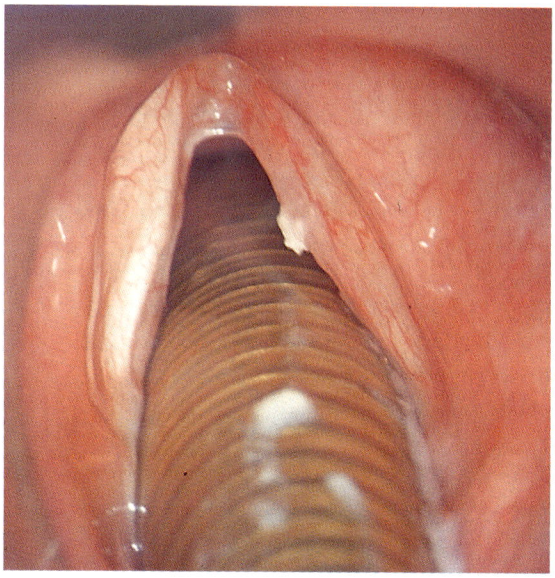

◀ 250
251

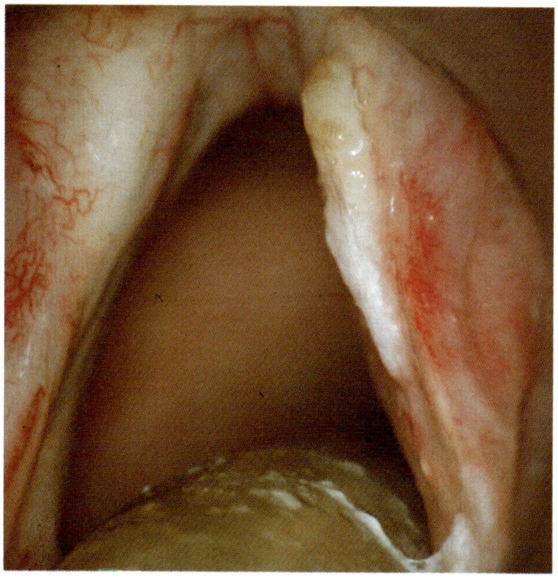

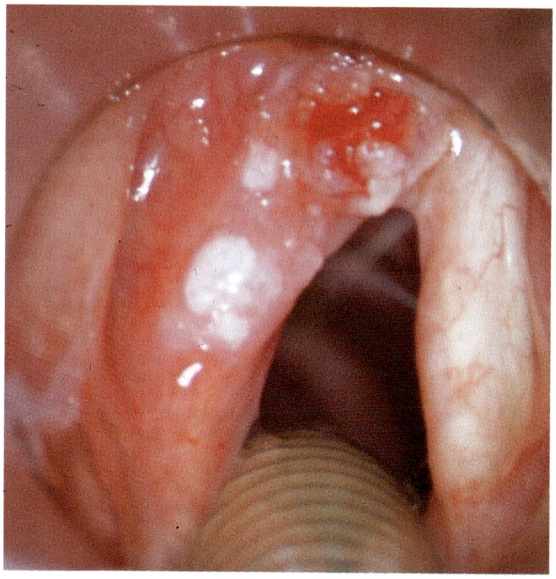

◀ 252
253

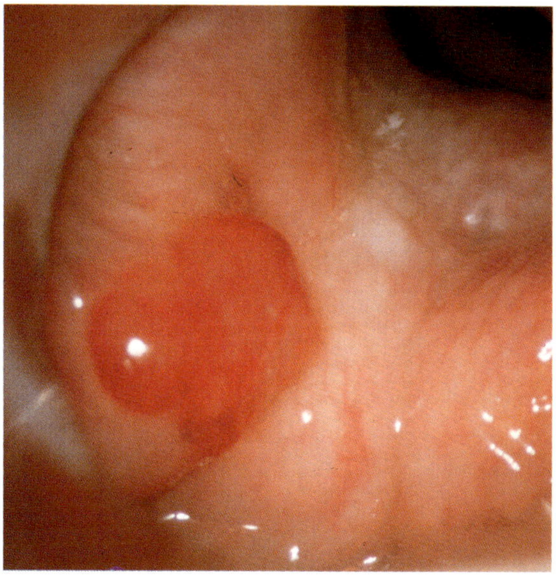

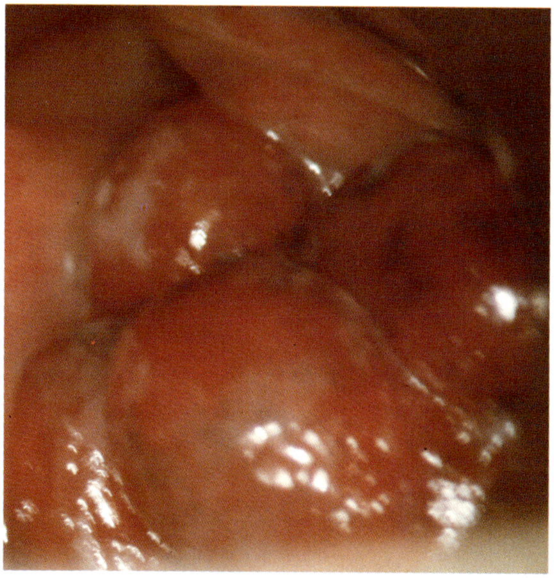

◀ 254
255

Neurogene Tumoren. Neurilemmome finden sich bei Patienten meist im 4. und 5. Lebensjahrzehnt, wobei Frauen ein wenig häufiger betroffen sind. Die Neurinome des Larynx entstehen fast ausschließlich im Berich der aryepiglottischen Falte, in der Nähe der Spitze des Aryknorpels (Abb. 256). Es handelt sich um glatt gekapselte Tumoren, die meist pilzförmig gestielt sind oder sogar pendeln und daher ohne größere Schwierigkeiten endolaryngeal zu entfernen sind.

Neurofibrome des Larynx finden sich fast nur im Rahmen einer Neurofibromatose, meist schon bei Kindern und Jugendlichen. Multiple Neurofibrome können zur Fixation der Aryregion führen (Abb. 257).

Granularzelltumoren entstehen in 50% der Fälle im Kopf-Halsbereich und hier wiederum hauptsächlich in der Zunge und in etwa 10% der Fälle im Larynx (45). Die Patienten sind meist im mittleren Lebensalter. Männer und Frauen sind etwa gleich häufig betroffen. Im Kehlkopf sieht man Granularzelltumoren fast ausschließlich an den Stimmlippen, und zwar an deren hinteren Abschnitten am Übergang zum Aryknorpel (Abb. 258). Die Tumoren können tiefer in der Muskulatur liegen, wobei nur eine diffuse Auftreibung einer Stimmlippe zu bemerken ist. In anderen Fällen finden sich solide, höckerige oder polypenähnliche Tumoren von einer graurosa Farbe. Die wenigen Granularzelltumoren, die ich gesehen habe, wurden alle endoskopisch exstirpiert. Sie erstreckten sich zum Teil tief in den Muskelkörper hinein und waren schlecht abgrenzbar. Rezidive sind aber bisher nicht aufgetreten.

Lymphoretikuläre Tumoren. Non-Hodgkin-Lymphome und Hodgkin Lymphome kommen gelegentlich auch im Larynx vor, meist als Teilsymptom einer bereits generalisierten Erkrankung.

Extramedulläre Plasmozytome finden sich im Larynx ab und zu in der supraglottischen, selten in der infraglottischen Region (Abb. 259, 260).

Meist sind Patienten zwischen dem 40. und 70. Lebensjahr betroffen, Männer etwa dreimal häufiger als Frauen. Die Tumoren sind knollig, gestielt, manchmal bilden sie auch nur eine diffuse Auftreibung. Die Farbe ist rötlich oder gelblich rot, der Schleimhautüberzug ist meist glatt, intakt und sehr stark kapillarisiert. Selten sind diese Tumoren größer als kirschgroß.

Kleinere Plasmozytome kann man endoskopisch resezieren. Die Tumoren wachsen ohne scharfe Grenze in die Tiefe des Gewebes und können auch Teile des Kehlkopfskelettes destruieren. Nach der endoskopischen Resektion sollte eine Bestrahlung angeschlossen werden.

Abb. 256.

Typisches Neurilemmom, gestielt an der aryepiglottischen Falte.

Abb. 257.

Bilaterale Neurofibrome im Bereich der Processus vocalis.

Abb. 258.

Granularzelltumor am hinteren Abschnitt der linken Stimmlippe. Dieser Sitz ist typisch für Granularzelltumoren im Kehlkopf.

Ab. 259.

Plasmozytom der subglottischen Region der Larynxvorderwand.

Abb. 260.

Ausgedehntes solitäres Weichteilplasmozytom in den supraglottischen Larynxabschnitten.

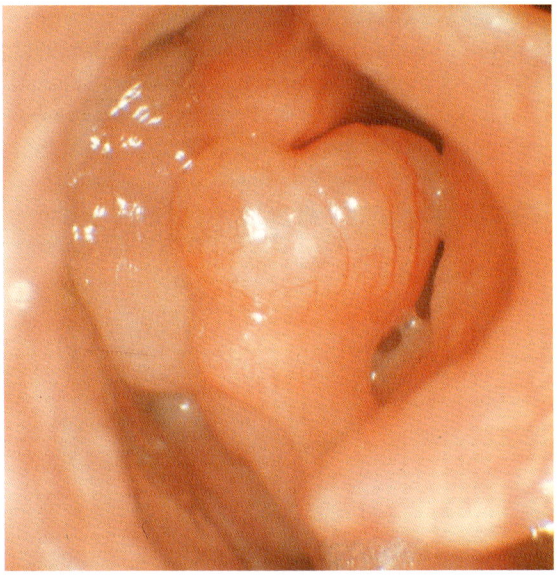

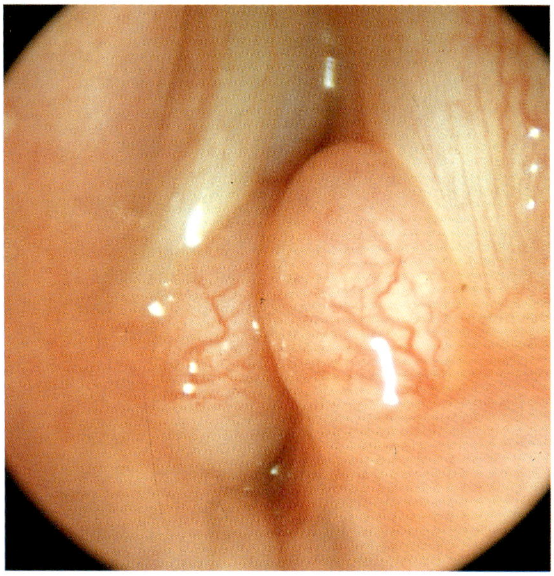

◀ 256
257

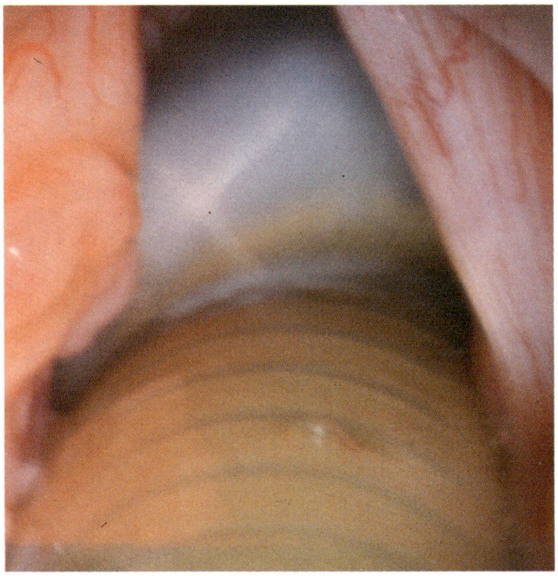

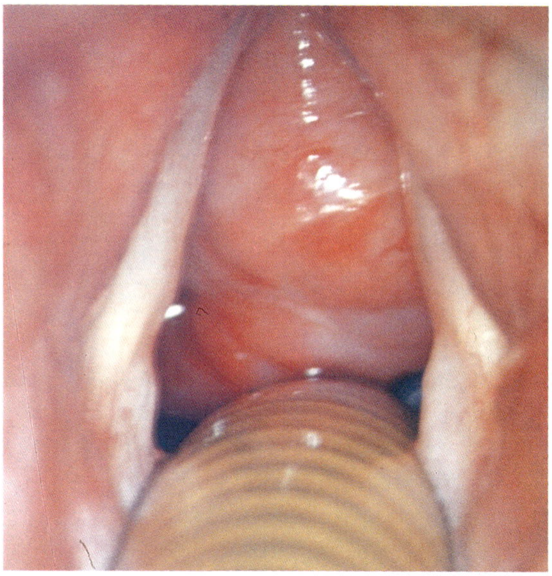

◀ 258
259

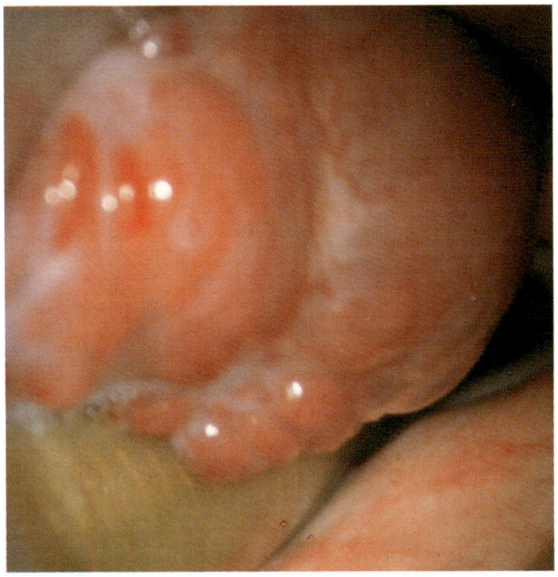

◀ 260

Bei der Wegener Granulomatose finden sich vor allem an der supraglottischen Region tiefgreifende, schmierig belegte Ulzera im Bereich der Taschenfalten und der Arygegend (Abb. 261, 262). Besteht nur eine lokale Veränderung, kann die Diagnose aus der Biopsie erhebliche Schwierigkeiten bereiten.

Vaskuläre Tumoren. Das kapilläre Hämangiom des Säuglings wird meistens schon in den ersten Lebenswochen und -monaten durch einen zunehmenden Stridor manifest. In etwa 50% der Fälle liegen auch kapilläre Hämangiome der äußeren Haut vor, die die Diagnose erleichtern. Mikrolaryngoskopisch sieht man einen fast immer infraglottisch gelegenen Tumor mit der Hauptmasse an der Kehlkopfhinterwand. Der Tumor erscheint blaurot, ist leicht ausdrückbar und von zarter Schleimhaut überzogen. Eine Biopsie sollte im Hinblick auf die Blutungsgefahr bei den kleinen Patienten unterbleiben.

Ich ziehe es vor, falls notwendig, die Patienten nur zu tracheotomieren und auf die spontane Rückbildung des Tumors zu warten (52). Die spontane Rückbildung erfolgt meistens im 2. oder 3. Lebensjahr.

Eine aggressive Behandlung mittels Laserkoagulation, Bestrahlung oder externer Operation, die in der Regel auch mit einer Tracheotomie verbunden werden muß, ist nach meiner Ansicht nicht indiziert (52).

Kavernöse Hämangiome findet man gelegentlich in der supraglottischen Region oder auch im Hypopharynx. Die Blutung aus kavernösen Hämangiomen bei der endoskopischen Abtragung ist nach meiner Erfahrung erstaunlich gering, so daß die meisten dieser Tumoren auf endoskopischem Wege exstirpiert werden können (Abb. 263, 264).

Verschiedene Sarkome. Fibrosarkome der Stimmlippen, maligne Histiozytome, Leiomyosarkome und Rhabdomyosarkome, Liposarkome sowie Synovialome, letztere vor allem im Hypopharynx, sind sehr selten und führen durchweg zu uncharakteristischen Bildern.

Tumoren des Larynxskelettes. Unter diesen Tumoren ist eigentlich nur das Chondrosarkom etwas häufiger, das in fast allen Fällen von der Ringknorpelplatte bzw. Aryregion ausgeht und zu einer Einengung des Aditus laryngis führen kann, so daß eine Intubation evtl. nicht durchführbar ist (Abb. 265). Der Tumor ist bei Betastung knochenhart und es bedarf oft einer kräftigen Stanze, um Gewebe für die Biopsie zu entfernen. Über die Ausdehnung des Tumors geben Radiogramme meist genaue Auskunft.

Abb. 261.

Wegenersche Granulomatose, die zu einer weitgehenden Zerstörung der rechten Taschenfalte und Aryregion geführt hat.

Abb. 262.

Wegenersche Granulomatose, tiefes Ulkus im Bereich der rechten Taschenfalte und Aryregion.

Abb. 263.

Kavernöses Hämangiom der linken Taschenfalte.

Abb. 264.

Ausgedehnte kavernöse Hämangiome beider Sinus piriformis und der Kehlkopfhinterwand.

Abb. 265.

Großes Ringknorpelchondrom, das sich vor allem in den Hypopharynx hinein erstreckt. Im rechten Sinus piriformis Speiserest.

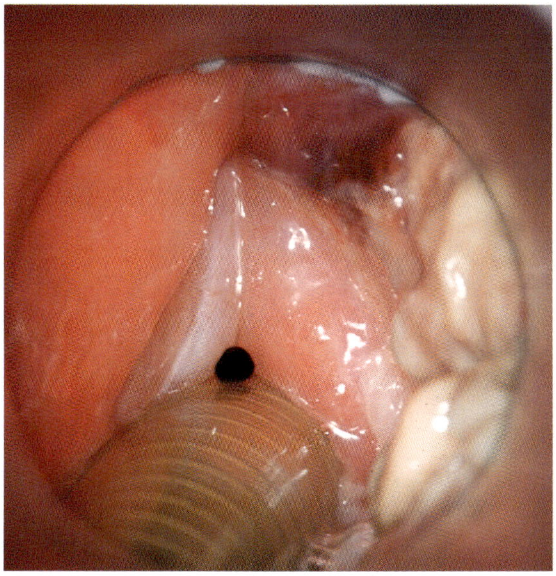

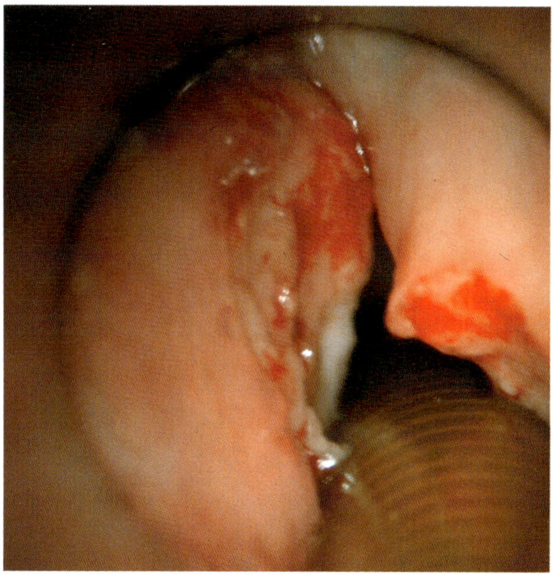

◀ 261
262

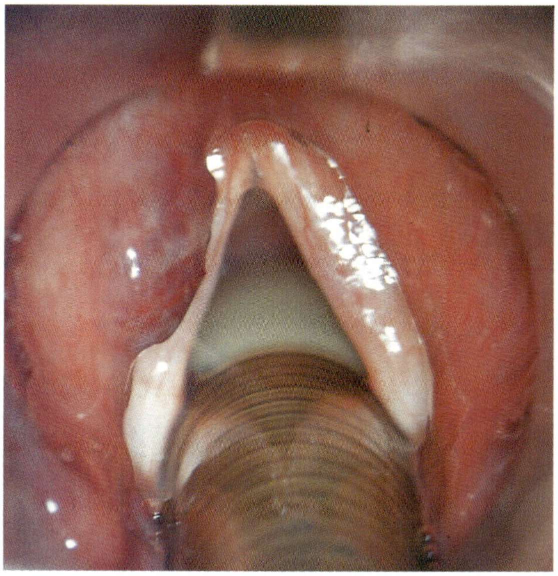

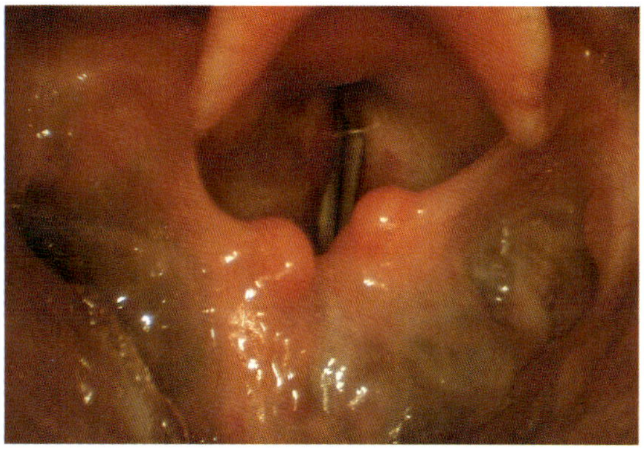

◀ 263
264

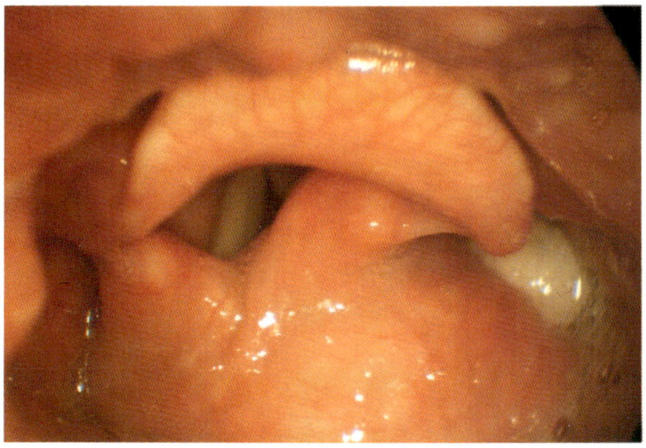

◀ 265

Literatur

1. Abitbol J. Vocal cord hermorrhages in voice professionals. J of Voice 1988; 2: 261–266.
2. Albanese S, Kleinsasser O. Kongenitale Zysten des Larynx. Laryng Rhinol Otol 1988; 67: 282–285.
3. Bouchayer M, Cornut G. Le sulcus glottidis. Essai de clarification nosologique et étio-pathogénique. Revue de Laryngol 1987, Suppl: 391–393.
4. Bouchayer M, Cornut G, Witzig E, Loire R, Roch J. Epidermoid cysts, sulci, and mucosals bridges of the true vocal cord. Laryngoscope 1985; 95: 1087–1094.
5. Cornut G., Bouchayer M. Etudes sur la voix. Bilan de quinze années entre phoniatre et phonochirurgien. Bull Audio Phonat. Ann Sci Univ Franche 1988; Comté IV: 7–50.
6. Dedo HH, Jackler RK. Laryngeal papilloma. Results of treatment with the CO_2 laser and podophyllum. Ann of Otol 1982; 91: 425–430.
7. Demard F. Laryngitis et états précancéreux. Rev de Laryng 1987; Suppl: 405–409.
8. Feder RJ. Varix of the vocal cord in the professional voice user. Otolaryng Head Neck Surg 1983; 91: 435–440.
9. Feder RJ, Mitchell MF. Hyperfunctional, hyperacidic, and intubation granulomas. Arch of Otolaryng 1984; 110: 582–584.
10. Frenzel H, Kleinsasser O, Hort W. Licht- und elektronenmikroskopische Untersuchungen an Stimmlippen des Menschen. Virchows Archiv (Path Anat) 1980; 389: 189–204.
11. Fuchs B. Zur Pathogenese und Klinik des Reinke-Ödems. Langzeitstudie HNO (Berlin) 1989; 37: 490–495.
12. Glanz H, Kimmich T, Eichhorn Th, Kleinsasser O. Behandlungsergebnisse bei 584 Kehlkopfcarcinomen an der Hals-Nasen-Ohrenklinik der Universität Marburg. HNO (Berlin) 1989; 37: 1–10.
13. Glanz H, Kleinsasser O. Radiogene Zweitcarcinome des Larynx. HNO (Berlin) 1976; 24: 48–59.
14. Glanz H, Kleinsasser O. Chronische Laryngitis und Carcinom. Arch Oto-Rhino-Laryngol 1976; 212: 57–75.
15. Glanz H, Kleinsasser O. Verrucous carcinoma of the larynx – a misnomer. Arch Oto-Rhino-Laryngol 1987; 244: 108–111.
16. Glanz H. Late recurrence or radiation induced cancer of the larynx. Clinic Otolaryng 1979; 1: 123–129.
17. Hirano M. Objective evaluation of the human voice: Clinical aspects. Fol phoniatr 1989; 41: 89–144.
18. Hirano M, Kurita S. Histologic structure of the vocal fold and its normal and pathological variations. In: Kirchner JA (ed) Vocal fold histopathology. 1986; San Diego: Hill Press 17–24.
19. Jako GJ. Microsurgery of the larynx with the CO_2-laser. Arch Otolaryngology 1979; 3: 1–20.
20. Kambič V, Radsel Z, Zargi M, Acko M. Vocal cord polyps: Incidence, histology and pathogenesis. Journ Laryngol Otology 1981; 95: 609–618.
21. Kitzing P. Stroboscopy – a pertinent laryngological examination. J of Otolaryngol 1985; 14: 151–157.
22. Kleinsasser O. Mikrolaryngoskopie and endolaryngeale Mikrochirurgie. HNO (Berlin) 1974; 22: 33–38, 69–83
23. Kleinsasser O. Mikrolaryngoskopie und endolaryngeale Mikrochirurgie. 2. Auflage. Stuttgart: Schattauer 1976.
24. Kleinsasser O. Pathogenesis of vocal cord polyps. Ann Otol Rhinol 1982; 91: 378–381.
25. Kleinsasser O. Bemerkungen zur Laser-Chirurgie. Arch Otorhinolaryngol 1987; Suppl 2: 14–16.
26. Kleinsasser O. Tumoren des Larynx und Hypopharynx. Stuttgart: Thieme 1987.
27. Kleinsasser O. Tumors of the larnyx and hypopharynx. New York: Thieme Medical Publishers 1988.
28. Kleinsasser O, Friedmann G. Endoskopische Kontrolle des Bestrahlungsverlaufes bei Stimmlippenkarzinomen. Endoscopy 1970; 2: 145–148.
29. Kleinsasser O, Glanz H. Sarkomähnliche Gewebsbilder in Larynxkarzinomen: Laryng Rhinol Otol 1979; 57: 225–234.
30. Kleinsasser O, Glanz H. Spontane Kanzerisierung nicht bestrahlter juveniler Larynxpapillome. Laryng Rhinol Otol 1979; 58: 481–488.
31. Kleinsasser O, Glanz H. Microcarcinoma and microinvasive carcinoma of the vocal cords. Clinics in Oncol 1982; 1: 479–487.
32. Kleinsasser O, Glanz H. Histologisch kontrollierte Tumorchirurgie. HNO (Berlin) 1984; 32: 234–236.
33. Kleinsasser O, Glanz H, Kimmich T. Endoskopische Chirurgie bei Stimmlippenkarzinomen. HNO (Berlin) 1988; 36: 412–416.
34. Kleinsasser O, Kruse E, Schönhärl E. Taschenfaltenhyperplasien des Kehlkopfes (Pathogenese und Behandlung). HNO (Berlin) 1975; 23: 29–34.
35. Kleinsasser O, Schroeder HG, Glanz H. Medianverlagerung gelähmter Stimmlippen mittels Knorpelspanimplantation und Türflügelthyreoplastik. HNO (Berlin) 1982; 30: 275–279.
36. Kleinsasser O, Nolte E. Endolaryngeale Arytaenoidektomie und submuköse partielle Chordektomie bei bilateralen Stimmlippenlähmungen. Laryng Rhinol Otol 1981; 60: 397–401.
37. von Leden H. Microlaryngoscopy: A historical vignette. J of Voice 1988; 1: 341–346.
38. von Leden H. Legal pitfals in laryngology. J of Voice 1988; 2: 330–333.
39. Lehmann W, Pampurik J, Guyot JPH. Laryngeal pathologies observed in microlaryngoscopy. ORL 1989; 51: 206–215.
40. Lehmann W, Pinoux JM, Widmann JJ. Larynx, microlaryngoscopie et histopathologie. Cadempino: Inpharzam Medical Publications 1981.
41. Martin G, Glanz H, Kleinsasser O. Ionisierende Strahlen und Kehlkopfkrebse. Laryng Rhinol Otol 1979; 58: 187–195.
42. Michaels L. Pathology of the larynx. Berlin: Springer 1984.
43. Monday LA., Cornut G., Bouchayer M, Roch JB. Epidermoid cysts of the vocal cords. Ann Otol Rhinol Laryngol 1983; 124–127.
44. Nielsen VM, Højslet PE, Karlsmose M. Surgical treatment of Reinke's oedema. J Laryngol Otol 1986; 100: 187–190.
45. Nolte E, Kleinsasser O. Granularzelltumoren des Kehlkopfes. HNO (Berlin) 1982; 30: 333–339.
46. Nolte E, Kleinsasser O. Amyloidablagerungen im Kehlkopf. Laryng Rhinol Otol 1984. 63: 251–254.
47. Otte TH, Kleinsasser O. Endotracheale Dystopien von Schilddrüsengewebe. HNO (Berlin) 1984; 32: 213–216.
48. Reling J. Industrielle Endoskopie: Systeme Komponenten Anwendung. Bibliothek d. Technik, Vol 25. Landsberg: Verlag Moderne Industrie 1988.
49. Remenar E, Élö J, Frint T. The morphological basis for development of Reinke's oedema. Acta Otolaryngol 1984; 97: 169–176.
50. Sawashima M, Hirose H. New laryngoscopic technique by use of fiber optics. J Acoust Soc. Am 1968; 43: 168–169.
51. Schönhärl E. Die Stroboskopie in der praktischen Laryngologie. Stuttgart: G. Thieme 1960.

52. Sebastian B, Kleinsasser O. Zur Behandlung der Kehlkopfhämangiome bei Kindern. Laryng Rhinol Otol 1984; 63: 403–407.
53. Sebastian B, Kleinsasser O. Die Sarkoidose des Kehlkopfes. Laryng Rhinol Otol 1985; 64: 622–626.
54. Sebastian B, Kleinsasser O. Einbruch von Schilddrüsentumoren in Larynx und Trachea. Laryng Rhinol Otol 1985; 64: 128–132.
55. Sopko J. Klinische Laryngologie. Basel: Inpharzam Med Publikation 1987.
56. von Stuckrad H, Lakatos I. Über ein neues Lupenlaryngoskop (Epipharyngoskop). Laryngol Rhinol Otol 1975; 54: 336–340.
57. Wahab AM. Microlaryngoscopy in some phoniatric disorders. Thesis El-Mansour Faculty Egypt 1989.
58. Wolters B, Eichhorn Th, Kleinsasser O. Kritische Betrachtungen zur Therapie der juvenilen Kehlkopfpapillome. Laryng Rhinol Otol 1984; 63: 396–400.
59. Ward PH, Zwitman D, Hanson D, Berci G. Contact ulcers and granulomas of the larynx. Otol Head Neck Surg 1960; 88: 262.
60. Yanagisawa E., Casuccio JR, Suzuki M. Video laryngoscopy using a rigid telescope and video home system color camera. Ann Otol Rhinol 1981;90: 346–350.

Schlußwort

In dieser dritten Auflage wurde noch einmal der Versuch unternommen, die Entwicklung der Mikrolaryngoskopie und der endolaryngealen Mikrochirurgie zusammenfassend darzustellen. Diese diagnostischen und therapeutischen Methoden haben weltweit ihren festen Platz in der Laryngologie gefunden. Durch sie haben wir viel über die Pathogenese und die klinischen Erscheinungsbilder der so vielfältigen Erkrankungen des Kehlkopfes dazu gelernt. Es bleiben aber noch zahlreiche Fragen unbeantwortet. Selbst bei so häufigen Krankheiten wie den Reinke Ödemen – um nur ein Beispiel zu nennen – wissen wir bis heute nicht, warum und wie sie entstehen. Nur wenn man sich in Zukunft mehr mit den Fragen der Ätiologie und Pathogenese der Kehlkopfkrankheiten beschäftigt, werden wir Fortschritte erzielen, die uns weg von der heutigen mechanistisch-symptomatischen Chirurgie zu einer kausalen Behandlung führen.

Sachverzeichnis